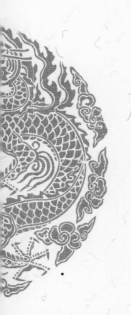

中国百年百名中医临床家丛书

主　编　张文康

副主编　佘　靖　李振吉

中国百年百名中医临床家丛书·国医大师卷

贺普仁

谢新才 等 编著

中国中医药出版社·北京

图书在版编目（CIP）数据

贺普仁／谢新才等编著 . —北京：中国中医药出版社，
2011. 4 (2013.4 重印)

（中国百年百名中医临床家丛书·国医大师卷）

ISBN 978 – 7 – 5132 – 0347 – 0

Ⅰ. ①贺…　Ⅱ. ①谢…　Ⅲ. ①中医学临床—经验—中
国—现代　Ⅳ. ①R249. 7

中国版本图书馆 CIP 数据核字（2011）第 020227 号

中 国 中 医 药 出 版 社 出 版
北京市朝阳区北三环东路 28 号易亨大厦 16 层
邮政编码　100013
传真　010 64405750
三河西华印务有限公司印刷
各地新华书店经销

*

开本 710 × 1000　1/16　印张 19　字数 263 千字
2011 年 4 月第 1 版　2013 年 4 月第 2 次印刷
书　号　ISBN 978 – 7 – 5132 – 0347 – 0

*

定价　43. 00 元
网址　www. cptcm. com

新世纪之初，我们策划、出版了大型系列丛书《中国百年百名中医临床家丛书》，旨在总结上世纪百余位为中医药事业做出过巨大贡献、受到广大群众爱戴的中医临床工作者的丰富经验，把他们的事业发扬光大，让他们的优秀经验代代相传。转眼之间，丛书已经十岁了，令人欣慰的是，靠着各位专家作者的积极支持和辛勤耕耘，经过我们的不懈努力，《中国百年百名中医临床家丛书》目前已出版120多种，而且，影响也日益扩大，其宏大的构架、朴实的风格、鲜明的特色，在同类书中独树一帜，深受读者喜爱，绝大多数出版后都很快售罄，多次重印，取得了很好的社会效益和经济效益，成为我社长销的品牌图书之一，基本实现了我们的出版初衷。

著名老中医药专家是我们国家的宝贵财富，总结、传播他们的学术思想和临床经验是我们中医药出版人义不容辞的工作。去年，刚刚评出的首届30位国医大师中，就已经有5位大师相继去世，让我们在扼腕痛惜的同时，更感到时间的紧迫和任务的艰巨。为此，我们决定修订再版《中国百年百名中医临床家丛书》，对已经出版的，做全面修订，纠正书中的个别错漏，重新排版装帧，并采纳读者的建议，按这些临床家的专长、特色进行归类，分为《内科专家卷》《外科专家卷》《妇科专家卷》《儿科专家卷》《针灸推拿专家卷》等；鉴于国医大师是当今中医药学术与临床发展最高水平的杰出代表，遂独成一卷，即《国医大师卷》。此次修订，从内容到形式都精雕细刻，力求和谐统一，尽善尽美，使之真正成为提炼名老中医精髓，弘扬中医药文化的传世精品，以不辱中医药出版人的使命。

中国中医药出版社

2010 年 12 月

中医学源远流长。昔岐黄神农，医之源始；汉仲景华佗，医之圣也。在中医学发展的长河中，临床名家辈出，促进了中医学的迅猛发展。中国中医药出版社为贯彻卫生部和国家中医药管理局关于继承发扬祖国医药学，继承不泥古，发扬不离宗的精神，在完成了《明清名医全书大成》出版的基础上，又策划了《中国百年百名中医临床家丛书》，以期反映近现代即 20 世纪，特别是建国 50 年来中医药发展的历程。我们邀请时任卫生部张文康部长做本套丛书的主编，卫生部副部长兼国家中医药管理局局长佘靖同志、国家中医药管理局副局长李振吉同志任副主编，他们都欣然同意，并亲自组织几百名中医药专家进行整理。经过几年的艰苦努力，终于在 21 世纪初正式问世。

顾名思义，《中国百年百名中医临床家丛书》就是要总结在过去的百年历史中，为中医药事业做出过巨大贡献、受到广大群众爱戴的中医临床工作者的丰富经验，把他们的事业发扬光大，让他们优秀的医疗经验代代相传。百年轮回，世纪更替，今天，我们又一次站在世纪之巅，回顾历史，总结经验，为的是更好地发展，更快地创新，使中医药学这座伟大的宝库永远取之不尽、用之不竭，更好地服务于人类，服务于未来。

本套丛书第一批计划出版 140 种左右，所选医家均系在中医临床方面取得卓越成就，在全国享有崇高威望且具有较高学术造诣的中医临床大家，包括内科、外科、妇科、儿科、骨伤科、针灸等各科的代表人物。

本套丛书以每位医家独立成册，每册按医家小传、专病论治、诊余漫话、年谱四部分进行编写。其中，医家小传简要介绍医家的生平及成才之路；专病论治意在以病统论、以论统案、以案统话，即将与某病相关的精彩医论、医案、医话加以系统整理，便于临床学习与借鉴；诊余漫话则系读书体会、札记，也可以是习医心得，等等；年谱部分则反映了名医一生中的重大事件或转折点。

本套丛书有两个特点是值得一提的：其一是文前部分，我们尽最大可能地收集了医家的照片，包括一些珍贵的生活照、诊疗照以及医家手迹、名家题字等，这些材料具有极高的文献价值，是历史的真实反映；其二，本套丛书始终强调，必须把笔墨的重点放在医家最擅长治疗的病种上面，而且要大篇幅详细介绍，把医家在用药、用方上的特点予以详尽淋漓地展示，务求写出临床真正有效的内容，也就是说，不是医家擅长的病种大可不写，不要让人感觉什么都能治，什么都治不好。

有了以上两大特点，我们相信，《中国百年百名中医临床家丛书》会受到广大中医工作者的青睐，更会对中医事业的发展起到巨大的推动作用。同时，通过对百余位中医临床医家经验的总结，也使近百年中医药学的发展历程清晰地展现在人们面前，因此，本套丛书不仅具有较高的临床参考价值和学术价值，同时还具有前所未有的文献价值，这也是我们组织编写这套丛书的初衷所在。

中国中医药出版社

2000 年 10 月 28 日

中国百年百名中医临床家丛书·国医大师卷

《贺普仁》编委会

编　著　谢新才　孙敬青　张馨月

　　　　王桂玲　程海英　陈　阳

主　审　贺普仁

　　数千年来，中医学在维护中华民族的生存、繁衍和保障健康方面作出了巨大贡献，更是集中华民族智慧结晶的伟大宝库，而针灸更是伟大宝库中的灿烂明珠。随着时间的积累和经验的总结，针灸学日臻完善，成为中医学的重要组成部分，并发展成为一门独立的学科。近年来，也日益受到世界各国医务同道的重视和信赖。

　　余在数十年的临床实践中悉心钻研，重视临床经验的总结和提高工作，认为针灸在防病治病中有治疗范围广泛，疗效显著，无不良反应等优点。在研究"通经络"、"调血气"的基础上，潜心研究中医针灸理论，注重继承、精研经典、努力挖掘、博采众长，用全新的治疗学思想，创立了自己的针灸治疗学体系——贺氏针灸三通法，形成了"病多气滞，法用三通"的学术思想。当然，针灸是实践性很强的医学，医生必须多治疗病人，以便积累临床经验，不断扩大治疗病种。而且，针灸对手法亦非常讲究，医者必须健身养气，针灸与气功是相通的，这样才能提高疗效，更好地造福人类。

　　余之学术观点及临床经验散见于一些论文和著述之中，其精粹尚疏于整理。幸有学生谢新才，从跟随余攻读硕士学位开始，至全国第三批中医药学术继承人学成结业，凡十余年，时时随诊，跟我学习时间最为长久。其人精勤不倦，悟性非常，经常为余进行整理总结工作。恰逢此次出版社约稿，即嘱他与孙敬青、张馨月合作整理，历时近 1 年，书稿既成，细心披阅，欣感深遂吾心。

　　愿此书于同道不唯有小补云。

贺普仁

2010 年 12 月 1 日

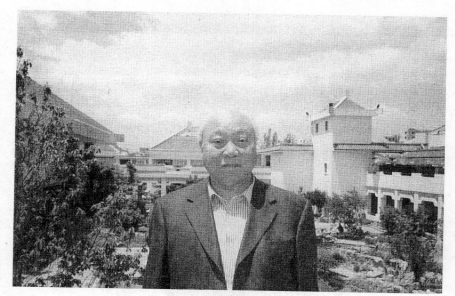

贺普仁教授

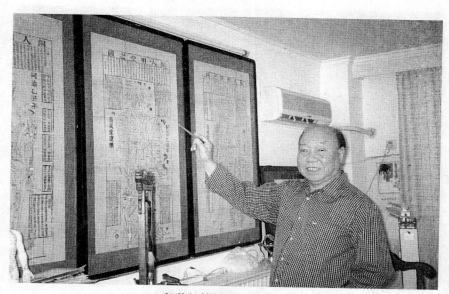

贺普仁教授在香港讲学

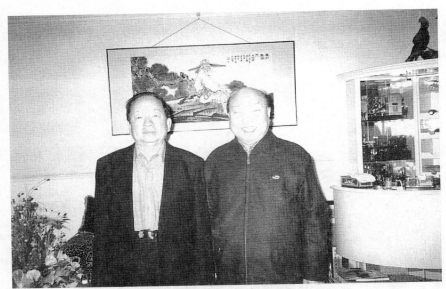

贺普仁教授与前国务院副总理田纪云在一起

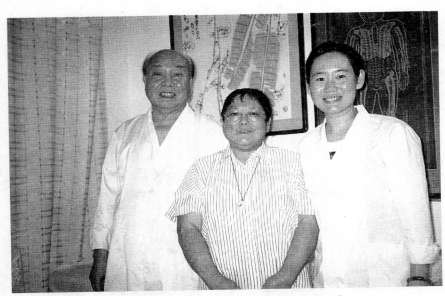

贺普仁教授、邓林、张馨月（本书作者之一）

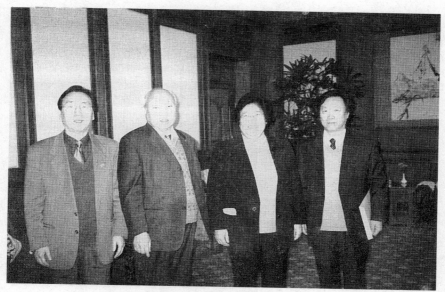

贺普仁教授与北京市部分领导在一起，右一
为北京市中医药管理局原局长谢阳谷教授

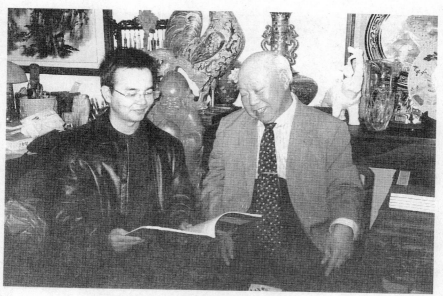

贺普仁教授在指导学生谢新才（本书作者之一）

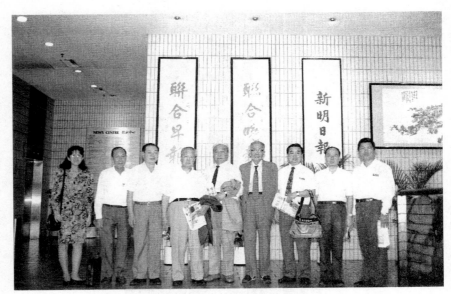

贺普仁教授在新加坡访问讲学

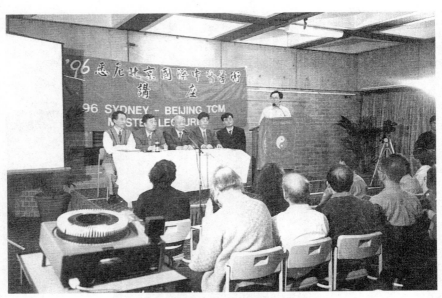

1996年，贺普仁教授在澳大利亚讲学

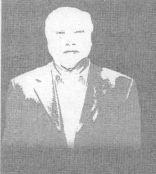

目　录

贺普仁

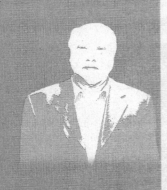

目　录

中国百年百名中医临床家丛书

国医大师卷

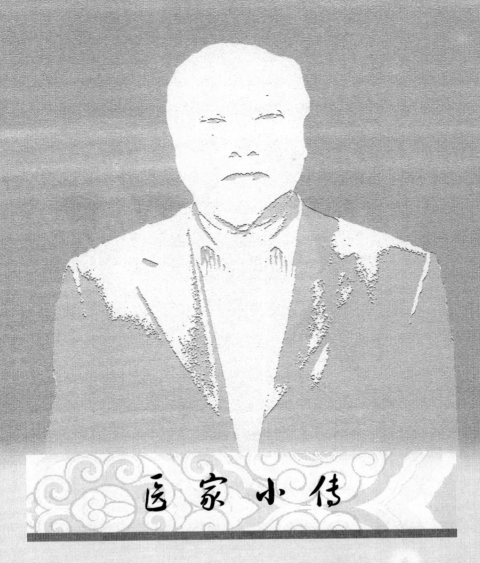

医家小传

贺普仁，字师牛，号空水，1926 年 5 月 20 日出生于河北省涞水县石圭村。他是一位驰名中外的针灸专家，素有"天下第一针"之美誉。现为北京中医医院教授、主任医师、中国中医科学院学术委员会委员、北京中医药大学客座教授、中国针灸学会高级顾问、北京针灸学会会长、中国中医药学术研究促进会理事、北京中医中药研究开发协会名誉会长、北京针灸三通法研究会会长、北京市武术协会委员、北京市八卦掌研究会名誉会长、中国国际针灸考试中心副主任、国际中医中药研究院名誉院长、日本针灸三通法研究会名誉会长、香港针灸协会顾问、南美洲中医研究学会顾问等。

一、拜师学艺

（一）师从名医，苦学仁术

　　贺普仁幼年体质欠佳，偏食肉荤，厌食蔬菜，得了慢性胃肠病。后来求治于著名老中医牛泽华，结果手到病除。14 岁那年（1940），经亲友介绍，他来到北京前门外三眼井 49 号牛泽华诊所，投在当时北京最负盛名的针灸医生牛泽华门下学习针灸。起步就在名医门下学徒的贺普仁，学习刻苦，大胆实践，虚心求教，认真总结，很快就成了恩师钟爱的学生。8 年期间通读四书五经，背诵《内经》重要经文以及针灸基本理论。从师 8 年不仅得到牛教授的针灸真传，而且学到老师的高尚医德，受到牛老的格外器重。

　　那时学医可跟现在不一样，老师根本不管你能不能理解他所讲的，唯一的要求便是要求你能背书。如果背不出，老师虽不会体罚，但却会瞪着眼训斥："为什么还没背过？"话很简单，但贺老说在当时被老师这样责备是比体罚还难受的。那么能背过的学生自然便是好学生了，老师对好学生又是怎样的呢？贺普仁的解释让我们都笑了起来，"干活。哪个学生干活干得越多说明老师越偏爱他。""那老师一定很偏爱您吧？"贺普仁微微一笑，并不作答。我们又故意问了他另一个问题，"那您当时干过什么活？"这下，他可中了圈套："抄过方子，生过炉灶，做过饭，还给老师倒过痰桶，当时真干了不少活呢！"

牛老医师经常告诫弟子在学针灸的同时，一定要练功习武。但是弟子们大多半信半疑，觉得练功习武与针灸并无必然联系。贺普仁当时对习武一事也持观望态度，并不力行。两年后，贺普仁与师兄弟互相扎针，体会针感，发现有的人进针患者不疼，针感强，效果好；而有人则不然。再一询问，前者都是谨遵师命，认真练武者。

（二）闻睹神拳，勤学苦练

在他进京学医的那一天，就向往武林高手云集的北京，之后，更发现武术对针灸有事半功倍的妙处。1944 年，他终于有幸结识了尹式八卦掌第二代名师曹钟升的高足张晋臣，张晋臣见他为人诚实厚道，且体强智聪，是可造之才，就力荐他到曹钟升先生门下学尹式八卦掌。

从此，17 岁的贺普仁经张晋臣介绍，拜曹钟升老师学八卦掌。曹师的八卦掌得之于尹福先生，称之为尹派八卦掌。而尹福的八卦掌又得之于八卦掌先师董海川。

由于贺普仁天性开朗豁达，为人仁厚谦逊，学练尹派八卦掌，他不仅不抱门户之见，而且主动向其他门派求教，正是这样虚以受人，勤以励己，贺普仁才得以不断进取。后来，他不仅练八卦掌，还练静功，每天都要打坐。继而又学练了十八节刀、八卦连环剑、战身枪等器械。就这样贺普仁如愿以偿，在武术界一位好老师的门下苦练了 8 年八卦掌。

尹派八卦掌，得气快，对训练应变能力、提高反应速度，大有好处。它还有极强的抗击作用。所以健身之外又可防身。贺普仁练此拳法数十年，身体日渐壮实，学习工作都大有起色。值得一提的是，贺普仁在练习八卦掌时，注意结合针灸专业的需要，特别注意发挥了八卦掌以掌代拳、以掌代勾，掌拳兼施的捶击之功。

谈起这些求学经历，他感慨地说，在我人生的路上，这么容易地遇到了两位这么好的名师，并且都倾囊相授，给我的一生铺平了道路，我真是太幸运了，我永远也不会忘记他们。从我出师的那一天，我就立下宏愿，要以两位恩师为楷模，把医术和武术有机地结合起来，开拓进取，造福人类，为广大人民群众的健康幸福作出最大的贡献！

二、学成立业

（一）开设诊所

贺普仁从书桌上拿起一本名为《老天桥》的摄影书籍，翻开来指着其中一张老照片告诉我们："这就是我当年的'普仁诊所'。"此时老人目光深邃，60年前的情景又展现在眼前。

1948年，贺老在朋友的帮助下，寒窗8年之后独自创业，租了两间房子开始悬壶应诊，在天桥附近的永安路上开设了自己的针灸诊所——"普仁诊所"。

"当时条件十分艰苦，眼看要开业了，桌子、椅子都没有，多亏亲戚朋友帮忙，有的借钱，有的借物，总算开了张。"

（二）"小大夫"闯出大名气

当时他的诊所附近有很多有名的中医大夫，例如苗振平、沈大海、白守谦等，他在他们中间不免显得有点过于年轻了，而当时人们的观念是大夫还是老的好。如何能让患者来找自己看病，贺老有自己的主意，那就是：一是要从技术上下工夫；二是病人不论白天晚上，何时来何时都要应诊；三是在诊费上不能太认真，有钱、没钱都得看。这三点说起来简单，做起来可就不容易了。但贺普仁每一点都做到了，尤其是第三点。他大略地回忆着给我们算了一笔账，从端阳节到中秋节，一个月他大约有600元没有收，100天算下来，那就是有1700元诊费被他免了。可以想象这个数字在当时应该是个天文数字了。也就是凭着疗效突出，服务态度好，以及诊费上的不"认真"，他的名气越传越广。名气大了，他也没有生出骄气来，对老大夫仍然是相当尊重。这种态度使得不少有名的老大夫常把病人介绍到他那里去："那里有位小大夫治得不错，你可以去找他。"从此，"小大夫"的名号不胫而走。时间久了，贺普仁的名气大了起来，许多远方病人慕名而来。

（三）救死扶伤，神针初试

在医治过的这么多病例中，有些病例是贺老记忆犹新的。有一个姓贾的农村孩子，4岁时得了百日咳，后转为肺炎，住院后肺炎治好了，但却双目失明了。当时，一家医院诊断为皮质盲，说治不了。家人在绝望之中，找到了贺普仁。他也没有见过这种病例，但他大胆地给他进行了针灸，当时孩子就有了视觉，能看见东西，经过8次针灸，孩子的视力神奇地恢复了。

他不仅有精湛的医术，还有高尚的医德。1948年初，春寒料峭时节，诊所门前有位衣衫褴褛的老人在徘徊。老人看得出，里面的医生很年轻，从他对病人同情与爱抚的眼神中，他敢肯定这是一个善良忠厚的人。

室外久久徘徊的老人，惊动了贺普仁，他体谅老人的困境，决定免费为他治疗。

这是发生在贺普仁刚刚独立开业的时候。当时，天桥地区是穷苦人的聚集地。翻翻当年贺大夫诊所的账本，欠账百元者有，欠账千元以上者也有，这从不收讨的陈年流水账，道出了芸芸众生，悠悠我心。这小本本有他为人的分量。

凭着高尚的医德，精湛的医术，青年医生贺普仁在天桥这个私人诊所林立的地方站住了脚跟。

三、走社会主义道路

1956年，而立之年的贺普仁，毅然关闭了患者盈门的私人诊所，同许多北京有名的中医一起聚集到北京中医医院，到北京中医医院针灸科当了一名普通医生。弃私图公之路是光荣的，以121元的工资，养活11口人的一个大家，生活也是严峻的。贺普仁说："生活困难点是自家小事，走社会主义道路是国家大事。"

医院刚刚成立，百业待兴，贺普仁年富力强，技术精良，被众多老前辈及医道同仁推选为针灸科的负责人，那年他不满32岁。1958年被正式任命为北京中医医院针灸科第一任正主任，一当就是

21 年。这个当时全医院年龄最小的主任，一上任就大刀阔斧干了起来，经过几年努力，将中医医院针灸科搞得红红火火，医生人数从原来的几个人发展到 34 人，成为当时全国中医第一大科。他没想到这个主任一干就干到 1987 年。

21 年来贺普仁为工作勤勤恳恳，任劳任怨，不计较个人得失，领导着针灸科同仁向前发展：①建院时科里只有十几位医护人员，迄今发展至 50 余位医务人员；②原先只有针灸门诊，发展到 70 年代建立拥有 40 张床位的北京第一家针灸科病房；③重视老大夫的学术经验继承工作以及年轻人的培养工作，为王乐亭、夏寿人老大夫配备徒弟及学生，这些人现已成为针灸科的骨干医生；④重视针灸事业的发展，扩大针灸治病范围，继承并发扬古人遗传下来的各种针术，如金针、火针、三棱针等各种针具的应用；⑤重视科研工作，在贺普仁任职期间，针灸科多次获得科研成果奖、科技进步奖。总之贺普仁把一生最富有朝气的青年及最富有成果的中年时光贡献给了中医事业，为北京中医医院针灸科的成长建设作出了不可磨灭的重大贡献，不幸积劳成疾，因患重病，于 1979 年退居二线，但他仍担任着北京中医医院学术委员会顾问之职。

贺普仁有个图章，上面刻着"一人二人"四个字，意思是一个人要干两个人的事。这枚图章恰是他人生追求的真实写照。

四、武医丹修

贺普仁 40 岁那年，去大红门买木料，选好木料去交款时，有一位不讲理的青年人非得要他选定的那根木料不可，争吵时，其中一魁伟者朝贺普仁猛击一拳。说时迟，那时快，贺普仁伸手一挡，但见得那魁伟者退后数步，仰面倒在地上。

贺普仁 60 岁那年，一位练形意拳的老姑娘登门造访，她不知贺老已练八卦掌 40 余年，便说："你老应当学学形意拳，这样扎针的效果会事半功倍。"

贺老问："练什么？"老姑娘答："虎扑。"

"怎么练？是不是这样。"贺老说着比划了虎扑的动作，没想到这一"扑"竟把老姑娘扑倒在地。

贺先生说:"八卦掌打人,是以心行意,以意导气,以气运身,以身发力。针灸治病也是如此,以心行意,以意导气,以气运针,以针通经。八卦掌是抗暴的,针灸是治病的。两者原理一样,都是以阴阳、五行、八卦之理作为指导。方法也是一样的,都是先在心,后在身,意、气为君,身、针为臣,把自己的善意(治病)或恶意(伤人)以气(极微小的物质流)的形式通过针或身(头、肩、肘、手、胯、膝、足)灌注到对方的穴位经络或要害部位,达到治病健身或抗暴之目的。所以明医理,有益于武,明武理,有益于医。"贺普仁先生数十年如一日穷究医理精研武道,把精妙的医术和深奥的八卦掌原理、拳法、内功有机地结合起来,铸就神针妙法,治愈了无数的国内外患者。

贺普仁认为习武者必须努力学医,不但学中医还要学西医,才能使武术与时俱进跟上社会科学化、现代化的脚步。才能使武术健身价值、技术抗暴价值,进一步提高,更好地发挥;从事医学工作的,特别是中医、针灸、正骨大夫都应习练武术研究武术,不但可以健身强体,还可以进一步提高疗效。古往今来不少武术爱好者大都喜欢研究针灸穴位、脏腑骨骼、偏方验方,不少武术家同时是医生,不少医生也同时是武术家,这充分说明中国武术与医学特别是中医学的血肉联系,如果我们努力把武术和医学有机地结合起来,让它形成并蒂莲花同放异彩,我们的武术水平和医疗效果就会不断提高。

五、创立贺氏针灸三通法

贺普仁教授在多年的临床实践经验基础上,不断总结、提高,博采众长,用全新的治疗学思想,创立了独具特色的针灸治疗学体系——贺氏针灸三通法,形成了"病多气滞,法用三通"的独特学术思想。其内容为以毫针刺法为主的"微通法",以火针疗法为主的"温通法",以三棱针放血为主的"强通法"。他创立的"针灸三通法"影响深远广泛,促进了针灸学术水平的提高,堪称中国当代针灸大师。近年来分别在美国、日本及东南亚和台湾等地成立了"三通法研究会"，在国际上产生了极大的影响，使他的学术思想得到了国际国内社会的普遍关注和承认，对国内外针灸界产生了积极的影响。贺氏的探索精神贯穿于临床全过程，对针灸经典中的禁区敢于尝试突破，如火针治疗下肢静脉曲张，打破针刺须避开血管的禁忌，以曲张血管为腧点刺，疗效显著，无副作用，扩大了针灸治疗的病种，形成了独到的选穴规律，辨证选穴少而精、效而奇。临床用穴讲求医者对患者的正气输入，创立了无痛进针法。

六、神针妙法治顽疾

长期以来，人们认为中医治不了一些器质性的疾病。经过贺普仁多年的针灸临床实践，治疗效果也很好。在甲状腺肿瘤、子宫肌瘤、乳腺增生、乳腺癌、心肌梗死的急救等方面都取得了良好疗效。一位外地的女患者患气管瘤，气管被堵了 4%，她慕名来到北京找贺普仁扎针，经过十多次治疗，病情大有好转。

在贺普仁的诊所，我们见到过 20 多年前由贺普仁治愈的一位恶性乳腺肿瘤患者。她叫郭桂欣，回想起当年贺普仁给她治病的情景，郭桂欣显得十分激动。1984 年初夏，郭桂欣感觉左胸乳腺周围火烧火燎的疼，继而病情越来越重，整个乳房周围都变成黑紫色，并且塌陷流脓。家人带她从河北省衡水赶到北京看病。经某著名医院初步诊断为恶性肿瘤，要求马上住院手术切除。这位年仅 26 岁的军嫂听到要交 5000 元的住院押金和手术切除左部乳房的消息，又急又怕，坐在地上直哭。急的是到哪找那么多钱，怕的是刚结婚不久还没有孩子。一天晚上，她在北京的亲戚郭大妈带她来到贺普仁的家庭门诊，贺普仁告诉她："你的症状很重，我认为还是应该住院。但是你实在没钱，我就用火针给你扎扎试试。"就这样，郭桂欣住在郭大妈家，每个星期来找贺普仁扎一次针。贺普仁按照中医的方法辨证治疗，用火针扎主要病处，然后再扎一些穴位帮助血液循环，舒肝解郁。一次治疗后，郭桂欣患处疼痛减轻，分泌物也减少了。接着又扎了 4 次，肿块就消失了。郭桂欣再去医院检查，结果是病情痊愈，那里的医生都感到这是个奇迹。

还有一个孩子，得了多动症，送到贺老家时，症状是一只手动个不停，而另一只手则不会动，并且走起路来，手和脚完全不能协调，孩子的家人急得不得了。贺老拿起银针，仔细地扎了几针，奇迹又出现了，孩子的两只手可以同时活动了。又连续扎了几天后，孩子的手也可以和脚协调行动了。

像这样的奇迹还有很多，有一位加拿大华人，因车祸导致上眼睑麻痹，闭上眼皮就抬不起来。加拿大的医生说只能对眼皮进行卫生清理，根本无法治好。这位华人不死心，回到祖国求医，到北京中医医院找到了贺老。经针灸，伤眼很快得到恢复，扎过 10 次后，比另一只好眼还灵活。此后，这位华人的父母姐妹有病都来找贺老看。

还有一个人，患了眼肌痉挛症，眼睛闭上就睁不开。这种病症在中国也仅有两例。可经过贺老针灸，扎了几个月就好了。还有一位 78 岁的老太太，患白内障要动手术，可老太太不愿动手术，经贺老针灸消除了白内障。

像他治愈顽证痼疾的事例实在是数不胜数。

七、为针灸走向世界作贡献

1976 年，贺普仁奉命出国。他是我国派赴布基纳法索医疗队中唯一的一名中医。远在 1976 年，贺普仁教授就因他那束银针创造的奇迹而蜚声海外。那年他奉派参加了赴西非布基纳法索（当时称上沃尔特）的医疗队。贺大夫的医疗技术很受外国朋友欢迎，为 203 位患者医病，曾是贺普仁一天的门诊工作量。在异国他乡，贺普仁的医术被传为佳话，招引得邻国的患者也来就医。看到贺普仁的医疗成效，拉米扎纳总统要求贺普仁为他的小儿子治病。总统桑古尔·拉米扎那将军的小男孩穆罕默德，是个先天狂躁型弱智病儿，雨天往雨地里跑，平时常在豪华的总统官邸随地大小便，肆意损坏贵重摆设和器皿。总统遍寻名医为之治疗，都以失败而告终。这次，他抱着试试看的心情，找到了中国医疗队里的这位唯一的中医针灸专家。经过贺教授几次针治，奇迹出现了，孩子知道躲雨，知道找便盆了。又诊治了几次，竟然跟其他小朋友一起做起了游戏。再不久，小家伙就上学读书了。对此，布基纳法索的报纸、电台一再为之报道。总统夫妇也非常感激贺教授。为了表达对中国人民的友好感情，总统授予贺教授一枚国家骑士勋章。通常这是授予外国元首或政府要人的一种很高的荣誉。贺教授的名声很快就远远飞出了西非的这个内陆国家，有一天，经他治疗的病人竟然多到 203 人。贺普仁在上沃尔特工作了一年半，回国前，总统夫妇十分高兴地告诉医生说，他们的爱子到小学读书了。拉米扎纳总统奖给贺普仁一枚金质骑士勋章，嘉奖他对所驻国的服务精神。

若干年来，经贺教授治疗而好转或病愈的弱智患儿何止一个小穆罕默德。日本小姑娘夫泽彩子，原来像木头人，什么都不懂。1988 年冬，家长带她到北京来找贺教授治疗，两周后，她便学会了向人问好，与客人告别。一名 12 岁的印尼华侨少年，狂躁好动，不会数数。1989 年初夏，父亲带他来京，经贺教授 3 个月的诊治，增强了自我控制能力，也比较懂事了。经贺教授治疗好转或病愈的国内患儿，那就更多了。不会叫爹娘的，会叫了；傻吃傻喝的，有了节制；大小便失控的，有了规律；不知疼痛的，怕扎针了……

1987 年秋，他作为我国针灸界的五位代表之一，出席了在北京召开的世界针灸学会联合会国际学术会议。这个大会开得隆重热烈，推选出我国代表为世界针灸学会联合会的主席，并将总部设在北京，有力地加强了中国在世界针灸领域里的领导地位。

1991 年贺普仁当选为中国国际针灸考试中心副主任，并在当年举行的首届国际针灸专业水平考试中担任主考官。

几十年来，贺普仁曾代表中国针灸界出访过十余个国家和地区，他精湛的医术使得中外医学界同仁们惊叹不已，为中国针灸走向世界作出了贡献。

八、义诊 50 载

1956 年，贺普仁走出了他的私人诊所，虽然是"公家"的大夫了，但他还是丢不下那批享受他免费治疗的穷病友："晚上到家来吧，下班以后我给您瞧病！"这是贺普仁对那些无钱看病的患者常说的一句话。从1956年至今贺普仁晚间义务门诊50个春秋。

请看下面一幕：

贺家城南幽静的住所里座无虚席，贺大夫陈设雅致的书斋兼作晚间义务门诊室。患者躺卧的诊床便是他晚间休息的床铺。沙发上，椅凳上，院子里坐满了正在接受针灸治疗以及候诊的患者。

一位年轻人抱着孩子来了，孩子边哭边喊："我不要扎针！我不要扎针！"

贺普仁给他治病的时候，小家伙哪来哪挡，很熟悉贺大夫的针灸路数。

针治以后，小男孩迅急戴上自己的帽子，破涕为笑，清清脆脆地说了声："贺爷爷再见！"拉着父亲向外走。

"孩子挺聪明，看不出他有啥病？"有人问。

孩子的父亲饶有兴致地介绍说：因为染色体问题，孩子生下来就是傻子。一年前，找贺大夫治疗的时候，家长当着医生的面拧孩子的屁股，10个月的孩子竟一声不哼。现在嘛，孩子能说话，会走路，走到贺普仁家的大门口便哭闹起来，死活不进贺家门。

这时，随着一阵杂乱的脚步声，进来一伙人，一条大汉背着一位少妇，左右两人保驾，后边一个人还拖着一条备用的拐杖。病人四肢瘫软，满脸愁苦，她喃喃自语道："我得了这么个病，真不如死了好。"看来，她的病不轻，思想病也很重。

贺普仁冲她淡淡一笑："别那么悲观，我给看看。"伸手切脉，细细询问，医生送给患者的是一片真诚。

针刺后，贺普仁同患者商量说："起来，试试，坐起来。"患者冲医生笑笑，依然躺着不动，患者家属拥上来准备搀扶，贺普仁用目光制止说："她自己能起来。"年轻患者鼓起勇气，上身向上抬，她缓缓地，终于坐了起来。

患者相继离去，周围寂然无声，银灰色的月光笼罩世界。白天的劳作，又经过数小时的晚间义务服务，老大夫脸上显露出倦容。

时今虽是初春，他鼻尖上竟冒出点滴汗珠。这时，又有一位匆匆赶来就诊的人，这一位是街道办事处主任。他说，他每天都要坐下开会或者骑自行车走家串户，恼人的前列腺炎和他作对，屁股上像扎了几根针，不能坐，也不能骑自行车。

我们既同情病人，又怜惜大夫，心里惴惴不安。悄悄窥视一眼贺普仁，他脸上的倦容已悄然隐退。60开外的老人，一双黑白分明的眸子还是那样有神，他目光灼灼地望着患者，静听主诉，然后拿起消毒钢针，点燃酒精灯……

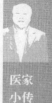

贺普仁躬身弯腰，采用强通法治疗，扎过放血针，又轻轻清洗血迹。这位患者的病，不是一种治疗手法可以了结，贺普仁严格遵守治疗程序，又拈起毫针，给患者以轻巧无痛的刺激。微通法也需要行针。

这只是贺普仁教授多年为患者义务治病的一个片段，像这样的感人情景举不胜举。

医家
小传

贺家晚间家庭义务门诊始于50年代，当年作为一个普通的年轻医生，血气方刚，年轻气盛，有此壮举，可以理解。但如今的贺普仁是我国中医界著名的针灸权威，况且50年的医务生涯，经验又如此丰富，在专题研究的基础上，贺普仁完全可以把他的主要精力放在写作上，获得事业上的另一种丰收，满足人生的另一番享受。可他还是天天晚上免费为患者服务。当人们问及这个不可思议的问题时，贺老淡淡一笑说："我有我的追求！"

一年春节，贺老家的大门口——南柳巷52号，不知被谁贴了一幅红对联："真功知吉祥，善门度众生"。横批："功德无量"。贺老知道后对子女说："把它取下来，治病救人是大夫的职责，别叫路人发生误解，还以为是咱家自己人贴的。"谁知，当子女们去揭对联时，被邻居给挡住了（远亲不如近邻，邻居最知情），"不能撕，这副对联不过分！"

是不过分。

贺家的义务门诊，从1956年开始，善门一开，便是50年，50年中治好了多少病人，记不清；有多少病人进入过这善门，没法数。

13

贺家的小字辈对家庭晚间义务门诊很有感情，他们说："那是我们的摇篮，我们是从那儿起步从医的。"

贺普仁把他的晚间义务门诊视作开拓中国针灸事业的一条重要途径。他说，现代医学发展的另一个侧面是分工过细，范围越来越窄。儿童患病找儿科，妇女病患者找妇科，患眼疾的人找眼科，患呼吸道系统和消化道系统疾病的患者不能找同一个医生，这两种病分别属于内一科和内二科。有些患者身上麻木，西医治疗无效，或者有的患者不知道他应找哪一科，才抱着试试看的心理来到针灸科。贺大夫说他的晚间义务门诊不存在这样的问题，他有幸能接触到各种类型病人。单就眼科来说，他治疗过复视、白内障、青光眼、视神经萎缩、虹膜睫状体炎、视神经色素炎、视网膜色素变性……他还治疗过颜面痛、五官痛、颈项痛、胸肋痛、脘腹痛、前后阴痛等许许多多的疾病。

贺普仁常说："得失，得失，有失才有得，我写的书，我所有文章中引用的病例，全是我自己的。"

九、教子育人，传道解惑

（一）7 个孩子 7 根针

贺普仁酷爱医道，他希望他的子女个个学医，学中医，更具体点说，学针灸，还要传给孙子辈。

贺普仁有 5 男 2 女 7 个孩子。难得的是他这 7 个子女个个爱好中医，都是针灸好手，其中有 4 个专门从事中医针灸，贺普仁说："其实我们家应该算有 11 个大夫：我和已故的老伴儿，再加 7 个孩子，还有一个孙子和一个孙女。"

在一间屋子半间炕的年月里，贺家的孩子初通人事以后，他们看到的是父母热心为患者医病，听到的是医生如何治病救人积德行善的道理，家庭必修课是父亲规定的针灸歌赋，如杨继洲的"经穴歌"。当他们背会了"经穴歌"、"穴位分寸歌"、"背部俞穴歌"、"腹部中穴歌"以后，父亲就让他们作针灸实践：在自己身上试针，一家人相互试针，在求治患者和亲朋中不重要的穴位上试着扎针。

有了这个家庭门诊，他们才能在名医父亲指导下，边学习，边实践，成就了事业。

小贺们个个精通父亲创立的"贺氏三通法"，他们可以熟练运用各种针具、灸具。根据患者的病证，给以不同的刺激量，采用不同的补泻手法，激发人体正气来复，迫使邪气外出，以期经脉通畅……一向不大表扬子女的老贺大夫也承认："我会的，他们都会。"

在老贺家，贺大夫的朋友上门求医，小贺大夫不敢怠慢，就是老贺大夫从理发馆、洗澡堂带回来的患者，他们也不敢稍有疏忽。贺家附近有位烧锅炉的胖师傅常常牙疼。多少次了他挺着大肚子，穿着大裤衩，满身汗，满脸黑，来找贺大夫。扎完针，他吸口气："咦，不痛了，真灵。"胖师傅高高兴兴地走了，贺家沙发上留下了一片黑印。洗沙发套的任务，自然是他们小贺的。

贺大夫不允许对上门求医患者失信，对贺家街坊邻里的轻慢，他贺家也是不允许的。1975年，贺家买了一台9英寸黑白电视机，街坊邻里的，常到贺家看电视。天暖以后，一到晚上，贺大夫就把电视机搬到院子里，供大家观赏。一天晚上，来的病人多，看电视的人也多，里里外外，黑压压一片。小贺从外边回来了，一股无名火，几句粗声话，把看电视的人撅走了。贺大夫发现人突然少了很多，问家里人：今儿是咋回事儿？小贺说，是他把人给轰走的。父亲没批评他，说道："去挨门挨户把走了的观众给请回来。"

熟悉贺家的人都知道，贺家的家规以勤、俭、孝著称。昔日吃烧饼不准丢掉芝麻粒，吃西瓜不准留下红瓜瓤的节俭之风一直保留至今。

（二）著书授业，硕果累累

贺普仁教授为国内外著名针灸专家，有"针灸泰斗"之称，他注重继承、精研经典、努力挖掘、勇于创新，对几近失传的火针疗法，自制针具，不断摸索，使火针疗法在临床治疗上取得了广泛的疗效。在近60年的临床工作中，总结了毫针、放血、火针等不同疗法，在针灸治疗高血压、白癜风、风湿性关节炎、针灸退烧的临床研究中，均取得较好的疗效。近年来他专心致力于治疗儿童弱智、子宫肌瘤、外阴白斑、慢性小腿溃疡、下肢静脉曲张、静脉炎等疑难病症的探索，并取得了显著的疗效。特别是在火针治疗乳腺癌、帕金森综合征、运动神经元损伤等疑难病症上，显示出神奇的疗效。用火针治疗中风后遗症为其治疗的又一大特色。为了让更多的临床针灸医师掌握火针疗法，他多次办班讲授技法，使火针疗法在全国各地和部分国家、地区造福于患者。1991年贺普仁教授被国家中医药管理局、市卫生局指定为第一批全国500名老中医之一，并为其配备国家级徒弟、市级徒弟，先后带徒8名，带教研究生3名，所传带硕士研究生及学生达400余人，可谓桃李满天下。其总结提出的"医德、医术、医功"三位一体的针灸医师职称标准和培养方针见解独到，高屋建瓴。

贺普仁教授临证之余，重视临床经验的总结和提高工作，注重针灸医学理论的丰富和整理，潜心研究中医针灸理论，著书立说，曾经先后发表论文、专著多篇。1973年其学术论文《针灸治疗输尿管结石》获北京市科技进步成果三等奖；1998年其学术论文《针灸治疗小儿弱智》获1998年香港中医药及中西医结合交流大会优秀论文奖；2000年"贺氏针灸三通法"的系列图解丛书，荣获科技专著类北京市科技成果三等奖。还先后著有《针灸治痛》（科学技术文献出版社）、《针具针法》（科学技术文献出版社）、《针灸歌赋临床应用》（科学技术文献出版社）、《针灸三通法临床应用》（科学技术文献出版社）等书。

1997年其被收入英国剑桥名人传记中心第12版《国际名人录》及《澳大利亚及太平洋国家名人录》；1998年获世界知名医家金奖，并荣获20世纪杰出医学奖证书。他每年都应各地医疗单位的邀请，不辞劳苦地前往授教，以求深入广泛地弘扬和传播针灸技艺。

贺氏针灸三通法是针灸学科建设中的重要研究内容之一，并参与国家中医药管理局、北京市科委及卫生局多项重大中医科研项目。1999年"贺氏针灸三通法"被北京市科学技术委员会立为专项科研课题，开展了贺氏针法治疗中风急性期和恢复期疗效评价及相关机理的研究，采用贺氏三通法对临床20余种病症进行了临床观察，完成论文十余篇，并编写出版介绍贺氏临床经验与贺氏针灸三通法的光盘2部；2001年"贺氏针灸三通法治疗中风病的临床应用研究及贺氏针具、针法的推广"被国家中医药管理局确立为世界卫生组织"中医适宜诊疗技术研究"专项科研课题之一，2004年结题并通过验收。

针灸科于2002、2003年举办了2次列入了国家级继续教育项目的全国学习班，推广贺氏针灸三通法及在京著名针灸学家的临床经验，获得圆满成功，学员均达到了30人/期。给本科生教学讲述贺氏火针内容，给研究生开办贺氏火针讲座。

贺普仁教授现已年逾八旬，仍然为实现其弘扬针灸医术的夙愿，收徒授业，虽已重病卧床仍笔耕不辍。亲自指导《针灸宝库——贺普仁临床点评本》的编写，中国中医科学院、北京中医药大学等单位的多位针灸著名学者参与，集中数十人对明、清两代针灸学专著共计150余本，进行临床内容的点评。这是一部汇集了针灸经典著作的巨著，目前已经得到国家中医药管理局和北京市等有关领导的重视与支持，经费、写作班底已经落实，正在开展工作，原定于2006年出版发行。

十、开设弱智门诊

据1986年5月世界卫生组织和我国卫生部统计，在我国3亿儿童中，弱智残疾儿童占3%，高达1000万。这个数字几乎等于北京人口的数量，超过了保加利亚、希腊、葡萄牙和智利等一些国家的全国人口的数量，还有个资料说，我国每年出生的1000多万婴儿中，约有85万有生理缺陷。

于是1987年7月，贺普仁怀着对祖国未来的责任和爱心，开办了弱智门诊。求治患儿来自祖国各地，广西、内蒙古、西藏，还有台湾以及外国小孩。他们是听了广播，看了电视，读了报纸上的报道慕名而来，半天时间内，贺普仁要为100个或120个患儿治病，也有为160个患儿医病的时候。弱智儿童中的绝大多数，对外界刺激知之甚少，他们不知大夫手中的银针为何物。起初，一般的都能接受针刺，1个月，3个月，半年过去了，多数人收到了很好的疗效。他们中有的会走路了，有的会找便盆了，有的能呼爹叫娘了，有的会数数儿、唱歌谣了。有的孩子能准确地按照次序指出贺爷爷该给他扎针的部位了。有的孩子把银针视作不祥之物，见针就骂，又哭又跑，谁也能体会到给这样的孩子治病有多费劲儿。

贺老的儿子贺信和贺伟及女儿贺书元，成了父亲在弱智门诊的好帮手。为了减轻父亲的疲劳，贺信和贺伟既要维持诊室的秩序，又要协助父亲针治患儿，但这里是专家门诊，贺老只允许他们扎患儿的次要穴位。贺老常说在我们中医界，针灸是小儿科，弱智门诊更是小儿科中的小儿科。子随父愿，贺家姐弟也把弱智门诊的工作当作他们的工作。贺书元这位小儿科医生，帮助父亲记病历，将父亲治疗过的病例一一对比，测定患儿智力变化，在有关医院配合下，利用现代医学检测手段，确定了3个年龄组，10个观察项目，使统计处理分析科学化，减少治疗的盲目性。贺普仁既不像传统的针灸老郎中，更不搞保守的独家专利，贺氏父子要把他们的心血结晶系统化，上升为理论，推而广之，使全国更多的针灸医生掌握这门技术，使弱智儿童能就地治疗，得到挽救。

在子女的协助下，贺普仁弱智门诊成效显著，家长们纷纷诉说道："我家孩子可以吃饭了"，"我家孩子不尿床了"，"我家孩子走路不用人扶了"，"我的女儿会数数儿，知道 3+1=4 了"，"我的儿子分清谁是大姑，谁是三姑了"……

其从60年代起努力探索针灸治疗小儿弱智，至80年代取得了显效率达到80%以上、有效率达95%以上的成果，为此新华通讯社编发了《为弱智儿童唤回春天》的文章。

贺普仁已80多岁，他说他主意已定，他要把他的晚年奉献给我国的救治弱智儿童事业。

十一、业余爱好

（一）四大秘诀健身体

说起养生之道，贺老概括说："很简单，一是情绪，二是饮食，三是工作，四是运动。"

贺老作了详细介绍：首先，情绪要开朗，凡事不能斤斤计较。有个健康的心灵才是养生根本。

其次，饮食要粗细搭配，不能挑三拣四的。蔬菜、水果自然是不可缺少，但是，粗粮也一定要吃，例如窝头就格外好。

第三，就是要工作。人必须得有事做，不能让自己太闲了。像我这么忙，休息的时间都不多，但身体还挺好。另外，最好别睡午觉，我就不能睡午觉，一睡准得病。

第四，人一定要运动，并且还得持之以恒，这样对身体必定是有益处的。运动的方式就多了，我的方式是练武。我从 17 岁开始练八卦掌，每天都要围着院子里的那棵树转圈好几个小时，那是在练基本功。年轻时，我练起八卦掌，几个人都不能近身。

（二）收藏

说到收藏，细细打量贺老的房间。只见处处都堆着画卷、书籍。此外，还有一些瓷器、青铜器。贺老告诉我们，他的爱好是写字、画画、下棋，但最大的爱好则是收藏。他收藏针灸的文献、医书，在全国是首屈一指的。从秦汉至新中国成立前的书最多，到如今他还在收集。此外，贺老还收藏古代的针具，从石头开始，到铜、铁、不锈钢、金、银，各种质地、各个时代的都有。

一次，贺老在琉璃厂寻宝，在一家店里他发现了清朝复制的《铜人明堂图》，四张一套。当时，卖主要价 2000 元，贺老觉得有点贵，于是想再考虑考虑。没想到一圈转回来，当他想买时，这四张图却已被人买走了。贺老不免感觉有点遗憾。有意思的是，不久，有个人突然患了歪嘴的病，别人让他找贺老看病，贺老给他扎了几天针，嘴就正了过来。后来，这个人又把他的侄女也带来找贺老看病，她得的是神志不清的病，12 年来在全国求治不得。经贺老诊治后，不仅懂事，还能说话，唱歌。这个人感激之余，送给贺老四张图，正是贺老没买到的那四张《铜人明堂图》。

在贺老的房间里，还有一样收藏品是最引人注目的，那就是一尊 1 米左右高、要价 4000 元的木制仿铜人，木铜人的身上画满了穴位和经脉，并且穴位上都有一个洞，可以扎进一根银针。见我们很好奇的样子，贺老告诉我们，在宋朝时，宋徽宗令人做了三个铜人，这三个铜人的构造跟活人一样，腹部可以打开，打开后，里面也是仿制的人的内脏。铜人是皇帝用来考察医官的技术的，考察时，往铜人里灌满水银，然后用蜡封上穴位，如果医生针法精湛，一针入穴，水银便会流出来。如此看来，比起现在，古代对医生的考核更为严格。

2006 年，贺老自费十几万铸造现代仿真针灸铜人，他说：北宋仁宗天圣年间，朝廷命翰林医官王惟一考订针灸经络，著成《铜人腧穴针灸图经》三卷，作为法定教本，官颁全国。在书成的次年，王惟一又设计并主持铸造了两件针灸用的铜人，铜人与真人大小相似，胸腹腔中空，铜人表面铸有经络走向及穴位位置，穴位钻孔。北宋天圣针灸铜人是世界上最早的人体模

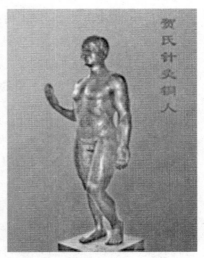

型，铜人上总穴位有 657 个，穴名 354 个，开创了应用铜人进行教学的先河，既是针灸医疗的范本，又是医官院教学和考试的工具，在医学史上有重要意义。大约 100 年后，由于靖康之乱，两座铜人散失于民间。后来，我国又铸造了不少针灸铜人，官方修铸的除明正统铜人外，还有明嘉靖铜人、清乾隆铜人、清光绪铜人等。民间所制者亦不鲜见，同仁堂系的乐氏药店在各地有多尊铜人保存至今，其他还有锡、木等材质制成的针灸人体模型散见于民间。朝鲜、日本也有多个产自我国或其自行制造、仿造的针灸铜人。这些都为针灸教学起到了一定作用。

贺老经过考证和研究，自行设计并铸造了针灸铜人，希望能对针灸修习和传承起到一定的作用和贡献。这也是他对针灸事业的一份心愿。

贺老认为，收藏在精神上是一种安慰，时不常地看看也有收益。医书可以提高自己的业务能力。没有了文献，医生就是无本之木、无源之水。为了收藏这些东西，贺老笑称："我在银行里没有存折，全为这个爱好作了贡献。"

贺氏还精于书法，诊病闲暇常挥毫泼墨，非常注重个人修养和文化素质的修炼提高。

十二、老骥伏枥，丹心献党

1999年6月15日，是贺普仁教授终生难忘的日子。这一天，75岁高龄的贺老实现了自己多年的夙愿，成了一名光荣的中国共产党党员。

他是从旧社会走过来的，深感新旧社会两重天。当亡国奴的时候，时常看到病人被拉去活埋的悲惨场景，还有什么人权可言。对"没有共产党就没有新中国"他更有特别的体验。

贺普仁还念念不忘新中国成立初期神州大地上那场未能实现的西医取代中医的斗争。他说，毛泽东同志是中国中医的大恩人，没有毛主席党中央力挽狂澜，就没有中国中医的今天和前程不可限量的明天。他又说，清朝道光年间，统治者认为中医非奉君之所宜，国民党当局亦不停止废止中医的图谋……使得中国的中医，尤其是针灸事业大受摧残。回顾历代统治者扼杀中医人才事例之后，贺普仁很动感情地说："中国人的传统美德是：士为知我者效力！"所以他把一颗赤子之心都献给了党。

十三、崇高医德竞讴歌

贺普仁教授行医60年来，从没有离开过临床实践，诊治患者上至国家领导人，下至普通老百姓，均一视同仁，认真诊治。贺普仁以其精湛的医术、完美的医德，在海内外传为佳话。

1991年11月11日在人民大会堂贵州厅隆重举行"纪念贺普仁教授从医五十周年及针灸三通法研究会成立大会"，党和国家许多领导如余秋里、王光英、王平、钱信忠、崔月犁、何界生等出席了这次会议，会上肯定了贺老的从医业绩及"贺氏针灸三通法"。著名播音员葛兰女士宣读了领导人及各界名人的题词。

为这次大会题词的有：

全国政协主席李先念："庆祝贺普仁教授从医五十周年，针灸寓深情，拳拳爱人心"。

中国民主同盟中央名誉主席楚图南："温故知新发展中国医学药学"。

全国政协副主席马文瑞："运用祖国独特的针灸医术为中外人民服务，作出卓越贡献"。

全国人大常委会副委员长阿沛·阿旺晋美："造福各族人民"。

全国政协副主席、中国农工民主党主席卢嘉锡："衷心祝贺名医教授贺普仁同志从事针灸医学科研临床治疗工作五十年。精湛神针半世纪，崇高医德竞讴歌。"

文化部常务副部长高占祥："神针"。

全国政协副主席、民进党中央副主席、中国红十字会名誉主席赵朴初："贺普仁教授银针春秋五十年"。

全国人大常委会委员，全国人大民族委员会副主任委员爱新觉罗·溥杰："贺普仁教授惠存普度众生仁术济世"。

全国政协常委、农工民主党中央常务副主席方荣欣："中国针灸蕴藏无穷之潜力，必将发扬光大造福于人类"。

全国政协委员、原北京市政协副主席廖沫沙："妙手回春"。

中顾委委员，原卫生部部长、世界医学气功学会主席、中华全国中医学会会长崔月犁："普及和发展针灸事业，加强研究，提高水平，为各国人民健康不断作出新贡献。"

中顾委委员，原卫生部部长，中国红十字总会名誉会长钱信忠："大医精诚，有求必应"。

卫生部长陈敏章："继承和发扬传统针灸医学"。

著名中医内科专家、教授关幼波："杏林名宿"。

著名中医针灸专家、教授程莘农："橘井流芳"。

鼓楼医院针灸科主任，著名老中医张士杰："炎黄素女，三世医家"。

中国书法协会副主席、人民美术出版社副总编沈鹏："普天同心，仁义为怀"。

全国政协委员、中国著名播音专家、中央人民广播电台播音指导夏青："方药精深，扁鹊针石"。

中国著名书法家启骧："贺老行医五十春，仲景华佗有继人，医德高洁名天下，妙手回春是针魂"。

中国著名书法家肖劳："搏飞"。

会上还宣布针灸三通法研究会成立。钱信忠、崔月犁为高级顾问，卫生部副部长何界生为名誉会长。贺教授任会长。贺氏针灸三通法是贺普仁教授根据自己数十年针灸临床经验，以《黄帝内经》为理论基础，并吸收历代医学思想之精华，融合自己的学术思想，于80年代提出的针灸治病疗法。"三通法"的创立是中医针灸学的一项创举和发展。

会后当晚中央电视台、北京电视台报道了大会的盛况，其后北京广播电台、中央人民广播电台、北京日报、光明日报也报道了大会情况，健康报还发了专版。

这些正是贺老毕生的真实写照。

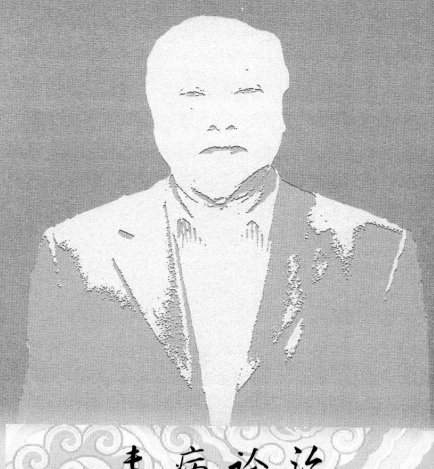

膏病论治

三通论治

　　贺普仁老师从医近60年，精研内难，通览甲乙，将多年的临床实践经验不断总结加以提高，并博采众长，用全新的治疗学思想，创立了独具特色的针灸治疗学体系——贺氏针灸三通法，形成了"病多气滞，法用三通"的独特学术思想。其内容为以毫针刺法为主的"微通法"，以火针疗法为主的"温通法"，以三棱针放血为主的"强通法"。贺老认为：尽管不同疾病的病因有内伤、有外感、有七情、有六淫，还有饮食劳倦、跌打损伤等等，但在任何疾病的发生过程中，气滞是非常主要的病机之一。气滞则不通，不通则患病，气通则调畅，通调则病愈，因此提出了"病多气滞"的理论，针灸治病从根本上来说是调和阴阳，调畅气机，调和气血，从而达到治愈的目的。

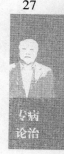

　　众多疾病的根结在于"不通"，正如《千金翼方》所云："诸病皆因气血壅滞，不得宣通。"因此只有使经脉气血能够贯通上下、通达内外、沟通表里，才能保证脏腑经络组织器官的正常功能活动，使人体处于阴平阳秘的平衡状态。疏通经络，调理气血是针灸治疗的重要法则，针灸治病就是根据经络与脏腑在生理病理上相互影响的机理，在腧穴部位进行针灸，取得"通其经脉，调其气血"的作用，从而排除病理因素，治愈疾病。《灵枢·刺节真邪》曰："用针者，必察其经络之虚实……一经上实下虚而不通者，此必有横络盛加于大经，令之不通，视而泻之，此所谓解结也。"这里所说的"解结"就是疏通经络的意思。《灵枢·官针》中有"九针之宜，各有所为，长短大小，各有所施也，不得其用，病弗能移"的记载，说明了不同的针具各有不同的适应证和不同的效应，贺老就是利用不同的针具和刺法，来达到"通"的最终治疗目的，三通法的核心在于"通"。三通法是他60年医疗实践的总结，集中反映了他的学术观点。北京针灸三通法研究会的成立，使他的学术思想得到了社会普遍关注和认可，现已成为针灸教学中不可或缺的教材。1991年，成立了"针灸三通法研究会"，日本、台湾地区也相继成立了分会，对国内外针灸界产生了极大的影响。

三通法的治病机理：

（1）针灸的法则在于调气：针灸之法，即通经调气之法。《灵枢·九针十二原》："欲以微针通其经脉，调其血气。"《灵枢·刺节真邪》："针刺之类，在于调气。"《灵枢·终始》："凡刺之道，气调而止。"由上可见，针灸的通经调气作用是治疗各种疾病，祛除各种气滞的有效大法，也是针灸治病的根本道理。贺老认为，中医"气"的概念，是指人体一切脏腑组织器官的机能作用，如果人体脏腑组织发生气机不调，就会出现疾病，调气实质上就是调理脏腑经络的机能。

（2）三通法旨在通经："通"有贯通的意思，指由此端至彼端，中无阻隔，"通"又有通顺的意思，指往来、交接、勾结（《辞海》），经络按照一定的次序规律交接，使气血流注往复，循环不已，这就是经络"通"的作用，就是人体生命活动的基本生理特征。贺氏针灸三通法的核心在于"通"，针刺疗法的最终目的也在于"通"，而众多疾病的根结在于"不通"，因此只有使经脉气血能够贯通上下、通达内外、沟通表里，才能保证脏腑经络组织器官的正常功能活动，使人体处于阴平阳秘的平衡状态。疏通经络，调理气血是针灸治疗的重要法则，针灸治病就是根据经络与脏腑在生理病理上相互影响的机理，在腧穴部位进行针灸，取得"通其经脉，调其血气"的作用，从而排除病理因素治愈疾病。

三通法是采用各种针灸方法，通过调气以通经，或通经以调气，达到疏通经络、调和气血、治愈疾病的目的。微通法重在调，温通法取其温，强通法在于决血调气，根本宗旨就是通。这正如虞抟《医学正传》所说："通之之法，各有不同，调气以和血，调血以和气，通也；下逆者使之上行，中结者使之旁达，亦通也；虚者助之使通，寒者温之使通，无非通之之法也。"

一、微通法

本法就是指毫针疗法。毫针在古代称之为"微针"、"小针"，《灵枢·九针十二原》云："欲以微针通其经脉，调其血气。"微通的内在含义在于毫针微调经气，疏通经脉，好似小河流水，涓涓细流，在临床操作中从持针、进针、行针、补泻直到留针出针各个环节都要求运用正确针法，掌握气机变化的规律，从而真正理解针刺的精微奥妙之处。细究之，"微通法"三字各有其深刻的含义。微者，《中华大字典》云："小也，细也"。古人将毫针称为"微针"、"小针"，代表此法的主要工具是微针、毫针，微字的深刻内涵还在于说明毫针刺法的微妙。通者，《中华大字典》云："通者，顺也，利也"；又云"不滞也，平畅也"。故通之意为通利、调和、平畅，通字说明微通法的目的。运用于针灸学中，通之意在于通经络，调气血。因为疾病发生无论寒热虚实。其主要病机为气血不调。针灸治病之目的即在于调和气血，使阴阳达到相对的平衡，也只有如此，才能治愈疾病。故可以这样定义：微通法即是以毫针作为工具，使经络气血通调和畅，从而治疗疾病的一种针刺方法。贺老把数十年的经验上升为理论，于80年代中期，提出微通法，以后不断总结研究，丰富其内容，形成了系统的理论学说。

（一）历史沿革

毫针的形成渊源流长。砭石是最早使用的原始针具，是针和灸的鼻祖，产生于新石器时代。《春秋》、《诗经》等古书中均有用石器治病的记载。古代的针具除了砭石外，陆续有骨针、竹针、陶针等。

针具的改进与生产力的发展密切相关。到西周时期，由于冶炼技术的发展，出现了青铜器，于是有了金属针具，从砭石到金属针，是针具发展的飞跃。九针就萌芽于这个时期。1978年，内蒙古出土了一根战国至西汉时期的青铜针。很长一段时期，九针和砭石等针具并用，直至秦、汉、隋以后，砭石逐渐被九针所替代。

九针的详细记载首先见于《黄帝内经》，如《灵枢·九针十二原》、《素问·针解》、《灵枢·官针》、《灵枢·九针论》都有关于九针的记载。如《灵枢·九针十二原》云："九针之名，各不同形。一曰镵针，二曰圆针，三曰鍉针，四曰锋针，五曰铍针，六曰圆利针，七曰毫针，八曰长针，九曰大针。"九针长短不一，粗细不同，用于治疗各种不同的证候。其中毫针者尖如蚊虫之喙，静以徐往，微以久留之而养，以取痛痹。经后世发展，逐渐扩大毫针用途，如《针灸摘英集》记载，"法象毫尖……调经络去疾病。"《类经图翼》云："尖如蚊虫之喙，取法于毫毛，主寒热，痛痹在络。"《针灸大成》云："取痛痹刺寒者用此。"《医宗金鉴》云："其必尖如蚊虫喙者，取其微细徐缓也。"毫针逐渐成为九针中的主体，应用范围逐渐扩大，直至今日成为针灸临床中的主要工具。目前最常用的毫针为不锈钢针。

针灸学术的发展经历了漫长的历史过程。战国时期《内经》逐渐成书，书中论述了经络、腧穴、针法、灸法，其中的《灵枢》又称为《针经》，较为完整地论述了经络腧穴理论、刺灸方法和临床治疗等，对针灸医学作了比较系统的总结，为后世针灸学术的发展奠定了基础。两晋时期，皇甫谧著《针灸甲乙经》成书，全面论述了脏腑经络学说，确定了 349 个穴位的位置、主治和操作，介绍了针灸方法、宜忌和常见病的治疗，是继《内经》之后对针灸学的又一次总结，是现存最早的一部针灸学专著。唐代针灸已成为一门专科，孙思邈绘制了五色"明堂三人图"，并创用阿是穴和指寸法。元代滑伯仁著《十四经发挥》，将十二经与任、督二脉合称为十四经脉。明代是针灸学术发展的高潮，尤以《针灸大成》影响最大，汇集历代诸家学说和实践经验总结而成，是继《内经》、《针灸甲乙经》后对针灸学的又一次总结。清初至民国时期，针灸医学由兴盛逐渐走向衰退。新中国成立后至今天，针灸得到了前所未有的普及和提高，进行了大量实验和临床研究，广泛用于内、外、妇、儿等各科。

"言不可治者，未得其术也"，这句摘自《灵枢》的古语说明了针刺手法的重要性。针刺手法的发展源远流长，《内经》论述和总结了上古以来的针刺手法。在刺法方面提到"九刺"、"十二刺"、"五刺"等，在补泻手法方面提到"徐疾补泻"、"呼吸捻转补泻"、"迎随补泻"、"开阖补泻"等，为后世针法的发展奠定了基础。《难经》指出了针刺时双手协作的重要性，重视爪切法，善用迎随补泻，并长于利用五行生克关系，补母泻子进行治疗。金元时期，产生了以何若愚为代表的"子午流注"针法，窦汉卿则率先使用了透针平刺法。明代是各种针法盛行时期，如徐凤撰《针灸大全》，创立了12种综合复式手法，如"烧山火"、"透天凉"等，汪机著有《针灸问对》，论述了各种针法，力主简化，反对手法繁杂。其后的著作对前人的总结较多，创意较少。

（二）治病机理和实质

针灸之法，系行气之法。《灵枢·九针十二原》云："欲以微针通其经脉，调其气血。"由此可见，通调二字是针灸治病中的主要法则，针灸的通调作用是治疗气血不通的有效大法。贺教授深得其精髓，在他行医数十年中深刻认识到，尽管致病因素有七情、六淫以及饮食劳倦、跌打损伤等，所致疾病种类繁多。或因实，如气滞于表，邪不得宣，而恶寒发热，气血滞于内则癥疾疼痛，气滞于肝则肝气不舒；或因虚，气血虚弱，心失所养则心神不定、夜寐不安，肾气不足则腰痛耳鸣等。但其病机主要是气血运行不畅。外邪侵袭，邪入经络，则使经络中的气血运行不畅，病邪通过经络由表入里，则出现脏腑病变，又因气血是脏腑功能活动的基础，气血不和则出现脏腑病变，脏腑病变也可反映在相应的经络上，表现为经络中的气血运行不利。所以说疾病的产生，皆由于气血不通。《素问·调经论》中说："五脏之道，皆出于经隧，以行气血，血气不和，百病乃变化而生，是故守经隧焉。"《灵枢·经脉》说："经脉者，所以能决生死，处百病，调虚实，不可不通。"故用毫针、微针通调气血、补虚泻实，从而治疗疾病。

现代实验研究，针刺不仅可以镇痛，还可以调节机体各个系统的功能，并有防御免疫作用。我们认为"微通法"的实质就是研究和探讨在针刺过程中刺激形式、刺激量和刺激效应以及这三者之间的相互关系，即针灸实践中最关键的问题：刺法。

刺法是指针刺时，运用医者的手指操纵针体在穴位上做不同空间和形式的刺激，使其对患者产生不同的感觉和传导，从而达到最佳治疗效果，这包括刺激形式、刺激量及刺激效应三个问题。

刺激形式是指进针到出针过程中医者的具体操作及补泻规律。我们已知补法形式以轻、柔、徐为主；刺激量以小、渐、久为主；对机体产生的性质以酸、柔、热为好；对机体的影响以舒适、轻快为宜，达到精神振奋的目的。具体操作法：徐徐渐进而轻巧地把针尖纳入地部，要求得气过程由小渐大，用小角度的捻转法或微弱的雀啄法，要求感传面慢慢扩大，感传线细而缓。泻法形式以重、刚、疾为主；针刺质量以大、迅、短为主；对机体产生的作用性质以触电样快传导的清凉感为好；对机体的影响以明显的触电性的麻酥感为佳，从而达到祛邪的目的。具体操作法：进针后迅速将针尖插入底部，要求得气过程要快、大，行气时较频捻针柄或快而大角度地提插针体，要求感传面大并且迅速，感传线粗而疾。

刺激量是指术者操作时，患者自我感觉的反应。这种刺激量在针刺疗法中所起的作用是促进机体调整气血，通经活络，是促进机体状态转化的外因条件，是解决矛盾的重要方法。补法的针刺总量是在全部针刺过程中缓缓地给予；而泻法的针刺总量则是在暂短的时间内迅速而集中地给予，补法的针刺总量呈持续状上升或在先升后降中输入；而泻法的刺激量则是在爆发式地折返升降中输入。正确的刺激量应从患者的具体情况中分析而来，主要包括以下几个方面：①临床症状的分析；②年龄的大小；③工作的性质；④性别的关系；⑤胖瘦的区别；⑥季节及气候的影响；⑦水土习惯；⑧部位的不同。

刺激效应是指针刺全过程对患者整个机体的治疗作用。医生根据对病情阴阳表里、寒热虚实的辨证，根据治疗原则"虚则实之，满则泻之，菀陈则除之，邪盛则虚之"，选择相应的腧穴处方，施术于患者，以求各部阴阳调和，祛除疾病，保持健康。

刺激形式、刺激量及刺激效应这三者之间既有相互作用、相互影响，共同发生治疗作用的关系，也有局部和整体的关系，每一针一穴，每一招一式都需认真对待，这关系到整个机体对总刺激的综合反应。这是衡量针灸治疗的标志，是毫针治疗的关键。

刺激形式与刺激量之相互关系：首先刺激形式是在辨证的基础上施治的重要手段，由刺激形式决定刺激量，只有刺激形式恰当，刺激量适度，才能出现最佳刺激效应，也就是患者才能从疾病状态下康复。反过来，刺激量又调整着刺激形式，如患者得气不理想，甚或未能得气，那就需要医者调整自己的手法。

刺激效应与刺激形式的相互关系：刺激效应指导着刺激形式，如若采用的刺激形式未能达到预期的目的，即刺激效应不明显或是没有效应，这样就必须再根据病情等诸多因素，来改变刺激形式以期达到目的。刺激效应是刺激形式的检验，只有获得最佳治疗效果，才是刺激形式的目的，而刺激形式也决定着刺激效应的结果。刺激形式与刺激效应的关系，也是局部和整体的关系。因为刺激形式需要一针一穴去完成，每一针每一穴虽然都有他们特定的刺激效应，但反映到全身则是对整个机体状态的调整与补充。尤其是针刺技术，非药物可以比拟，仅以"针"为根，以"刺"为术，调整机体的营卫气血，虚实寒热，以祛疾除病。因而一针一穴的刺激形式决定着全身的刺激效应，同样全身的刺激效应也牵动着刺激形式，使两者相辅相成，协调统一。

刺激量与刺激效应的相互关系：刺激量和刺激效应之间的关系更为密切，可以说从刺激量到刺激效应是对一种疾病治疗从"量"到"质"的飞跃。从每一针每一穴的刺激量反映到全身便是刺激效应，可以说刺激效应是刺激量的"合力"，是刺激量的"综合效益"，同样，刺激效应也调整刺激量的大小、多少、快慢。

总之，刺激形式、刺激量和刺激效应三者互相作用，共同构成"微通法"的核心。只有三者互相调整，有机结合，才能针下生花，使毫针治疗出现妙不可言的效果。

（三）操作

1. 针具

毫针可以分为针尖、针身、针根、针柄、针尾 5 部分。毫针因针身的长短和粗细不同而有不同的规格，一般临床以 25～75cm（1～3寸）和 28～30 号（直径 0.32～0.38mm）最为常用。短针多用于耳针和浅刺，长针多用于肌肉丰厚部位的深刺。

2. 选穴

临床治疗时，根据病情确立治则治法，选择腧穴，组成处方，这是完成医疗诊病的基本环节，此为微通法应用之纲要。

选穴原则：针灸选穴原则可以概括为"效、精、便"。"效"就是指所取的穴位对治疗本病要有明确的疗效。"精"是指穴位要少而精，力争做到取穴最少疗效最著。"便"指取穴时考虑穴位所处的位置，以方便病人及医生施术。

选穴方法：腧穴的选择与配伍是处方的前提。选穴的依据，一是通过辨证，明确病变所属经络，选择针对病情的经穴即所谓"辨证归经，按经取穴"。这是针灸选穴处方的规律；二是根据腧穴的主治作用选取，每一腧穴均有它一定的主治作用，可针对病情选用；三是要注意选取具有特殊作用的腧穴。如五输穴、俞募穴、原络穴、郄穴、八会穴等。取穴法有：近取法：包括病变部位及其附近取穴皆属于近取法。因为所有的穴位都能够治疗邻近部位的病变。凡在体表部位反映较为明显和较为局限的病证，均可按此方法选穴。如鼻病取迎香。远取法：是指选用离病变部位较远的腧穴。因为腧穴可以治疗本经循行所及的远隔部位的病证。可取所病脏腑经脉的本经腧穴，也可取表里经或其他相关经脉上的腧穴，例如久痢脱肛取百会。

远取近取结合：近取与远取两法，可以单用，也可以配合使用。对于较复杂或者较重的病证，往往需要合并使用，才能照顾全面，取得良好的效果。

随症取穴：是对全身性的某些疾病，结合腧穴的特殊作用的一种取穴方法，是针对某些全身症状或疾病的病因病机而选取腧穴。如发热身痛取大椎、合谷等。

特定穴的应用：古人在长期的临床实践中，发现许多腧穴的治疗作用，既有其特异性，又有其共同的规律。从而总结出四肢肘膝关节以下的五输穴、原络、郄穴以及胸腹背部的俞募等穴。由于它们各有特定的名称，故称之为特定穴。这些穴位在临床上应用最广，故为选穴中的重要内容。临床应加强对特定穴的学习和应用，以取得取穴少而疗效佳的效果。辨证准确，灵活自如地运用特定穴，可起到事半功倍的作用。

3. 施术

持针：以拇指在内，食指、中指在外，固定针体。

进针：毫针针尖透过穴位的真皮。要求医生心手相合，手眼相合，眼心相合。多采用努劲单手进针法。以拇指食指捏紧针体，露出针尖 2～3 分，以中指按压穴位旁边，突然有力地进针，迅速刺透表皮和真皮。

候气：进针后把针尖缓慢的送到应该达到的深度。候气指针刺后使得机体产生的反应。患者常常感到有异常感觉，术者指下也有沉紧、吸着的感觉。主要候气法：弹指法、刮针法、飞针法、捣针法。

补泻：有助于改善机体虚弱状态的手法称为补法，反之称为泻法。补法：针刺形式以轻、柔、徐为主，刺激量以小、渐、久为主，对机体产生作用的性质以酸、柔、热为佳，对机体的影响以舒适轻快振奋为目的。泻法：以重、刚、疾为主，针刺量大、迅、短，作用为触电样、快传导的清凉感，性质以触电样为佳，以达到祛除邪气的目的。

留针：施术后将针置于穴位上停留叫留针。一般多留针 20～30 分钟。

出针：又称为起针。左手拿棉球按住穴位，右手两指握住针柄，往外提拔，然后左手轻轻揉压针孔，以免出血。

（四）注意事项和禁忌

1. 过于饥饿，疲劳，精神高度紧张者，不宜行针刺。体质虚弱者，刺激不宜过强，并尽可能采取卧位。

2. 怀孕 3 个月以下者，下腹部禁针，3 个月以上者，上、下腹部、腰骶部以及一些能引起子宫收缩的腧穴如合谷、三阴交、昆仑、至阴等不宜针刺。月经期间，月经周期正常者，最好不予针刺，如月经周期不正常者，为了调经，经期可以针刺。

3. 对重要穴位和临近重要脏器的部位更要注意。

小儿囟门未合时，头顶部腧穴不宜针刺，此外，因小儿不能配合，故不宜留针。避开血管针刺，防止出血。常有自发性出血或损伤后出血不止的患者，不宜针刺。皮肤有感染、溃疡、瘢痕或肿瘤的部位不宜针刺。防止刺伤重要脏器。《素问·刺禁论》指出："脏有要害，不可不察。"《素问·诊要经终论》中也说："凡刺胸腹者，必避五脏。"

针刺眼区腧穴，要掌握一定的角度和深度，不宜大幅度提插捻转和长时间留针，以防刺伤眼球和出血。

背部第 11 胸椎两侧、侧胸（腋中线）第 8 肋间，前胸第 6 肋间以上的腧穴，禁止直刺、深刺，以免损伤内脏。对患有肺气肿的患者更要小心谨慎，以防诱发气胸。

对患胃溃疡、肠粘连、肠梗阻、尿潴留的患者，针刺上、下腹部时，应注意角度和深度。

颈部及脊柱的腧穴要注意深度，如患者出现触电样的感觉并向四肢放射，乃针刺过深之故，应立即出针，切忌继续捻转。

4. 万一出现特殊情况，如晕针、滞针、弯针、断针等情况不可惊慌失措，应镇静果断，妥善处理。

（五）适应证及验案

微通法广泛用于临床各科，涉及呼吸、消化、循环、免疫、神经等多个系统，不仅用于治疗慢性疾患，如半身不遂、哮喘、眩晕、麻木、皮肤病、月经不调等，也可治疗一些急症，如突发中风、脑震荡、晕厥等。举例如下：

1. 腰腿痛

腰腿痛指腰痛或腿痛或腰腿并痛的症状，可由多种原因引起，如腰椎间盘突出、梨状肌损伤、坐骨神经痛、脊神经病变、腰椎关节病、腰肌病变、急性腰扭伤等。

【病因病机】腰为肾之府，久劳过力伤及腰府导致肾气亏虚，肾阴不足或阳气不振，以致下肢痿软无力酸痛。久居潮湿冷凉之地，风寒之邪侵袭经脉，太阳不畅，经气失于濡养则发腰痛，风寒湿之邪侵于下肢则为腰痛，劳累过力，闪挫扭伤，以致瘀血内停，阻滞经气，则气滞血瘀，经脉不通而痛。

【临床表现】 各类型均以腰痛、腿痛或腰腿痛并作为主要表现。

肾虚性腰痛：腰痛绵绵不休，其痛非剧，以酸痛为主，休息后可稍好转，劳累时加重。多伴有下肢酸软无力，可有身重乏力，耳鸣脱发，足跟疼，遗精阳痿，肢冷，形寒等。

风湿寒痹腰痛：多有受寒冷史，腰骶痛，时剧，常诉局部有"发板"僵硬感觉。与气候变化有关，阴雨寒凉加重，天暖晴空则减轻。常因风善游走而致下肢疼痛。

闪挫扭伤腰痛：常因劳累过度，用力过猛扭伤腰部，多为突发剧烈腰痛，不能站立、弯腰、扭转。疼痛可窜至下肢，下肢不能抬起，活动受限。

【治疗】

治法：益肾通络，益气活血，散寒除痹。

取穴：肾俞、委中、养老、环跳、中空、阿是穴。

刺法：均用毫针刺法，酌情使用或补或泻手法，每次留针 20～40 分钟，每日或隔日治疗一次。

【典型病例】

（1）魏某，女，37 岁。10 天前劳动时不慎将腰扭伤，当时疼痛不剧烈，尚可活动，未曾治疗。第 2 天晨起后发现疼痛加剧，起床困难，不能弯腰，用力时其痛加重，有向右下肢窜走之疼痛，经 X 线检查诊为"腰椎关节骨质增生"。现痛重抬腿困难，局部怕凉，纳可，二便调，舌苔白，脉弦滑，右腰部发僵，压痛点明显。辨证为劳伤肾府，气血瘀滞，经脉不畅。治以益肾通脉，活血理气，疏调经络。以毫针刺环跳、养老、委中，行平补平泻手法，养老针双侧，环跳、委中均针右侧。每次留针 30 分钟，隔日针刺一次。初诊起针后，患者感其腰痛明显减轻，下肢疼痛基本消失，二诊时其痛未见反复。原穴原法不变，共诊 3 次疼痛消失，活动自如。

（2）王某，男，41 岁。腰痛 6 年。6 年前原因不明渐发腰痛，其痛时轻时重，呈酸痛状，不能久立、久行、久坐，弯腰困难，局部发凉畏寒，曾诊为腰肌劳损。现下肢软，乏力，精神差，夜寐不安，多梦，二便调，面白，舌苔白，脉沉细。辨证为肾气不足，腰府失养，气血不和。以毫针刺肾俞、中空、腰部阿是穴。用捻转补法，每次留针30分钟，隔日治疗一次。

【按语】各种腰腿痛与少阴、太阳、少阳经脉关系密切。足少阴经筋："其病……在外者不能俯，在内者不能仰"；足太阳膀胱："……抵腰中，入循膂，络肾，属膀胱"；少阳"厥逆……机关不利者，腰不可以行"。故治疗腰腿痛多取有关经脉的穴位。肾俞补肾壮腰；委中为太阳之合穴，四总穴之一，善治腰痛；养老郄穴，主治急性疼痛，"养老……疗腰重痛不可转侧，坐起艰难……"；环跳有很强的通经活络作用，腿痛连及腰痛时取之；中空为经外奇穴，属局部取穴。

2. 胃脘痛

胃脘痛是以上腹胃脘部近歧骨处疼痛为主症的病证。包括西医学的急、慢性胃炎、消化性溃疡、胃痉挛、胃下垂、胃黏膜脱垂症、胃神经症等疾病，当以上腹部疼痛为主要表现时，可参照本篇论治。

【病因病机】本病的发生与肝脾胃关系密切。肝主疏泄条达，脾主运化升清，胃主腐熟水谷，三脏调和则无胃痛之患。外感寒邪，内客于胃；饮食不节，胃失和降；情志不畅，肝木横逆犯胃，可致实性胃痛；饥饱失常，劳倦过度，或久病脾胃受伤，脾阳不振，中焦虚寒，或胃阴受损，失其濡养，则发为虚性胃痛。

【临床表现】寒邪犯胃者：胃痛暴作，恶寒喜暖，得热痛减，口和不渴，喜热饮，舌苔薄白，脉弦紧；饮食停滞者：胃脘胀满，嗳腐吞酸，吐后痛减，或大便不爽，舌苔厚腻，脉滑；肝气犯胃者：胃脘胀闷，攻撑作痛，脘痛连胁，嗳气频繁，大便不畅，生气后则胃痛加重，舌苔薄白，脉沉弦。虚性胃痛则可见疼痛隐隐，喜温喜按，或伴有纳差便溏，泛吐清水，舌淡红，脉弱无力等症。

【治疗】

治法：散寒导滞，疏肝健脾。

取穴：内关、足三里。

刺法：以毫针刺，实证用泻法，虚证用补法。每日治疗 1 次，留针 20～40 分钟。

【典型病例】

（1）施某，女，29 岁。胃脘疼痛两月余，时轻时重，胸闷发堵，烦躁易怒，两胁作痛，纳少，二便正常，舌苔白，脉弦滑数。辨证：木旺横逆，克犯脾土。治以疏通解郁。取穴：中脘、内关、足三里、合谷、太冲，用泻法，留针 40 分钟。共针 3 次而愈。

（2）康某，女，29 岁。胃脘疼痛，伴吞酸嘈杂，饮食不下，食入即吐，喜冷饮，大便干，3 日一行，小便黄。舌质淡红少苔，脉弦细滑稍数。辨证为阳明胃热，中焦食滞。治以化滞和胃。取穴：内关、足三里、合谷、天枢、上脘、中脘、下脘。共治疗 9 次，胃痛消失。

（3）王某，女，53 岁。胃脘痛一周余，伴脘腹胀满，纳差，大便如常。既往有胃溃疡病史。舌苔白，舌边有齿痕，脉弦。辨证属肝胃失和，气机阻滞。治以调气和胃，止痛。针刺中脘、气海、足三里、内关，针刺 5 次后痛止。

【按语】内关、足三里分别为手厥阴心包经之络穴、足阳明经之合穴，是治疗胃脘痛的主穴，有和胃降逆止痛之效。必要时可配合其他穴位，如例（1）加取中脘、合谷、太冲以疏肝解郁；例（2）加用天枢、上脘、中脘、下脘以增强消食和胃、通腐化滞之力。两例中均选用了中脘，也是治疗胃脘痛等消化系疾病的常用穴位，《针灸大成》云："心痛，食不化：中脘。"

3. 睡眠障碍

睡眠障碍包括失眠和多睡。可见于神经症、更年期综合征及某些精神病早期等多种疾病中。中医分别称之为"不寐"、"多寐"。

【病因病机】思虑劳倦，内伤心脾；阴虚火旺，肝阳上扰，或胆气虚弱，神魂不安；胃中不和，痰热内积等各种原因，均可损伤心神而致不寐或多寐。虚实均可导致本病，尤以虚者为多。

【临床表现】不寐可见经常性或间断性的睡眠减少，或彻夜不眠，或寐而易醒，或入睡时间不长，突然醒后不能再度入睡。多寐为睡眠超过正常时间，不自主入睡。睡眠障碍可伴有头晕，头疼，心悸，健忘等症。亦可见有性情急躁易怒，胸胁胀痛，脘闷嗳气等兼症。

【治疗】

治法：补虚祛邪，交通阴阳。

取穴：依辨证不同，分别选用心俞、肾俞、照海、中脘、内关等。

刺法：以毫针刺，实证用泻法，虚证用补法。

【典型病例】

（1）陈某，女，49岁。失眠2月余。无明显诱因而出现入睡困难，入睡后梦多，易醒，每晚断续睡眠不足3小时。伴有心慌，耳鸣，口干，腰膝酸软等症。诊断：不寐。辨证：阴虚火旺，心肾不交。治法：滋阴降火，交通心肾。取穴：心俞、肾俞、照海。刺法：心俞用补法，余穴用泻法。患者当晚顺利入睡，持续近6小时。治疗10次后，睡眠已正常。

（2）陆某，女，16岁。初诊日期：2004年5月22日。主诉：睡眠多4年。患者4年前的一天晚上，在哭泣中入睡，自此后出现睡眠多，经常不自主入睡，入睡后不易被叫醒，睡眠时间明显增多，醒后双眼发红，纳可，二便调。曾服药治疗，效果不明显。望诊：舌淡红，苔白。切诊：脉沉滑。辨证：气机不畅，痰蒙神窍。治法：化痰开窍取穴：中脘、睛明、解溪、内关。刺法：先泻后补。治疗5次后，症状便明显改善，睡眠时间减少，且易被叫醒。

【按语】心俞宁心安神，肾俞滋阴补肾，照海属肾经，通于阴跷，滋阴养心，诸穴共用有交通心肾，使阴阳平衡之效。

例（2）中多寐与心、肝、脾、胃关系最为密切，气机阻滞，清阳不升，头窍失养而发病。睛明醒神明目，内关调理气机，解溪为足阳明经之经（火）穴，与中脘共用以健运中焦，化痰祛浊，使脾可升清，胃可降浊，清阳舒展，头窍得养而愈。

4. 泌尿系结石

泌尿系的结石是指尿液中晶体、胶体产生沉淀，并与尿中脱落的细胞、尿中的细菌及各种无机盐混合而成的石性物质，大者可呈石块状，小者呈泥沙状。可分为肾结石、输尿管结石、膀胱结石、尿道结石等。肾、输尿管结石以 20～50 岁男性多发，膀胱及尿道结石则多见于老年人和 10 岁以下的男童。本病属于中医"淋证"中的"石淋"、"砂淋"范畴。

【病因病机】结石的形成以气虚为主，与肝、脾、肾三脏关系较为密切。

肝喜条达，主疏泄，内伤七情，肝郁气滞，升降失司，三焦气化不利，水液代谢失调，可致尿中杂质逐渐凝结成石。脾主运化，脾失健运则寒湿内生，寒湿郁久化热，结于下焦，尿液受湿热煎熬，形成砂石。肾主水，司二便，肾气不足，津亏液耗，温煦无力，开阖失司，以致形成结石。肝脾肾三脏往往相互影响，而发生本病。

【临床表现】疼痛为主要症状。肾、输尿管结石较大时表现为肾区或上腹部隐痛、钝痛，当结石较小，自由移动，尤其是由肾盂或输尿管向下移动时，可引起剧烈疼痛。表现为突发性肾区绞痛，呈刀割样，且沿输尿管行径，向下放射至同侧会阴或大腿内侧，发作突然，剧痛难忍，常伴有大汗淋漓，面色苍白，恶心，呕吐等症，每次发作数十分钟至数个小时。膀胱、尿道结石则多见血尿，伴有尿频，尿急，尿痛。

【治疗】

治法：条达气机，通利水道。

取穴：主穴：中封、蠡沟。

配穴：天枢、水道、归来、关元、三阴交、水泉等。

刺法：用毫针刺法，施用龙虎交战手法，先补后泻。留针 20～30 分钟，每日或隔日治疗 1 次。

【典型病例】

（1）安某，男，40 岁。患者因腰部疼痛半个月，突发腰腹疼痛难忍而来急诊就医。患者半月前左腰微疼，服中药后痛止。后又发作 2 次，以酸为主，重时牵引左腹。今日左腰腹突然剧痛难忍。患者呈痛苦面容，查之左腹部有压痛，左腰部有叩击痛。舌淡苔白，脉弦尺弱。查尿常规有多数红细胞/高倍视野，X线腹片平视：左腰2~3椎旁输尿管走行处，可见一枣仁状高密度阴影。诊断为：西医：输尿管结石；中医：淋证。辨证为肾气不足，三焦气化失司。治以通调气机，补肾通淋。针刺蠡沟、中封、三阴交、水泉、关元、病员针刺一次立即止痛，针治9次，排出一绿豆大的褐色结石，复查X线腹平片，结石影消失，尿常规正常，症状消失。

（2）肖某，男，43岁。患者因右侧腰部阵发性剧烈疼痛1周而来求治。经某医院诊为"右侧输尿管结石"、"肾积水"。服用利尿剂治疗未效，故来诊。患者腰痛、腰酸明显，纳可，二便调。舌苔白，脉沉弦滑。诊断为：中医：淋证。辨证为：气机不利，水道不畅，聚而成石。治以疏通气机，通利排石。针刺中封、蠡沟，先补后泻，每天治疗1次。3诊后，患者感腰痛、腰酸减轻。6诊后，感到阵发性疼痛性质有所改变。8诊后，排出1.0cm×1.0cm结石一块。又继续治疗数次，腰痛完全解除，痊愈告终。

（3）曹某，女，23岁。于2年前开始腰痛，无力。查尿中有数个红细胞/高倍视野，尿蛋白（+~++），因症状轻没注意。直至今年7月，在外地医院拍摄X线腹平片，诊为"双侧输尿管结石"。又作逆行膀胱造影，证实双侧输尿管呈钩状畸形，结石正在弯钩中，经住院治疗无效，建议手术治疗，病员未同意，出院后又服排石汤药近30付，曾采用2次"总攻疗法"未能排石。来我院住院治疗，查X线腹平片示：双侧输尿管走行区见阳性结石。尿常规：红细胞5~7个/高倍视野。两少腹有按压痛，双肾区有叩击痛，舌苔白边有齿痕，脉略滑数，尺弱。辨证为：肝木乘土，脾不健运，湿热郁结下焦所致。治以疏肝健脾，通结利水。针刺中封、蠡沟、水道、三阴交。针治两次后，左侧结石下降3cm，针治15次后，结石下降12cm，针治30次后，结石下降13cm，针治60次后，有一0.6cm×0.5cm结石通过畸形之输尿管下降至膀胱，排出体外，复查肾图，右侧正常X线腹平片证实，右侧输尿管结石影消失。左侧输尿管已长息肉，结石嵌在息肉内，故不得出。

（4）刘某，女，29岁。因腰部酸痛两个月前来求治，诊为双肾结石，患者腰部酸痛不能劳动，不能弯腰，口干，纳可，二便调，舌苔白，脉细滑。拍摄 X 线腹平片示，双肾盂部有数个结石，直径约 0.3 ~ 0.5cm 大小。诊断为：中医：淋证。辨证为：气机不利，水道不畅，聚而成石。治以疏通气机，通利排石。针刺中封、蠡沟，先补后泻，每天治疗 1 次。4 诊后，患者排出直径大约 0.4 ~ 0.5cm 大小不规则状结石 4 块。复查 X 线腹平片，结石影消失。

【按语】 在针灸科治疗的病人中泌尿系结石较为多见，结石属于石淋、砂淋的范围，针灸对于泌尿系结石引起的疼痛具有奇效，而且还具有排石的作用，所以虽然淋证已包含本病，但仍另设本篇。

曾用此法治疗 26 例输尿管结石，24 例为男性，2 例为女性；年龄最轻的 23 岁，最长者 60 岁；病程短的 1 ~ 15 天，长的 2 个月至 4 年；有血尿的 8 例；X 线腹平片示阳性结石者 18 例，未见者 8 例；查肾图梗阻者 11 例，正常者 5 例，未查 10 例，患者入院后即行针刺治疗，一次止痛者 16 人。疼痛明显减轻者，行 2 次针刺，止痛者 6 人。起针后仍有隐痛并影响活动和睡眠者，再行第 3 次治疗，止痛者 1 人，以上 3 次治疗均在一天内完成。其中在入院时疼痛不明显者 2 例，经连续治疗 8 次才止痛者 1 人，经过 1 ~ 60 次的针刺治疗将结石排出者有 21 例，绝大多数在 5 ~ 20 次排石。有一例是因输尿管内中段呈钩状畸形，病程两年，经他院服中、西药及"总攻"疗法均无效而来我院针刺治疗，经针治 60 次，使结石排出体外，排出结石大小不等，形状各异，小的如绿豆大，大的如小黄豆大。形状有的如泥沙样，有的如桑椹，有的带棱角，有的较光滑。颜色有灰白、黄白、乳白及棕褐色，质地有的较松散，有的很坚硬。其中一例经治疗 1 个月，结石才下降 1cm，3 例治疗后结石位置无变化而症状消失，其中 2 例结石较大。在 26 例患者的治疗中，均以中封、蠡沟为主穴，止痛效果肯定。有的患者在来诊前应用阿托品及度冷丁无效，疼痛难忍，抱腿咬牙大汗出，当针刺中封、蠡沟穴后，针下痛止，从此再无剧痛发作。

本病痛在腰部及少腹，牵引小腹，从经脉循行来看，肝经过阴器，抵小腹，任脉起于下极之俞，肾、脾、胃经行于腹部，因此常取这些经脉的穴位治疗。

主穴中封、蠡沟都是足厥阴肝经穴位，有疏肝利气，通结止痛利尿的作用。配穴天枢、水道是多气多血的足阳明胃经腧穴，天枢穴为手阳明大肠经之募穴，有疏调肠腹，理气消滞的作用；水道穴主治小腹胀痛，痛引阴中，有通利水道之功。关元穴是任脉的穴位，为小肠经的募穴，足三阴、任脉之交会穴，可补肾益气；三阴交穴为足太阴之腧穴，与足厥阴和足少阴经交会，可健脾补肾，调气利水；水泉穴为足少阴肾经的郄穴，有扶正祛邪，疏窍利水之功。诸穴配伍共同达到培补脾肾、通利水道、散结止痛之目的。在治疗过程当中，主穴必用，配穴可酌情选取，每次根据辨证选择一两个。有实验表明，针刺这些腧穴可以解除泌尿系平滑肌痉挛，使之扩张，从而缓解疼痛，排出结石。

治疗本病，应采用"龙虎交战"手法。先补阳数 9 次，后泻阴数 6 次，使之得气，感应强烈但不伤正气。此法针欲泻而先补，犹如欲跃而先退，作用优于平补平泻，临床常用于镇痛，效果明显，若在疼痛发作时行此法治疗，可立即止痛，运用于本病，还可以提高结石的排出率。

针灸排石有一定的选择范围，一般结石在 1cm 之内较易成功。若结石较大，位置较高，或并发严重感染者，则应考虑外科治疗，不可单纯依赖针灸，以免延误病情。治疗前均嘱患者大量饮水，治疗后用小筛网滤尿查石。

5. 淋证

淋即小便频数，艰涩不爽之意。西医的泌尿系统疾病，如肾盂肾炎、膀胱炎、肾结石、肾结核、膀胱癌、前列腺炎等均可出现淋证的表现。

【病因病机】肥甘厚味，壅滞中焦，湿热下注；饮食劳倦，损伤脾阳，精微下渗；真阴匮乏，相火内炽，或因脾肾阳虚，精粗不别，统摄失司。病位在膀胱和肾，且与肝脾有关。

【临床表现】小便频数，淋沥不断，点滴涩痛，欲出未尽，小腹拘急，或痛引腰腹。小便排出砂石为石淋；小便混浊如米泔水或滑腻如脂为膏淋；尿中带血为血淋；少腹胀痛明显为气淋；腹灼热刺痛为热淋；淋沥不已，遇劳则发为劳淋。

【治疗】

治法：清热利湿，补气益肾，通利膀胱。

取穴：关元、中极、水道、归来、阴陵泉、三阴交、中封、蠡沟。

刺法：毫针刺法，针入约1.5寸深，实证用泻法；虚证用补法。

【典型病例】

（1）王某，女，68岁。主诉：尿频、尿急、尿痛1年余。1年余前，不明原因出现尿频、尿急、尿痛，予中西医治疗，效不显，现仍尿频，尿急，尿痛，伴小腹部疼痛，纳可，眠差，大便调。望诊：舌淡红，苔薄白。切诊：脉滑。西医诊断：泌尿系感染。中医诊断：淋证。辨证：患者年老体虚，外感湿邪，湿邪郁久化热，湿热下注膀胱而发病。取穴：关元、中极、水道、归来、阴陵泉、三阴交、中封、蠡沟。刺法：泻法。治疗后症状明显减轻，治疗10余次后，症状基本消失。

（2）马某，男，76岁。尿频、排尿不畅20余年。在外院行B超检查，示前列腺肥大。症见小便次数多，夜间为甚，有时7~8次，且滴沥不尽，曾多次因尿潴留而予以导尿。望诊：舌淡红，苔薄白。切诊：脉沉细。西医诊断：前列腺增生；中医诊断：淋证。辨证：肾气不固，膀胱失约。治法：补肾益气，约束膀胱。取穴：关元、大赫、气冲、中封、蠡沟。刺法：补法。仅针刺3次后，小便次数明显减少，夜间仅2~3次，症状明显改善。

（3）王某，男，56岁，小便不利2年，加重半年。2年前因劳累和精神抑郁见小便不利，近半年来，再婚后症状加重。腹胀无法排尿，多处求医未好转，纳差，浮肿。望诊：舌质淡，苔薄白。切诊：脉细弦。辨证：肺脾气虚，膀胱气化不利。治则：补肾健脾，升清降浊。取穴：气海、关元、水道、大赫、阴陵泉。刺法：补法，治疗6次后痊愈。

【按语】针灸治疗本病，取穴以腹部腧穴为主，气海、中极、关元为任脉之穴，关元为小肠募穴，中极为膀胱募穴，具有疏利膀胱的作用；水道、归来为阳明经之穴，可疏导气机通利水道，促进排尿；配以阴陵泉、三阴交调和气血，运化水湿；中封、蠡沟为治疗前阴疾病的常用腧穴。大赫为肾经穴位，有壮阳益肾之功。操作时，关元、中极等腹部穴位的针感如能传至会阴部，则效果更佳。

6. 遗尿

遗尿是指在睡眠时不能自行控制而排尿者。5 岁以下儿童，如遗尿发生不太过频繁，可不予治疗。偶见疲劳或睡前饮水过多而尿床者，不作病态。

【病因病机】肾司封藏，主气化，膀胱有贮藏和排泄小便的功能，若肾气不足，开阖失利，下元不能固摄，致膀胱约束无权而发生遗尿；或因脾肺气虚，气不化水，脾失健运，以致水湿不行，渗入膀胱，水道无以制约而发生遗尿。

【临床表现】睡梦中遗尿，醒后方觉。轻者数月 1 次，重者每夜 1 次或数次，若迁延日久，可有精神不振，食欲减退，消瘦萎黄，或小便清长而频数，手足发凉等症。尿常规及尿培养无异常发现。X 线检查部分患儿可发现有阴性脊柱裂，或作泌尿道造影可见畸形。

【治疗】

治法：调补脾肾，健脾益肺，固摄下元。

取穴：主穴：三阴交、肾俞、关元、中极。

配穴：气海、足三里、膀胱俞、阳陵泉、太冲、百会。每次取三阴交和另一主穴，三阴交两侧交替使用，每次针一侧。余主穴轮流使用。每次再加配穴 1~2 个。

刺法：以毫针刺入穴位 0.5~1 寸深，每日 1 次，每次留针 30 分钟，用补法，可灸。

【典型病例】

（1）孟某，女，5 岁。遗尿 1 年余，白昼较重，夜间轻，小便频数。近两月来，淋沥不尽，不能自行控制，入睡后略好转，纳食尚可，大便正常。舌苔白，脉细。辨证为先天禀赋不足，肾气虚弱。治以温补肾阳。针刺气海、中极、三阴交。每日治疗 1 次，8 次以后患儿痊愈。

（2）张某，男，10岁。自幼尿床，每夜尿1~2次，因惧怕尿床，患儿于晚上不敢饮水，纳一般，二便调。身体瘦弱，面色萎黄，舌苔白，脉细，手足凉。辨证为脾肾不足，下元失于固摄。治以补益脾肾之阳气，固摄下元。针刺中极、关元、三阴交。隔日针刺1次，针治5次后，尿床明显减少；10次后已基本不尿床。

（3）赵某，女，17岁。遗尿10余年，每夜2~3次，昼感尿急，难于控制，久治不效。面黄不泽，舌胖嫩少苔，脉沉滑。辨证为气虚肾弱，膀胱失约。治以益气补肾。针刺气海、三阴交、丰隆。针治6次，诸证悉平，3个月后追访，病未复发。

【按语】三阴交补脾气以调理后天，并可通调肝、脾、肾三经经气；肾司二便，遗尿以肾虚为本，故取肾脏经气输注之肾俞穴以培补先天；关元、中极穴为任脉经穴，为强壮要穴，中极又为膀胱募穴，功专助阳，利膀胱，可以温肾固摄，治疗遗尿。气海、足三里培元固本；膀胱俞以利膀胱；阳陵泉、太冲调气舒肝；百会振奋阳气，升阳举陷。亦可在肾俞、关元加灸，以增强温补肾阳之力。诸穴共济温补脾肾，固摄下元之效。

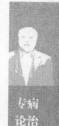

曾用此法治疗85例遗尿患者，男性54例，女性31例，最小者3岁半，最大者62岁。病程5年以下者27例，6~10年者50例，11年以上者8例。经治疗后，疗效显著者39例，其中29例治疗后，连续5~85天未发生遗尿，10例遗尿明显减少，10~15天才有1次遗尿。39例中治疗1个疗程者8例，治疗2个疗程者18例，治疗3个疗程以上者13例。症状减轻者41例，患者由每晚遗尿变成隔晚1次，或由每晚遗尿3~4次减为1次。无效者5例，其中3例治疗1个疗程，2例治疗2个疗程。总有效率94.1%。

7. 儿童多动综合征

儿童多动综合征指智力正常或基本正常，临床表现为与其智力水平不相称的活动过度，注意力涣散，情绪不稳定和任性、冲动，以及不同程度的学习困难，言语、记忆、运动控制等轻微失调的一种综合性疾病，又称小儿多动症及轻微脑功能障碍综合征。其致病因素很多，如遗传因素；轻微脑损伤；脑发育不成熟；工业污染；营养因素；家庭和环境因素；药物因素（鲁米那、苯妥英钠）。多见于学龄期儿童，男性多于女性。

【病因病机】先天禀赋不足，如由于孕母妊娠期有病毒感染或有影响胎儿的用药史，以及分娩时有宫内窒息史等各种因素，影响了胎儿的正常发育。饮食因素如饮食中营养成分不足，或营养成分搭配不当，或过食生冷损伤脾胃，造成气血亏虚，心神失养；过食肥甘厚味，产生湿热痰浊，阻滞气机，扰乱心神。外伤和其他因素如产伤以及其他外伤，可使儿童气血瘀滞，经脉不畅，心肝失养而神魂不安；或由于其他疾病之后，虽原发病痊愈，但已造成气血逆乱，使心神失养以致神不安藏而发病。

【临床表现】注意力涣散，上课时思想不能集中，坐立不安，喜欢小动作，活动过度；情绪不稳，冲动任性，动作笨拙，学习成绩低于同龄同学，但智力正常；翻手试验、指鼻试验、指－指试验阳性。

【治疗】

治法：宁神定志，调和阴阳。

取穴：百会、攒竹、心俞、譩譆、通里、照海、大椎、腰奇。

刺法：毫针刺，用平补平泻法，每日 1 次，每次留针 30 分钟，10 次为 1 疗程。小儿不便留针者，可毫针速刺。

【典型病例】患者刘某，男，14 岁，主因全身不自主多动 3 年就诊，患者全身扭动，频频咬牙，双手不自主拍双肩，严重影响日常生活及正常学习，迫不得已而休学。采用上述穴位，经治疗十几次后，症状明显减轻。

【按语】《素问·生气通天论》云："阴平阳秘，精神乃治。"儿童多动综合征的主要症状是神不宁、志无恒、情无常、性急躁，为神志异常的表现，其实质是阴阳失调。分为阴虚阳亢、虚阳浮动两类。首先是阴虚阳亢，《素问·阴阳应象大论》云："阴静阳躁。"小儿脏腑娇嫩，生机旺盛，有"纯阳"之称，由于迅速生长发育的需要，常感精、血、津液等物质的不足。同时小儿又有阳常有余，心常有余等生理特点，因此，若先天禀赋不足、后天调护失宜，或他病所伤，最易形成阴亏的病理变化。阴不足则阳有余，阴亏则不能制阳，阳失制约则出现兴奋不宁、多动不安、烦躁易怒等症状，这种阳动有余的表现，并非阳气独盛，而是因为阴精不足所致。其次是虚阳浮动，《素问·阴阳应象大论》云："阴在内，阳之守也；阳在外，阴之使也。"小儿稚阳未充，稚阴未长，阴阳均未充盛。若先天不足，久病久泻，药物攻伐太过，阳气损伤，阳虚不能根于阴则外浮而动。部分患儿，因虚阳外浮，神动不安而发病。

根据以上病机特点，本病的治法为宁神定志，调和阴阳。百会位于巅顶，可醒神聪脑；攒竹为足太阳膀胱经穴，有镇静安神之效，为安神要穴；心俞、谚语合用，功善养心定志；通里与照海合用交通心肾；大椎、腰奇通调督脉，平衡阴阳。

8. 小儿弱智

弱智，即智能低下或智力不足，即在儿童中与同龄儿相比智力发育明显落后，甚至无法接受教育，生活不能自理，同时伴有适应性行为缺陷的一组疾病，给家庭和社会造成一定的影响。

导致智力低下的病因很多，皆为神经系统或大脑发育不全，或发育障碍而成。据出现症状的早晚可分成原发性和继发性。原发性又可分为产前、临产及产后三个方面。继发性多为产后各种因素导致。诸多因素均可造成儿童智力低下，据其与正常儿童智力的比较，分成三度：轻度患儿的智龄可达到 7～14 岁水平，中度患儿智龄仅达 3～6 岁水平，重度则不足 3 岁。

除上述情况外，还有一部分神经系统疾病伴有或表现为智力落后，主要有癫痫、神经系统遗传性与进行性变性疾病。它们的特点是，在发病之前智力及行为运动可以是完全正常的，发病后较重的多伴有进行性的智力障碍和运动障碍。

本病属中医的五迟五软范畴，含有迟缓和痿软之义，均为小儿生长发育障碍的疾患。二者往往同时并见，故可合并为一论述。五迟为立迟、行迟、发迟、齿迟、语迟。即筋骨软弱不能行走为行迟，头发稀少细黄为发迟，身体站立不稳为立迟，语言迟慢为语迟，齿迟者少。五软是指头项软、口软、手软、脚软、肌肉软。即手软者，手无力，不能握举；足软者，下肢痿弱，不能步行，口软者，口齿痿弱，唇薄无力，不能咬嚼；肌肉软，皮宽松弛，不长肌肉。五迟、五软均以虚证为主，往往成为痼疾而难愈。

【病因病机】本病由先天禀赋不足，肝肾亏损，后天失养，气血虚弱所致。以心脾肝肾亏虚为主，精髓不充，精明之府失养。部分后天性患儿有因瘀血痰浊阻滞脑络，致神明失聪。病因以先天为主，父母双方自身遗传缺陷，精血虚损者，精薄血弱，孕胎禀赋不足，或胎儿期间母亲起居饮食、用药不慎，以致伤及胎元。后天因素有如上述西医内容。以上各种原因可导致患儿心脾气血不足，肝肾阴亏，上不能充髓而养脑，外不能滋养筋骨肌肉，以致精明之府失于聪慧，肢体痿软，智能低于正常同龄儿童。本病虚多实少，少数实证者常因产伤等损及脑府，使瘀阻脑内，或热病后浊邪停滞，窍道不通，心神脑窍失慧。

【临床表现】轻者表现为理解力差，运算能力差，吐字不清，精细动作困难，严重者智力低下，无言语或只言片语，无理解能力，不能够行走，或可行走，但步态不稳。生活不能自理，容易恐惧。

肝肾不足：筋骨痿软，发育迟缓为主症，坐、爬、站、行、生齿等均明显迟于正常同龄儿，甚至 4~5 岁尚不能行走。素日喜静，活动甚少，倦怠喜卧，面色不华，全身无力，舌淡苔白，脉细弱。

心血不足：语言障碍，发育迟缓为主。哭笑叫喊，说简单短词等均明显迟于正常儿，甚者只能无意识发音，不能用语言表达意识，伴有表情呆滞，肌肤苍白，唇色淡，舌淡少苔，脉缓弱。

气血两虚：精乏髓枯，四肢软弱，神情呆钝；四末不温，口开不合，张口流涎，舌伸唇外。食少伴面色暗晦，形瘦骨立等，舌淡苔薄白，脉沉迟。

痰浊蒙窍：反应迟钝，意识不清，失语失聪，动作不自主，肢体强硬，喉间时有痰鸣，兼有形体虚浮，舌红苔淡黄腻，脉细数滑。似脑炎后遗症。

瘀阻脑络：反应呆钝，神情麻木，时作惊呼，肌肉软弱，关节强硬，语言不利，或癫痫时作，舌下紫络显露，舌暗脉涩，颅脑外伤属于此型，病后瘀血停积定处，初病不显，久病入络，结为瘀块阻于脑络。

【治疗】

治法：填髓通督，健脑益智。

取穴：百会、四神聪、风府、哑门、大椎、心俞、谚语、通里、照海。

刺法：用毫针快速点刺，不留针。进针要稳准、轻浅、快，即持针要稳，刺穴要准，手法要轻，进针要浅且快。力求无痛，针不可提插捻转。每日针刺 1 次，或隔日 1 次，以 3 个月为 1 疗程。

【典型病例】

（1）郭某，女，5 岁。反应迟钝，不能言语半年。CT 检查为脑萎缩，诊断为脑瘫。全家跑遍各大医院，均告无治。半年来症状无任何好转。经贺老用上述方法治疗 3 个月后，症状明显改善。

（2）孙某，男，3 岁半。患者足月顺产，幼时并未发现其异常，但至今一直不能行走，仅能说很少话语，吐字不清，无理解力，胆怯怕人，对陌生环境恐惧不安。体质欠佳，易感冒。夜间哭闹、尿床，纳食少，体瘦。舌淡苔薄白，脉沉细。查脑 CT 正常。诊断为小儿弱智。贺老取上穴治疗 2 月余后，患者渐能行走，吐字较前清晰，爱说话，性格较前开朗，能识别父母以外的其他人，体质有所改善。

【按语】从穴位的组成可以看到贺老非常重视督脉的作用，他认为：督脉"并于脊里"、"入脑"，故取督脉之穴以通调督脉经气，充实髓海，健脑益智。本病治以"补"、"调"之法，即补先天以固本，调周身之阳气，通其混沌之清窍，使其脑神醒过来。下面逐一讲解穴位。

百会：出自《针灸甲乙经》，本穴在巅顶，为手足三阳、督脉之会，故头为诸阳之会。穴居最高之位，四周各穴罗布有序，如百脉仰望朝会。"百会，五脏六腑奇经之阳，百脉之所会，故名"（《会元针灸学》）。主治：癫痫狂症，角弓反张，健忘失眠，惊悸目眩，小儿夜啼等。

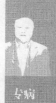

四神聪：出自《太平圣惠方》（早在《铜人针灸经》中就有此穴名的记载）。奇穴。主治：失眠健忘，癫痫狂乱，肢体不利，中风不语及头部各疾。

风府：出自《灵枢·本输》。督脉穴，为督脉、足太阳经、阳维脉交会穴。因本穴主治中风舌缓等风疾，故名风府。主治：颈项强痛，癫痫癔病，中风不语，肢体不利。

哑门：出自《素问·气穴论》。督脉穴，为督脉与阳维脉交会穴。"哑门者，为发音之门……故名。"主治：舌缓不语，颈项强直，脑性瘫痪等。

大椎：出自《素问·气府论》。督脉穴，为督与手足之阳经交会穴，穴在第1椎上凹陷处，因其椎骨最大，故名。主治：癫痫癔病，头痛项强，咳嗽热病等。

心俞：出自《灵枢·背俞》。足太阳膀胱经穴，为心之背俞穴，心形如未开莲花，附着于脊之第5椎，是经气所委输之处，又为治心病之要穴。主治：失眠健忘，癫痫盗汗及各种心部病。

譩譆：出自《素问·骨空论》。太阳膀胱经穴，《医经理解》："譩譆，在六椎下，令病者呼譩譆，其动应手，是穴也"。主治：肺部疾患。

通里：出自《灵枢·经脉》。手少阴心经络穴，《会元针灸学》："通里者，由手少阴心经脉会于此；支走其路，联络厥阴太阳，故名。"主治：舌强不语，失音失语，心悸心痛，心烦失眠，遗尿脏躁等症。

照海：出自《针灸甲乙经》。足少阴肾经穴，为八脉交会穴之一，通于阴跷脉。照即光照，海为百川所归。本穴位于然谷后，然谷属足少阴肾经穴之荥穴，在五行属火，犹龙雷之火有光照之象。阴跷脉发生于本穴，肾气归聚似海，故名。主治：失眠癫痫，便频不寐等。

本病属虚多实少，主因先天不足，后天失养，故补益先后天为其大法，辅以益智开窍醒神。本方多采用督脉之穴，总督一身之阳气，充实髓海，健脑益智。膀胱之脉，夹脊抵腰络肾，取心俞和谚谚二穴，开通心窍，镇静安神。足少阴肾经照海之穴，滋补肝肾，取通里，心经络穴调补心气心血，与照海相配，共奏补益心肾之功，使水火相济，心肾相交。四神聪为典型的健脑醒神之穴，其连于督脉，在太阳经与肝经之间，故善调一身之阴阳，针之可息风宁神定志。在临床中，当辨证以虚为主时，取百会、四神聪、哑门、心俞、谚谚、通里、照海为首。少数以实证为主者，则采用扶正与祛邪并举之法，即在虚证的基础上，加上风府、大椎、腰奇三穴。切不可手法过重，泻之过重。

患儿智力低下，不会与医者进行配合，且疼痛及刺激会使其更辗转翻腾。故用针刺轻浅不留针，即快针疗法。"刺小儿，浅刺而疾发针"，小儿脏腑娇嫩，形气未充，正是"稚阴稚阳"之体，故采用针法，以补为主，以轻浅为宜。另外，对于快针疗法有一种说法，认为快针为轻度刺激，轻刺激属于补法的一种。因进针速度非常快，患儿无疼痛感。本方多为头部及四末之穴，针之方便，坐之可取，易被患儿及家长接受，不伤病儿脏器。

53

专病
论治

在贺老诊治的儿科病证中小儿弱智占很大比例，经临床观察多例，有确切疗效。小儿为"纯阳"之体，生机蓬勃，活力充沛，反应敏捷，所以在生长发育过程中，从体格、智力以至脏腑功能，均不断向完善、成熟方面发展。相对而言，年龄越小，生长发育速度也越快，这就提示我们：小儿弱智之病，要早发现，早治疗。在治疗中，因其病为痼疾，所以要有耐心，帮助家长树立信心。治疗时间以 3 个月到半年为佳。

本病患病率较高，病因复杂，临床表现多样，治疗较为棘手。所以积极预防显得格外重要，积极开展医学遗传的咨询工作，加强婚姻指导和计划生育，预防孕妇及婴幼儿的各种传染病，以避免小儿弱智的产生。

9. 疝气

凡体腔内容物向外突出，睾丸或阴囊肿胀疼痛，中医学统称为疝气。本文所述疝气以小腹痛引睾丸，或睾丸阴囊肿大胀痛为主症。

【病因病机】 坐卧湿地、涉水或遭受雨湿风冷；或情志抑郁，气滞寒凝而为寒疝。素体虚弱，或劳累过度，强力负重，以致气虚下陷而为狐疝。

【辨证分型】寒疝：小腹、阴囊冷痛，睾丸坚硬拘急，舌苔薄白，脉沉细。

狐疝：阴囊肿胀坠痛，小腹结滞不舒，立则阴囊下坠，久则阴囊偏大，舌淡苔薄，脉弦。

【治疗】

治法：暖肝益气，温通经脉。

取穴：大敦、中封、蠡沟、三阴交、阴陵泉、照海、气海、关元。

刺法：毫针刺法，泻法。

【典型病例】卓某，男，42岁，睾丸疼痛4年，因于劳累后受寒引起。睾丸疼痛下坠，痛及少腹，阴囊冰冷。脉弦迟，苔薄白。诊断为疝气。辨证为肾虚久劳，外邪客于厥阴之脉，寒阻脉中而致寒疝。针刺大敦、中封、蠡沟、三阴交、阴陵泉、照海、气海、关元。共针12次，取得满意效果。

【按语】足厥阴肝经"循股阴，入毛中，抵小腹"，故肝经可以治疗前阴病等泌尿生殖系统疾患，故取大敦、中封、蠡沟为主穴。大敦为肝经的井（木）穴，可疏理下焦，开窍泻肝，自古即是治疗疝气的常用穴位，《备急千金要方》云："治小儿阴肿方，灸大敦七壮。"《医学纲目》曰："卒疝少腹痛，取大敦三分，陷六呼，灸七壮。"《针灸聚英》言："大敦、照海，患寒疝而善蠲。"取三阴经穴和任脉穴位以调理气机，补肾益气。寒象明显，可在腹部配合灸法。

10. 不孕症

凡育龄妇女，婚后同居3年以上，配偶生殖功能正常，有正常性生活而不受孕者，为原发性不孕；或曾怀孕又连续两年以上未再怀孕者，为继发性不孕。应接受妇科检查，确定或排除生殖系统炎症、肿瘤、子宫内膜异位症、阻塞性不孕，以及先天性生殖发育异常。

【病因病机】先天不足，肾气虚弱；精血亏虚，冲任失养；外感寒邪，邪气客于胞中；或内伤七情，饮食失节，以致气滞血瘀，痰湿内生，痰瘀交结，闭阻胞宫等，均可导致不孕。原发性不孕多与肾虚肝郁有关，继发性不孕多与血瘀有关。

【临床表现】不孕，月经失调，经期后错，量少色淡，或质稀色黯，或涩滞不畅，夹有血块。伴有性欲淡漠，畏寒喜暖，腰酸腿软，头晕耳鸣，心悸失眠，或经前乳房胀痛，烦躁易怒，或形体肥胖，白带量多等症。

【治疗】

治法：温补脾肾，疏肝理气，化痰活血，调补冲任。

取穴：关元、中极、水道、归来、大赫、三阴交。

刺法：毫针刺，补法。

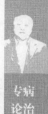

【典型病例】陈某，女，36岁。婚后不孕3年。患者自15岁月经来潮后，月经量偏少，色暗，尚规律。纳可，眠安，二便调。行妇科检查未见明显异常。望诊：舌淡红，苔薄白。切诊：脉沉细尺弱。辨证：肾气不足，经脉不畅。治法：补益肾气，通调经脉。取穴、刺法同上，每周治疗3次。共治疗20次。后返回告知医生已怀孕。

【按语】任主胞胎，肝脾肾调理气机，滋养阴血，因此治疗本病多取任脉和足三阴经穴位为主，可配合多气多血之足阳明经穴位。在排卵期行针刺治疗，还可以促进排卵。

11. 口吃

俗称结巴。目前认为与心理障碍有关。虽说本病并非身体痛苦的疾患，但严重者也可给患者带来终身的苦恼。

【病因病机】心开窍于舌，心主神明，神明阻碍失畅，舌体运转失灵而导致本病。

【临床表现】口吃就是说话不流利，其间有重复、停顿，被关注时口吃明显。可伴有性格胆怯、沉默寡言。

【治疗】

治法：开窍通格。

取穴：通里、列缺、哑门、局部。

刺法： 毫针点刺。

【典型病例】

（1）谭某，男，5 岁。初诊日期：2002 年 10 月 12 日。主诉：口吃两年余。自两年前上幼儿园时出现口吃，不能说出整句话，现正进行语言训练治疗，经治 4 月余，未见效果，抱着试试看的心态，而来求治于中医针灸，余未诉不适。纳可，眠安，二便调。诊断：口吃。辨证：心神稚嫩障碍，舌窍闭塞失灵。治则：开窍通络。取穴：通里、列缺、哑门、局部。刺法：毫针点刺。治疗 1 次后即明显好转，家属大为诧异，继续治 2 次痊愈。

（2）陈某，女，9 岁。初诊日期：2002 年 10 月 19 日。主诉：口吃 3 年余。自 3 年前上小学时出现口吃，不能说出整句话，现正进行语言训练治疗，经治 8 月余，未见效果，在前述病人的介绍下，而来求治，余未诉不适。诊断：口吃。辨证：心神稚嫩障碍，舌窍闭塞失灵。治法：开窍通络。取穴：通里、列缺、哑门、局部。刺法：毫针点刺。

治疗 1 次后即明显好转，继续治疗 4 次痊愈。

【按语】 西医一般认为本病是心理障碍或中枢神经网络不通畅所致，而中医教材未谈及此病。治疗口吃与治疗语言不利的取穴有大致相通之处，通里为心经之络，可祛邪开窍；列缺为肺经之络，可祛邪调畅呼吸；哑门为治疗语言障碍之要穴。诸穴合用，共奏开窍通络之功。从以上两例情况来看，看似轻巧，其效若神，真知灼见须几番磨炼。

12. 练功出偏

由于练功者自身的禀赋不够，且缺乏名师指导，而出现了因练功出偏，甚至走火入魔的现象。前些年出现了全国性的武术气功热，导致近几年因练功出偏而来求治的病人有渐多之趋势。

【病因病机】 练功出偏主要包括练武术和练气功导致出偏两种情况，主要病机是气机逆。

【临床表现】 临床见症较多，主要是以气窜、气胀感为主，多有头晕、胸闷、疼痛、失眠、惊悸等症，甚至有莫可名状、精神空虚、欲神似仙等走火入魔症状。

【治疗】

治法：醒神开窍，调理气机。

取穴：人中、委中、内关。

刺法：毫针刺。

【典型病例】陈某，男，22岁。初诊日期：2002年12月29日。主诉：自觉气窜半月余。患者半月前在练八卦掌后因劳累过度而出现气窜横行感，自觉气从臂部向上向手乱窜，难受，以致夜不能寐，纳食不下。经多方求治未见疗效，现患者仍自觉气乱窜，夜不能寐，纳差。望闻切诊：神疲，精神较弱，舌红苔黄厚腻，脉细弦。中医诊断：练功出偏。西医诊断：神经症。辨证：气机不畅。治法：理气纠偏。取穴、刺法同上。1次治疗即痊愈。

57

专病
论治

【按语】本病的治疗，应以调理气机、安神定志为主，主要从以下几个方面考虑：①以中焦脾胃为主，中焦为气机升降之枢纽；②通调任督小周天；③肝之疏泄升发；④肺主气，主肃降；⑤肾主纳气，固藏精气；⑥心主神，主血脉，为五脏六腑之大主，若神明已乱，当调养心神为主。临床实际当中，视具体情况而酌情应用。

临床上练气功出偏者较多，而练武术出偏者较少，但本例就属练武出偏。治疗以人中开窍醒神通调任督小周天；因八卦掌以腰为枢纽，故取委中以调理腰肾；再根据气窜感，取内关调理气机。诸穴合用，而能取得满意疗效。

13. 耳聋、耳鸣

耳聋、耳鸣是指听觉异常的两种症状，可由多种疾病引起。耳聋以听力减退或听力丧失为主症，耳鸣为自觉耳内鸣叫，如闻潮声，或细或暴，妨碍听觉。

【病因病机】本病的发生与多种原因引起的耳窍闭塞有关。病因外有风热上受，客邪蒙窍；内有痰火，肝热，蒸动浊气上壅；或因久病肝肾亏虚，脏气不足，或脾胃气弱，清阳不升，不能上奉清窍，病因颇为复杂。慢性耳聋、耳鸣多与肾精不足有关。

【临床表现】凡风热所致者，暴然耳鸣或耳聋，兼有表证；肝火者耳窍轰鸣，攻逆阵作，怒则加甚；痰浊者耳鸣眩晕，时轻时重，烦闷不舒；肾虚者耳鸣声细，如蝉声持续，腰酸面悴气虚者耳鸣时作，将息稍轻，劳则加重。阴虚者午后加重。

【治疗】

治法：通利少阳，益肾平肝，醒神开窍。

取穴：听宫，翳风，中渚。

刺法：毫针刺，实证用泻法；虚证用补法。

【典型病例】 王某，男，46岁，耳聋、耳鸣两周。两周前无明显诱因，突然出现右耳耳鸣、听力下降，耳鸣声时高时低，伴有头晕沉，口干苦，纳可，小便调，大便两日一行。望诊：舌淡尖红，苔薄白。切诊：脉弦滑。辨证：少阳阻滞，经脉不畅。治法：清利少阳，通调经脉。取穴：听宫、翳风、中渚、合谷、太冲。刺法：毫针刺，泻法。每次留针20分钟，每周1次。治疗3次后耳鸣减轻，听力略有好转；10次后，诸症减轻；共治疗20次，右耳听力基本恢复正常，诸症消失。

【按语】 耳聋、耳鸣与肝、肾关系最为密切。从经络辨证分析，本病多与手足少阳有关。如三焦手少阳之脉"上项，系耳后，直出耳上角……从耳后入耳中，出走耳前"；胆足少阳之脉"上抵头角，下耳后，从耳后，入耳中，出走耳前"。

临床上耳鸣耳聋患者较多，大致可分为实证、虚证两类，前者多由肝胆之火上逆，少阳经气闭阻，或感受外邪，壅遏清窍所致；后者因肾虚气弱，精气不能上达于耳所致。治疗法则分别为清泻肝火和补益肾精，主穴为听宫、翳风、中渚，实证可配合谷、太冲，虚证可配太溪、筑宾。3个主穴均为阳经穴，可疏通耳部气血，止鸣复聪，配四关穴清泻火热，开窍启闭；配肾经原穴太溪和筑宾善于滋阴补肾，肾精充足则耳窍得养。

14. 颞颌关节紊乱

本病是常见病、多发病。青壮年好发，多为单侧发病，亦可累及双侧。

【病因病机】 本病的发生常与错颌、缺牙、过度磨损、习惯单侧

贺普仁

咀嚼、关节负重、创伤、寒冷刺激等因素有关。中医认为风寒外袭等原因而致经络不畅，关节失利。

【临床表现】颞颌关节咀嚼时疼痛，活动受限，关节弹响。放射科拍片检查颞下颌关节无异常。

【治疗】

治法：温经活络，通利关节。

取穴：下关、颊车、耳门、合谷。

刺法：毫针刺，平补平泻法。

【典型病例】于某，女，31 岁。右侧面部疼痛 3 天，张口时颞颌关节疼痛，咀嚼困难，张口时有弹响声。查：颞颌关节紧，压痛明显，无红肿。望诊：舌淡红，苔薄白。切诊：脉弦。辨证：风寒阻络，关节失利。治则：散风通络。取穴：患侧下关、颊车、耳门、合谷。刺法同上。针刺 1 次后，疼痛明显减轻，咀嚼略有困难，3 次治愈。

专病
论治

【按语】从经脉循行分析，本病与足阳明胃经、足少阳胆经、手太阳小肠经、手少阳三焦经有关。一般应用局部穴和远端穴结合的取穴方法，如采用温针灸，则效果更佳。

15. 视神经萎缩

视神经萎缩是由视神经炎或其他原因引起的视神经退行性病变。古称"青盲"。

【病因病机】肝肾阴亏，精血耗损；精气不能上荣；或脾失健运，气血两亏，清气上升无力，目失涵养；或心营亏损，神气虚耗，以致神光耗散，视力下降。

【临床表现】视力缓慢下降，视物昏渺，蒙昧不清，呈现赤黄或青绿之色，日久失治而致不辨人物，不分明暗发为本病。可伴有头晕耳鸣，眼中干涩，心悸失眠、舌淡、脉细。

【治疗】

治法：补益肝肾，通经明目。

取穴：百会、睛明、球后、肝俞、肾俞、光明、臂臑、水泉。

刺法：百会平刺 0.5 ~ 0.8 寸；睛明沿眼眶缓慢刺入 1 ~ 1.5 寸，

不施手法，余穴施以补法。球后沿眶上壁刺入 1 寸左右；肝俞斜刺 0.5~0.8 寸；肾俞直刺 0.5~1 寸；光明直刺 1~1.5 寸；臂臑直刺 1.5 寸左右；水泉直刺 0.3~0.5 寸。

【典型病例】严某，男，7 岁。双目视力下降 2 年。家长代述：患儿自幼身体较虚弱，2 年前开始无明显诱因出现视物不清。外院眼科诊断为"视神经萎缩"，检查视力不足 0.1。治疗后未见明显效果。纳食不佳，夜寐欠安，二便尚调。望诊：舌淡，苔薄白。切诊：脉沉细略数。辨证：肝肾不足，气血两亏，目失所养。治则：补益肝肾，荣养气血，开窍明目。取穴：百会、睛明、球后、肝俞、肾俞、中脘、光明、臂臑、水泉。刺法同上，背俞穴点刺，不留针。除睛明不施手法外，余穴用补法。

【按语】百会为"百神之会"，虚损性神经疾患常用；近取睛明及经外奇穴球后以通络养目；肝俞、肾俞滋养肝肾，为治本之法；光明为络穴，有引邪外出之功，可明目，故名"光明"；水泉为肾经郄穴，益阴滋水，除翳明目；臂臑为经验选穴，可清热明目。病例中加取中脘，以补益气血。

视神经萎缩，是眼病晚期表现之一，针刺治疗有较好效果。其他眼病可参考本病治疗。

16. 牙痛

牙痛是口腔疾患中常见的症状，如龋齿、牙周炎等各种牙痛。本症疼痛颇剧，常影响患者的饮食和睡眠，耽误工作，针灸治疗牙痛常起到立竿见影的效果。

【病因病机】本病的发生多由体内蕴热，过食辛辣厚味，复感风邪，侵袭阳明经络，郁而化火，火邪循经上炎，发为阳明风火牙痛，此为实证；亦有素体肾阴不足之人，虚火上炎引发牙痛者，此属虚证。

【临床表现】牙痛甚烈，兼有口臭，舌苔黄，口渴，便秘，脉洪等症，乃阳明火邪为患；如牙痛甚而龈肿，兼形寒身热，脉浮数等症者，为风火牙痛；如隐隐作痛，时作时息，口不臭，脉细或牙齿松动者，属肾虚牙痛。

【治疗】

治法：散风泻火，填精益肾。

取穴：合谷、下关、颊车。

刺法：毫针刺，实证用补法，虚证用泻法。

【典型病例】李某，男，65岁。牙痛1天，昨日开始左上侧牙痛，疼痛隐隐，时作时息。患者恐惧拔牙而不愿到口腔科就诊，而要求针灸止痛。望诊：舌红，少苔。切诊：脉弦细。辨证：肾阴不足，虚火上炎。治则：滋阴补肾，通络止痛。取穴：患侧颊车、双侧合谷、太溪。刺法：太溪用补法，余穴用泻法，留针30分钟。针刺后，疼痛有所减轻。共治疗2次，牙痛消失。

【按语】手阳明经入下齿中，足阳明经入上齿中，故取阳明经的合谷、下关、颊车作为主穴。风火牙痛配外关、风池；实火牙痛配内庭、劳宫；虚火牙痛配太溪、行间。龋齿引发的牙痛，针刺只能起到暂时性止痛效果，对炎症性的牙痛，针灸能起到一定的消炎作用。

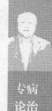

二、温通法

温通法是以火针和艾灸施于穴位或一定部位，接火力和温热刺激，温阳祛寒，疏通气血，以治愈疾病的一种治疗方法。温通法包括火针和艾灸两种方法，病势急者多用火针，病势缓者多用艾灸。

贺老从60年代起，就开始了对火针疗法的研究和探讨，翻阅大量古书，在总结和继承前人经验的基础上，又有创新，对它的适应证（症）及治病机理方面，作了一些尝试和探讨，治愈了大量的病例，通过多年的临床实践，证明其应用范围广泛，疗效可靠，因此值得普及和推广。本法是指用火针和艾条治疗的方法。火针疗法虽自古有之，但现今医生已很少使用，贺老重视火针，并将其提升到与毫针同等高度。火针既是针具的名称，又是一种针法的名称。早在《灵枢·官针》中就有"焠刺者，刺燔针则取痹也"，"焠"乃火灼之意，"燔针"即火针，是言用烧红的针以治痹证的方法。《伤寒论》、《千金翼方》、《针灸大成》等医籍中均有关于火针的论述，本法具有温经散寒，通经活络的作用，因此临床上大多用于虚寒等病证。灸法是针灸疗法中的一项重要内容，治疗针刺效果较差的某些病证，正如《灵枢·官能》所说："针所不为，灸之所宜。"或结合针法，针灸并用以提高疗效。灸法的作用较为广泛，其中最基本的是温散寒邪，《素问·调经论》云："血气者，喜温而恶寒，寒则泣而不流，温则消而去之。"因此灸法多用于治疗寒邪为患、偏于阳虚诸证。

（一）历史沿革

1. 火针疗法

火针疗法自《内经》中首次用文字记载至今，已有数千年的历史。在这漫长的历史过程中，经过历代医家的研究和临床实践，使它从简陋的工具、原始的操作方法和狭窄的临床适用范围，逐步改进，不断发展和完善，拓宽了应用范围，提出了临床禁忌，使之成为针灸疗法中一支独特的医疗体系。

《黄帝内经》成书于战国时期，其中首次提到"燔针"，"焠刺"。《灵枢·官针》中云："九曰焠刺，焠刺者刺燔针则取痹也。"可见，"焠刺"既是将烧热、烧红的燔针快速刺入皮内的一种刺法，因此，可由此得出"燔针"和"焠刺"即为"火针"和"火针疗法"。

《黄帝内经》中对火针除了名称以外，对针具、主治作用及禁忌也作了论述。如《灵枢·九针十二原》中云："九曰大针，长四寸……大针者，尖如梃，针锋微圆……"此处所谓的大针，即为火针疗法的专用针。因火针疗法的针具要能耐高温，能速刺，所以要求针体粗大，针尖微圆，如相反则在操作时针具很容易弯曲、折断，不能达到治疗疾病的目的。

《内经》中提到火针疗法的适应证有4种：痹证、寒证、经筋证、骨病。此外也提到火针疗法的禁忌证。如《灵枢·官针》云："热则筋纵不收，无用燔针。"可见在当时热证是火针疗法的禁忌证。从以上论述可以认为火针疗法创立于《黄帝内经》。

火针疗法到汉代应用已相当普遍。如在张仲景的《伤寒论》中多次提到。他肯定了火针疗法的治疗作用，认为火针可以助阳发汗以散除外邪，用以治疗伤寒表证。但也提出了许多应用不当而出现的后果，强调了应用火针必须严格掌握适应证，以及出针后及时处理针孔，以防不测。

《伤寒论》中称火针为"烧针"和"温针"，如曰："荣气微者，加烧针则血流不行，更发热而烦躁也"；"太阳伤寒者，加温针必惊也"。又有："阳明病，脉浮而紧，咽燥口苦，腹满而喘，发热汗出，不恶寒，反恶热，身重，若发汗则躁，心愦愦，反谵语，若加温针必怵惕，烦躁不得眠。"上条说明实热证不宜用火针，以及误用的危害。除此以外，《伤寒论》中还提出针后的处理问题。如"烧针令其汗，针处被寒，核起而赤者，必发奔豚。"以此提醒医家注意火针治疗的针孔护理问题。

晋代皇甫谧撰写的《针灸甲乙经》继承了《黄帝内经》的观点，肯定了"焠刺"是针灸的刺法之一，同时也强调了其适应证为痹证和寒证。

唐代孙思邈的《备急千金要方》中首先将火针疗法的适用范围从寒证、痹证，扩展到治疗外科的疮疡疖肿，并提出了火针疗法的禁忌穴位。如曰："外疖痈肿，针唯令极热"，"巨阙、太仓，上下管等及诸弱小者，勿用火针"。

宋以后，火针疗法有了很大发展。在临床针灸家王执中写的《针灸资生经》中最早将火针疗法用于治疗内脏疾病，书中列举了许多有效病例，涉及消化系统、呼吸系统和腰痛等疾病。当时火针的适用证已大大扩展了。

火针疗法发展的鼎盛时期为明代。当时的代表著作《针灸大成》、《针灸聚英》、《名医类案》等书中均提到了火针，其中《针灸聚英》中对火针疗法论述最为全面，包括了以前许多针灸家未涉及的内容，从针具、加热、刺法到功效应用和禁忌等都作了全面精细的论述。

高武在《针灸聚英》中指出为了使患者在治疗时痛苦小，火针的制作应用韧性大的熟铁，且针不宜太粗，而且在加热时要烧至通红。如曰："焠针者，以麻油满盛，灯草令多如大指许，取其灯火烧针，频以麻油蘸其针，烧至通红，用方有功，若不红，反损于人，不能去病。烧时令针头低下，恐油热伤手。先令他人烧针，医者临时用之，以免至手热，才觉针红，医即采针，先以针安穴上，自然干，针之亦佳。"

高氏认为为了达到最佳的治疗效果，要求医者进针须准确，深浅须适度。他指出："以墨记之，使针时无差，穴点差则无功……先以左手按定其穴，然后针之。"还认为火针"切忌过深，深则反伤经络。不可太浅，浅则治病无功，但消息取中也。凡大醉之后，不可行针，不适深浅，有害无利。"在书中还提到针后对针孔的保护问题。如曰："凡行火针，一针之后，疾速便去，不可久留，寻即以左手按针孔上，则疼止，不按则痛甚。"

除此以外，高氏在《针灸聚英》中对火针的功效和适应证也作了深入论述，使火针疗法在理论和实践上都有了一定的突破，奠定了火针治病的理论体系。书中指出火针的功效有两方面，一为引气之功，二为发散之功。

在治疗禁忌方面，高氏认为除禁忌热性病以外，在某些部位也应禁用，如曰："人身之处皆可行针，面上忌之。凡夏季，大经血盛，皆下流两脚，切忌妄行火针于两脚内，及是则溃脓痛难退。其如脚气，多发于夏，血气湿气，皆聚两脚，或误行火针，则反加肿疼，不能行履也。"由此可见，高武对火针疗法的论述是较全面的，也说明了火针疗法进入了较成熟的阶段。

成书于明朝的《名医类案》，集录了数则火针治疗的病例。

到清代"火针疗法"的应用范围更加广泛，吴仪洛在《本草从新》中将火针用于治疗眼科疾病，消除了常人认为火针有危险的偏见。陈实功在《外科正宗》中提出用火针治疗瘰疬、痰核。吴谦则认为火针能治疗邪气壅于肌肤、关节的一类疾病，如曰："火针者，即古之燔针也。凡周身淫邪，或风或水，溢于机体，留而不能过关节，壅滞为病者，以此刺之。"由此可见，在清代火针疗法的适应范围已得到扩大和发展。

虽然火针疗法的适应证广泛，疗效可靠但也曾受到轻视和排挤，

贺普仁

濒于消亡。因得到患者的肯定才被流传至今，但在临床应用方面，能真正掌握此针刺技术的人太少，所以为使火针疗法这一具有独特疗效的传统针法流传下去，以便继续造福人类，贺老将其多年火针疗法的临床经验总结出来，供大家参考。

中国中医科学院中国医史文献研究所和江苏苏州医疗用品厂，根据《内经》中记载，参考历代古籍及1968年满城汉墓出土的医针实物，对"火针"进行了复原仿制，对其使用方法、临床用途作了考证。

2. 艾灸疗法

灸法是人们懂得利用火以后逐渐发展起来的。《说文》中说："灸，灼也，从火，欠声。"灸法最早的文字记载见《左传》，其中曰："疾不可为也，病在肓之上，膏之下，攻之不可，达之不及，药不治焉。"这里的"攻"为灸法。在医学专著中首次记载见于《黄帝内经》，《素问·异法方宜论》中说："脏寒生满病，其治宜灸爇，故灸爇者亦从北方来。"王冰注："火艾烧灼，谓之灸爇。"《灵枢·官能》中曰："针所不为，灸之所宜。"《素问·血气形志》中载："病生于脉，治之以灸刺。"

以后历代医家在其著述中均提到灸法。东晋医家葛洪在他的《肘后备急方》中记载："余尝小腹下患大肿，灸即差。每用之则可大效也。"书中还首次记载了隔蒜灸和隔盐灸的治疗方法。

隋唐时期著名医家孙思邈认为灸法与针刺和火针应配合使用。他说："其有须针者，即针刺以补泻之。不宜针者，直尔灸之；然灸之大法，但其孔穴与针无异，即下白针，若温针讫，乃灸之，此为良医。"《千金翼方》中载："大便下血，灸第二十椎随年壮。"在唐代出现"灸师"的专业技术职称。唐代韩愈《昌黎先生集》中有："灸师施艾炷，酷若猎火围。"由此可见灸法在当时应用已很普遍。

《扁鹊心书》为宋·窦材著，书中主要介绍灸法，在施治原则上提出："当明经络"，"须识扶阳"，同时也记述了不同病证的治疗方法。他认为："医之治病用灸，如做饭用薪。"强调了灸法在治疗疾病中的重要性。

《备急灸法》为灸法的专门著作，亦成书于宋朝，书中载述了痈疽、疔疮、腹痛吐泻等20多种病证的灸治法。可见当时灸法的适应证已很普遍。

宋代针灸家王执中著的《针灸资生经》为临床实用性极强的针灸文献，书中着重介绍灸法，并主张以方药辅助治疗。

张从正为金元时代著名的医学四大家之一。他认为热病不可灸，如曰："燔灸千百壮者，全无一效，使病者反受其殃，岂不痛哉？"又说："大忌暑月于手腕足踝上者灸，以其手足者，诸阳之表，起于五指之外。"由此可见张氏强调在运用灸法时应分清病性和部位，区分季节，以防范虚虚实实之戒。罗天益为元代医学家，著有《卫生宝鉴》，其中《名方类集》和《针法门》，着重论述了针灸法。

古代医家在治疗疾病的实践中，认识到单用针法或灸法虽可取得一定疗效，但针灸药并用效果更佳。如明代针灸家高武、吴崑、杨继洲等均主张针灸与中药因病而施。如高武在《针灸聚英》中指出："针灸药因病而施者，医之良也。"《针方六集》中吴崑也说："不针不神，不灸不良，良有一也。"在《针灸大成》中杨继洲对针灸药的具体运用作了分析说明。如曰："然而疾在肠胃非药饵不能以济，在血脉非针刺不能以及，在腠理非熨熨不能以达。是针灸药者，医家之不可缺一者也。"

随着朝代的推移，灸法也不断发展。清代吴亦鼎编著的《神灸经论》为一本较为全面的灸法专书，书中阐述了"灸疮候发"等一些灸法的理论，对临床有很大的指导意义。清代医学家魏之琇著的《续名医类案》中记载了灸法可以治热病的病例。清代李学川著的《针灸逢源》、廖润鸿的《针灸集成》以及吴谦著的《医宗金鉴·刺灸心法》等书中也都很注重灸法。他们对灸法的论述，对后世都很有指导意义。

（二）治病机理

温通法就是利用温热作用，刺激穴位和部位，增加人体阳气，激发经气，调节脏腑功能，使经络通、气血行，因此称为"温通法"。

火针疗法是利用一种特殊质料制成的粗细针，将针在火上烧红后，迅速刺入人体的一定穴位和部位的治疗方法，古代又称之为燔针、焠刺、白针、烧针和武针。火针疗法具有针和灸的双重作用，既有针的刺激又有温热刺激。

艾灸疗法是利用菊科植物艾叶作原料，制成艾绒，在一定的穴位上，用各种不同的方法燃烧，直接或间接地施以适当的温热刺激，通过经络的传导作用而达到治病保健目的的一种方法。《神灸经论》上曾记载："夫灸取于火，以火性热而至速，体柔而用刚，能消阴翳，走而不守，善入脏腑。取艾之辛香作烛，能通十二经，入三阴，理气血，以治百病，效如反掌。"针和灸都是在经络穴位上施行的，有共同之处，两者可结合使用，也可单独使用。因各具特色，故不能互相取代。火针疗法则兼具有两者的优点，一种针术具有两种作用。其适应范围比单纯用针或艾灸广泛。

贺老经过数十年的临床实践，体会到尽管致病因素有七情、六淫以及饮食劳倦、跌打损伤等不同，但疾病发生的机制是相同的。即由于气血不通。中医认为，人身之气血喜温而恶寒，寒则凝聚不通，温则流畅通达。天地杀厉之气，寒邪最甚，由表入里，侵袭肌肤、经络，阳气先损，阳气受损则造成人体的生理功能失调，气血运行不利，从而出现各种病证。使用温通法，即火针和艾灸施术于患者的一定穴位或部位，通过温热作用，振奋人体的阳热之气，使阴寒之气可驱除，寒去凝散，血脉经络畅达，气血调和，诸疾自愈。虽然温法是针对寒证的，但它的应用并不限于温里的一方面。在《伤寒论》中提到用火针还可以发汗。明代医家龚居中认为："火有拔山之力，火不虚人以壮人为法"。"凡虚实寒热，轻重远近，无往不宜。盖寒病得火而散者，犹烈日消冰，有寒随温解之义也。热病得火而解者，犹暑极反凉，犹火郁发之之义也。虚病得火而壮者，犹火迫水而气升，有温补热益之义也。实证得火而解者，犹火能消物，有实则泻之之义也。痰病得火而解者，以热则气行津液流通故也……若年深痼疾，非药力所能除，必借火力以攻拔之。"所以说温通法是借助火力，达到无邪则温补，有邪则胜寒的目的。

近年来经过临床实验证明，火针治疗对甲皱微循环有一定的影响，如可使血色变红，血流速度加快，血流态势好转。另外，通过对针刺局部的红外热像图观察，火针治疗后病变部位的温度明显提高。由此也可以证明火针可以改善气血运行，具有行气活血，温通经络的作用。日本针灸学家也证明灸可以增加红白细胞，促进血行，使血行旺盛，并提高组织充血，增强局部营养。

（三）特点和作用

温通法的特点就是温通，它包括两种治疗方法，即火针疗法和艾灸。这两种方法有共同的特点，即都与火有关，都是在发现了火以后而出现的。火针疗法是将针在火上烧红后迅速刺入人体一定穴位或部位的治疗方法。而艾灸则是用火将艾绒点燃，在一定穴位上，通过不同方法的燃烧来治病。它们的治疗作用都是利用温热刺激，温阳祛寒，疏通气血，是通过经络和腧穴的作用来完成的。以上是它们的相同点，不同点也有很多方面。

火针疗法的要点为两个字，即"红"、"快"，"快"就是指进针和出针时迅速而敏捷，给患者造成的痛苦少；而艾灸相对操作时间长，疼痛持久，不易耐受。正如高武在《针灸聚英》上说的："较之火针与灸，灸则直守艾灼烧过，痛则久也。火针虽则视之畏人，其针下快疾，一针便去，疼不久也。以此则知灸壮候数满足，疼之久也。火针只一针，不再则过也。"

从功效上看，火针疗法可以外发其邪，而艾灸疗法则会导致闭门留寇。在操作上，火针疗法简便快捷，而艾灸则繁琐复杂。在作用方面火针兼具了针和灸的双重作用，所以其适用范围也较艾灸广泛得多。清代针灸家廖润鸿认为火针具有艾灸相似的疗效，并认为火针比艾条易于接受，可以成为艾条的代用法。如在他的《针灸集成》中所说："性畏艾条者，当用火针。"从以上方面比较，火针疗法均优于艾灸，但这不是绝对的，对于某些疾病"药之不及，针之不到，必须灸之"。这时只有用艾灸，才能达到治疗作用。

1. 火针的作用

（1）壮阳补肾，升阳举陷：因火针具有增强人体阳气、激发经气、调节脏腑的功能，所以能壮阳补虚，升阳举陷。肾阳虚则临床上可出现肾虚腰痛、阳痿、遗精等；脾胃阳虚则可出现胃脘痛、胃下垂等疾病；心阳虚则胸痛、心悸；中气不足则出现阴挺。用火针点刺肾俞、命门等穴，可起到益肾壮阳的作用，使肾经气血畅通，气化功能加强，元阴元阳资生，腰痛、阳痿、遗精症状缓解。如用火针点刺足三里、内关、脾俞、中脘等穴，可使脾胃经脉气血畅行，温运中焦，振奋阳气，祛除寒邪，使脾胃运化之功得以恢复，消化、吸收、升降功能趋于正常，使胃脘痛、胃下垂得以治愈。火针刺激心俞、内关以及心前区等部位，可壮心阳、益心气，使胸痛、心悸症状缓解。如点刺气海、关元穴，可益中气，升阳举陷，治疗阴挺。

（2）疏通经气，宣肺定喘：临床上过敏性哮喘、慢性支气管炎、肺气肿等都属于顽固性疾患，中药治疗效果较慢，火针疗法则有特殊的效果。以上疾病多以咳喘症状为主，而咳喘多由于风寒外来，邪气闭肺，肺失宣降，肺气上逆而成。古人曰："形寒饮冷则伤肺。"所以治疗宜用温热之法，而火针可通过温热作用刺激大杼、风门、肺俞、定喘等穴，温化肺之寒邪，疏通肺之经气，经气宣通则可驱除邪气，邪气出则肺气得以宣发、肃降，而喘息自止。

（3）助阳化气，消癥散结：癥结即肿物或包块在体内或体表的积留。经云："营行脉中，卫行肺外，荣周不息。"如气滞血瘀，痰湿凝积，荣卫之道涩而行迟，积久则成癥结。一方面火针有温热助阳，激发经气的作用，故可疏通经络，行气活血，消除癥结；另一方面火针又能助阳化气，使气机疏利，津液运行，凝滞之痰邪湿邪因而化解。临床多治疗腱鞘囊肿、脂肪瘤、纤维瘤、子宫肌瘤、卵巢囊肿等病证：如病灶在体内的，针刺宜深，使癥结消于体内，如在体表的，针刺则宜浅，使病邪排于体外。

贺老对火针疗法研究数十年，他根据临床需要倡导挖掘、应用、发展了这一传统的治疗方法，扩大了临床上的适应证，使火针疗法的治疗病种达 30 多种，特别是对于一些疑难病证，取得了很好的疗效。

（4）攻散痰结，消除瘰疬：瘰疬多发生于颈侧的皮里膜外之处，大者属瘰，小者如疬，古人云："无痰不成核"。故此病的发生多与痰有关。颈侧为少阳所主，少阳为气多血少之经，若为情志不舒，则造成肝郁脾虚，酿湿成痰，气血受阻，聚而不散即成瘰疬结核。如虚火内动，灼津为痰，痰火互结也可形成此病。而火针可温通阳气，攻散痰结，疏通气血，消积化瘀，故可治疗瘰疬。再配合体针，调节脏腑，舒肝解郁则疗效更好。在治疗时一般用中火针，用点刺法。

（5）祛寒除湿，通经止痛：古人云："不通则痛"，"通则不痛"，疼痛的发生多由于邪阻经络，使气血发生郁滞、瘀结等病理变化，从而引起脏腑、经络等局部或全身疼痛。而邪气之所以侵入人体，多由于体虚阳气不足，腠理空疏，卫外不固，则邪气乘虚而入。引起疼痛的邪气主要为寒邪，《素问·举痛论》中云："寒气客于脉外则脉寒，脉寒则缩蜷，缩蜷则脉绌急，绌急则外引小络，故卒然而痛，得炅则痛立止。"炅为热的意思，也就是说寒邪引起的疼痛得温热可以缓解。而火针是一种有形无迹的热力，可以温其经脉，鼓动人体的阳热之气，因而可以驱散寒邪，使脉络调和，疼痛自止。另外，风邪、湿邪、热邪等也可引起疼痛，如为风邪所引起的，也可以利用火针治疗，因火针能温通经络、行气活血，故可促进体表的气血流动，营养加强，驱动风邪无处存留，使疼痛缓解。如因湿邪引起，则可利用火针的通经络、行气血的功能攻散湿邪，或利用它助阳化气的功能，使气机疏利，津液运行，从而除祛湿邪，达到治疗疼痛的目的。

《灵枢·经筋》中记载有："焠刺者，刺寒急也，热则筋纵不受，无用燔针。"由此说明寒邪引起的拘急疼痛，适用于火针治疗，而热邪引起的则不适宜。

（6）生肌敛疮，去腐排脓：临床上治疗脓肿已成而未破溃的，可用火针点刺，一针或多针，使脓排出，脓肿消除。治疗上选用火针，主要是由于它能促进气血运行，鼓舞正气，正气充盛，则能排除脓毒。

对于脓肿破溃，疮口久不收口，或因其他疾病引起皮肤表面出现慢性溃疡，经久不愈的也可用火针治疗。因为火针能温通经络，行气活血，使气血运行，加速流通，使疮口周围瘀积的气血得以消散，因而增加了病灶周围的营养，促进了组织再生，使疮口自然愈合。治疗时多选用中粗火针，用围刺法，如疮口大、有腐肉可在中心点刺。

（7）助阳益气，解除麻木：麻木属感觉异常的一种病变，麻与木临床上常同时出现，麻者，非痛非痒。木者，按之不知，扪之不觉。麻木之症病因不同，临床表现各异，常见的类型有：气虚者，遍身麻木；中风先兆多半身麻木；肝郁脾虚筋失所养的，常手足麻木；外伤经脉引起的麻木，多发生在局部，等等。尽管麻木之症复杂多样，但其发病机理是相同的，即都因脉络阻滞，阳气不能帅营血濡养经脉肌肤所致。而火针能温通助阳，引阳达络，使气至血通，麻木自除。操作时采用散刺法，选择细火针。

（8）温通经络，祛风止痒：痒症是一种发生在体表的不舒适的感觉，状若虫行，瘙痒无度。《外科证治全书·四卷》中云："遍身瘙痒，并无疮疥，搔之不止。"《诸病源候论》则称为"风瘙痒"，"风痒"，可见痒症多与风邪有关。风邪为外邪入侵或气血生风所致。火针疗法具有温通经络，行气活血之功，可促进体表气血流动，营养加强，从而驱动风邪无处存留，血足风散则痒止。具体治疗时可用粗火针点刺病变局部，或用细火针，针刺曲池、血海、风市等穴。

（9）运行气血，解痉止挛：痉挛为肌肉不自主的抽动，分为颜面、四肢两种。火针适用于颜面的抽动。颜面抽搐，多与情志因素有关，女性多于男性，病因多由于肝血失荣、肝风内动或风痰阻络。肝血不足、风痰阻络则可引起筋脉失养，风扰经络则出现肌肉的抽动。火针治疗多选用细火针，点刺局部。火针疗法可促进气血运行，增加局部的血液供给，祛除风邪，营养筋脉，则拘急、抽搐自止。再配合体针，平肝息风、补气祛痰则疗效更好。

（10）引热外达，清热解毒：火针属温法，一般认为只适用于祛寒，不可用于热证。但经过临床证明，火针可治疗一些热证。古人曾提出"以热引热"，"火郁发之"的理论。热毒内蕴，拒寒凉之药不受，清热泻火之法没有发挥作用之机，而火针疗法有引气和发散之功，因而可使火热毒邪外散，达到清热解毒的作用。临床可治疗乳痈、颈痛、背痛、缠腰火丹及疟腮等症。

（11）健脾利湿，温中止泻：《景岳全书·泄泻》中说："久泻无火，多因脾肾之虚寒也。"《素问·脏气法时论》中载："脾病者……虚则腹满、肠鸣、飧泄、食不化。"中医认为脾主运化，升清气而输布精微。中阳素虚，或寒湿直中，脾阳运化失司，清阳之气不升，浊阴不降，津液糟粕并趋大肠而为泻。火针具有增强人体阳气，调节脏腑的功能，故用火针点刺中脘、天枢、长强等穴，可补益阳气，收摄止泻。临床多用中粗火针，快速点刺法，治慢性肠炎等。

（12）补脾益气，通利筋脉：临床上火针可以用治痿证。痿证指四肢痿软无力，或肌肉萎缩，机体功能障碍等。治疗多用补益后天脾胃之法，如《内经》中所谓："治痿者独取阳明。"火针治疗多选用中脘、气海、天枢及阳明经的下肢穴，同时再加上督脉的阿是穴。因火针能助阳气行气血，使脾胃气盛，则气血生化充足，筋脉得以润养，肌力增强，肌肉丰满。治疗可选中粗火针，点刺法。

（13）通经活络，散瘀消肿：不慎扭伤后，局部组织可出现肿痛，活动不利。这时也可用火针治疗。因火针能温通经络，行气活血，故可祛瘀消肿止痛。治疗多选对侧阿是穴，用点刺法。

通过对甲皱微循环和红外热像图的观察，患者进行火针治疗后，甲皱微循环明显改善，如血色变红，血流速度加快，血流态势好转，病变部位的温度明显提高。由此可以认为火针可以改善气血的运行，具有行气活血，温通经络作用。目前对火针的实验观察还比较少，处于进一步研究之中。

2. 艾灸的作用

艾灸具有温经散寒、扶阳固脱、消瘀散结、防病保健的作用。

现代实验研究认为，灸法可以提高免疫功能，对血液循环、呼吸、消化、神经内分泌等系统均有调节作用，并可解热抗炎、防治肿瘤、提高痛阈等。

（四）操作

1. 火针

（1）针具：火针是用钨锰合金材料制造的。因为火针是在高温加热到针体变红，迅速刺入人体一定的穴位或部位，因此要求它的材料应具有耐高温、坚硬挺拔的特点。而且在高温加热的情况下，能保持坚硬不弯曲，具有越烧越硬的性质，这样才能保证针体顺利地穿透皮肤、肌肉组织而针身不弯不折。钨锰合金材料制成的火针能符合以上的要求，所以是理想的材料。

一个完整的火针可分为三部分。第一部分为针尖，第二部分为针体，第三部分为针柄。火针的针尖不需要很锋利，要尖而不锐，稍圆钝为佳。因为火针是烧红后刺入皮肤，而且要反复烧灼，如针尖太锐利则容易折断。火针的针体要坚硬挺直，这样在施术时不易弯曲，进出针顺利，使患者痛苦少，疗效高。火针的针柄要隔热不烫手便于持拿，这样才能保证施术者稳、准、快地进行操作。

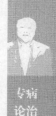

在临床上根据病人不同，症状不同，选择的穴位不同。所使用的火针种类也不同。火针根据粗细的不同可分为 3 类，种类不同其疗效也不同。

首先是细火针。直径 0.5mm 的火针属细火针。它主要用于面部穴位，因面部神经、血管丰富，痛觉敏感，所以使用细火针可减少痛苦，另一方面不易留疤痕。除面部外，对体质虚弱及老年人也适宜用细火针。

第二种为中粗火针。中粗火针的直径为 0.8mm，它的适应范围比较广泛，除面部和肌肉组织较薄的部位外，其他的穴位或部位均可使用。

第三为粗火针。其直径为 1.1mm 以上，主要适用于针刺病灶部位，如癥瘕、痞块、疮疡等。

除以上 3 种火针外，还有一种三头火针，常用于体表痣的治疗，现在使用很少。

火针疗法除火针外，还需要酒精灯一具，以及酒精和消毒棉球等辅助用具。这些工具齐备后，就可以进行施术治疗。

（2）选穴：在穴位的选择方法，我们强调应根据病人的具体病情，病灶部位，选择适当的经穴、痛点，或在病灶处直接针刺。

循经取穴是根据病人的临床症状表现，辨证归经，按经取穴，在经穴上施以火针，通过经络的调节作用，使疾病缓解。痛点取穴，即在病灶部位寻找最明显的压痛点，在痛点上施以火针，通过温热刺激，使经脉畅通，疼痛则止。《灵枢·经筋》中载："……治在燔针劫刺，以知为数，以痛为输。"指的就是在疼痛的局部"阿是穴"进行针刺。此外，还有一种治疗方法即在病灶处或周围进行针刺，因病灶的形成多由于局部气血运行不畅，火针刺激可使循环改善，组织代谢增强，病灶得以消除，疾病得以缓解。

（3）施术：①针刺方法：火针的针刺方法可分 4 种：点刺法、散刺法、密刺法和围刺法。

其中点刺法适用于针刺穴位，而后 3 种方法适用于针刺病灶的部位。

a. 点刺法：根据临床症状，辨证归经，在经络上选择一定的穴位，施以火针；或在病灶部位寻找最明显的压痛点，在"阿是穴"上施以火针，这都属于点刺法。经穴刺法，是通过火针对经穴的刺激，来温通经脉，行气活血，扶正祛邪，平衡阴阳，调节脏腑功能。这种刺法适用于内科疾病，使用的针具以细火针或中粗火针为宜，进针的深度较毫针浅。痛点刺法主要适用于肌肉、关节病变和各种神经痛，因为压痛点是局部经气不通，气血阻滞的反应点，以火针刺激压痛点，可以使局部经脉畅通，气血运行，从而缓解疼痛。痛点刺法可选用中粗火针，进针可稍深一些。

b. 散刺法：是将火针疏散地刺在病灶部位上的一种刺法。通过火针的温热作用温阳益气，改善局部气血运行，使经络畅通，从而达到缓解麻木，治疗瘙痒，定痉止痛的功效。散刺法的针距一般为 1.5mm，多选用细火针，进针较浅。

c. 密刺法：即用火针密集地刺激病灶局部的一种刺法。此法是借助火针的热力，改变局部气血的运行，促进病灶处的组织代谢，使疾病缓解。密刺法主要适用于增生、角化的皮肤病，如神经性皮炎等。针刺时的密集程度，取决于病变的轻重，一般间隔1cm，如病重可稍密，病轻则稍疏。如病损部位的皮肤厚而硬，针刺时可选用粗火针，反之则用中粗火针。针刺的深度以刚接触到正常组织为好，太浅太深都不适宜。

d. 围刺法：是用火针围绕病灶周围针刺的一种针刺法。进针点多落在病灶与正常组织交界之处。在病灶周围施以火针可以温通经脉，改善局部气血循环，促进组织再生。其主要适用于皮科、外科疾患。围刺法所用的针具为中粗火针，每针间隔为 1~1.5cm 为宜。针刺的深浅视病灶深浅而定，病灶深针刺深，病灶浅则针刺浅。

以上是贺老临床上常用的几种火针刺法，在临床实践中，选择的刺法和针具恰当与否，直接影响临床疗效。所以在临床应用时，应根据病人的具体情况，适当选择。

②行针方式：火针疗法以快针为主，大部分情况不留针，进针后迅速出针。整个过程只需要十分之一秒时间。火针在进针前针体已烧红，热力已充足，刺入穴位或部位后，借热力激发经气，推动气血，温通经络，而火针的热力在短暂的时间内会渐渐消退，这时即使针体仍留在穴位内，已不能起到刺激作用。所以快针是火针疗法的主要运针方式。

有些病人需要留针，即要求火针刺入穴位或部位后，需留针 1~5 分钟，然后再出针。在留针期间术者可行各种补泻手法，或留针而不行手法，待正气自复。古人对留针的问题曾有记载，如《千金翼方》中记有，大癥块，当停针，转动须臾为佳。在留针期间可使火针的热力慢慢消散，并通过补泻手法使邪气祛除，正气恢复。此法具有祛腐排脓，化瘀散结之功。适用有坏死组织和异常增生的一类疾病，如淋巴结核、肿瘤和囊肿等。

（4）具体操作

①消毒：在选择的穴位或部位上，先用 2% 碘酒消毒，后用 75% 的酒精棉球脱碘，以防感染。针刺破溃的病灶时，可直接用酒精消毒或用生理盐水清创。

②烧针：消毒后点燃酒精灯，左手将灯移近针刺的穴位或部位，

右手以握笔式持针，将针尖针体伸入外焰，根据针刺深度，决定针体烧红的长度。烧针是使用火针的关键步骤，《针灸大成·火针》中载："灯上烧，令通红，用方有功。若不红，不能去病，反损于人。"因此，在使用火针前必须将针烧红，针红则效力强，痛苦少，祛疾彻底，取效迅速。

③进针：将针烧至通红时，迅速将针准确地刺入穴位或部位，并敏捷地将针拔出，这一过程时间很短，要求术者全神贯注，动作熟练敏捷。如《内经》中所说："手如握虎，神无营于众物。"

针刺深浅与疗效也很有关系，《针灸大成·火针》中说：刺针"切忌太深，恐伤经络，太浅不能去病，唯消息取中耳。"火针针刺的深度要根据病人的病情、体质、年龄以及针刺部位的肌肉厚薄、血管深浅而定。一般四肢和腰腹稍深，胸背宜浅。

④出针：火针进到一定深度迅速出针，然后用消毒干棉球揉按针孔，以使针孔闭合，防止出血或感染。如需排血或排脓，则应使血或脓出净后，用干棉球擦拭针孔即可。因为火针是经过加热烧红后刺入人体的，因此消毒很彻底，另一方面，火针能激发人体的防御功能，所以火针引起感染的可能性很小，针后不需要特殊处理。

⑤留针：火针疗法以快针为主，大部分不留针。当火针用于祛瘤、化痰、散结时，则需要留针。留针的时间多在1~5分钟，如针刺淋巴结核，需留针1~2分钟；取远端穴位，火针治疗疼痛性疾病时，可留针5分钟。

2. 艾灸

（1）原料：艾灸，以艾为原料，经燃烧散热，给人体以温热刺激，通过经络腧穴的作用，达到防病治病作用。

艾为一种中药，属草本植物，艾叶气味芳香，易燃，被用作灸料，点燃后通过艾火的温热刺激能直达深部，经久不消，可灸治百病，强壮元阳，温通经络，祛风散寒，舒筋活络，回阳救逆，并能起到保健作用。《名医别录》中载："艾味苦，微温无毒，主灸百病。"灸法也和针法一样，能使衰弱之体机能旺盛；使亢进之功能得到抑制。具备虚寒则补之，郁结则散之，有病则治之，无病则可延年益寿的作用，正因如此使之流传至今。

艾绒燃烧后的特性是其他物质不能代替的。若以普通的火热，则只会感觉表层灼痛，而无温煦散寒的作用。现代研究认为艾灸有温养细胞，旺盛循环，增加抗体，改变血液成分，调整组织器官功能的作用。因此可以认为艾灸对于调动一切内在积极因素，增进机体防卫抗病能力，具有十分重要的意义。

艾灸是用干燥的艾叶，捣制后除去杂质，即可成纯净细软的艾绒，晒干贮藏，再根据需要制成艾炷、艾卷或其他，然后运用于临床。

（2）种类和操作：艾灸可分艾炷灸、艾卷灸、温针灸、温针器灸，艾炷灸又分为直接灸和间接灸，间接灸又分隔姜、隔蒜、隔盐、隔附子饼四种，艾卷灸又分为艾条灸、太乙针灸、雷火针灸。艾条灸又分为温和灸和雀啄灸。贺老临床多用隔姜灸、温和灸和温针灸，故本文主要讨论这3种灸法。

①隔姜灸：隔姜灸属于间接灸法，是利用姜片作隔物，将艾炷和穴道隔开施灸的一种治疗方法。

艾炷的制作是将艾绒根据临床需要捻成蚕豆或黄豆大小上尖下平的小圆锥体，即可使用。生姜辛温无毒，具有升发宣散，调和营卫，祛寒发表，通经活络的作用。用鲜姜和艾结合起来施灸，有相得益彰之效。

隔姜灸的操作应注意几方面，姜片应切成直径大约2～3cm，厚约0.2～0.3cm的薄片，中间以针刺数孔，以便热力传导。艾炷制作不宜太大，否则热力太强，容易发泡，同时还应注意勿过紧或过松，过紧燃烧缓慢，过松则燃烧又太快，这样都达不到疗效。

治疗时一般选2～3个穴位，将姜片置于应灸的腧穴部位或患处，再将艾炷放在姜片上点燃施灸，当艾炷燃尽，再易炷施灸。灸完所规定的壮数，以使皮肤红润而不起泡为度。

②温和灸：是一种常用的灸法，一般有药无药的艾卷均能使用，比较方便易行。施灸时将艾条的一端点燃，对准应灸的腧穴部位或患处，约距皮肤2～3cm左右，进行熏烤，使患者有温热感而无灼痛为宜，一般每处灸5～7分钟，至皮肤红晕为度。如果觉得太热时，

即可缓慢作上、下、左、右或回旋之移动，使温热连续刺激。对于局部知觉迟钝的患者，医者可将中、食指分开，置于施灸部位的两侧，这样可以通过医者手指的感觉来测知患者局部的受热程度，以便随时调节施灸的距离和防止烫伤。

③温针：亦称温灸针、针柄灸或热针。最早记载始见于《伤寒论》。它是在针刺后，于针尾处点燃艾绒，加热针体的一种针刺法。通过艾火之温热，以达温通经络，疏行气血，用以治疗寒郁经络、痹阻气血之类的疾病，可起到针刺与艾灸的双重作用。明·王节斋云："近有为温针者，乃楚人之法。"此法现较喜用者为苏南及辽南地区。疗效较高、收效亦速。

根据穴位所在部位不同选择相应长短粗细的毫针，在穴位上常规消毒后将针捻转刺入，根据疾病虚实情况不同，施以或补或泻的针法，得气后即停针不动。再以硬纸壳剪成如铜钱大，中间弄成一孔，套入针柄，或以香白芷作圆饼套上（可免艾火落于皮肤上致成烧烫伤），以附着于皮面上，继取艾绒捻如枣核大，包装于针柄上，随即点燃艾绒，俟患者感到针处有温热感即可停止，然后将针捻转拔出。一般可燃烧 1 ~ 7 壮，如患者感觉迟钝，亦不可因不喊热而无止境的施灸，通常灸 6 ~ 7 壮即足。如不愈可隔日或隔二日再施术一次，连续 7 ~ 10 次为 1 疗程，每疗程间可休息 1 周。

由于温针的热力是靠针柄上燃烧的艾，借针身传热而达入穴内的，所以对风、寒、湿、痹等经络闭塞不通等病最为适用。如关节流走酸痛等风湿症、肌体麻木不仁、腹满肿胀、脚气病、肌体瘫痪痿痹等症均有良好的疗效。对一些慢性消化不良、慢性肠炎也有较好的疗效。

凡由邪热所致的疾病或不宜留针的疾病皆不宜行温针治疗。如高热性疾病、关节赤肿、疖肿、惊厥、抽搐、丹毒、重症精神病、高血压等均不宜用温针疗法。

（五）注意事项和禁忌

1. 火针

（1）注意事项：施行火针疗法时应注意施术前、施术中和施术后等几方面问题。

在施术前要向病人耐心解释火针不痛的道理和治疗效果，消除顾虑，以解除病人怀疑和怕疼心理，使病人有信心接受治疗。对于精神过于紧张、饥饿、劳累的患者不宜用火针。另一方面在施术前，还应指导患者采取适当的体位，使针刺局部充分暴露，便于术者操作，如体位不当则会产生疼痛，影响治疗。故选择体位以耐久舒服，不使疲劳为宜。一般有5种：仰卧位：适用于头面、胸腹及四肢前面的施术部位；俯卧位：适用于项背腰及四肢后面的施术部位；侧卧位：偏头、侧胸及人体侧面的施术部位；仰靠坐位：适用于头面五官部位；卧坐位：适用于项肩及腰以上的施术部位等等。

针刺时注意靠近内脏及五官和大血管及肌肉薄弱的部位，应慎用或浅刺，以免发生意外，火针疗法在操作时还应注意三个要点，即"红"、"准"、"快"，这是疗效好的关键，掌握这三点，也就掌握了火针疗法的技巧。所谓"红"是指乘针体烧至通红时，迅速刺入穴位或部位。这样可使火针具有穿透力强、阻力小的特点，并能缩短进针时间，减少病人痛苦。另一方面针体通红时施术，刺激最强，疗效最好。所谓"准"指进针要准，因火针进针后不能再变动，如针刺不准确也不能再调整，因此要取得好的效果，进针时必须准确，一般在针刺前可在要针刺的部位作个"十"字标志，这样有助于准确进针。"快"指进针要快，动作快可使患者不受痛苦或少受痛苦，而要做到这点，平时必须练好基本功，主要是指力和腕力，如再加上全身的气力和气功，将这些力气共同运用于针端，则可做到进针准确，快速敏捷，而不会拖泥带水。另外还应注意烧针时火源应靠近施术部位。做到以上三点就可以保证治疗顺利完成。

针刺后对病人做好医嘱，如针后针孔出现红点并且瘙痒，为针后的正常现象，不能搔抓，症状数天后可缓解，不需处理。在火针疗法当天还要嘱病人最好不要洗澡，保护针孔，以防感染。在行针后，术者还应注意用消毒干棉球揉按针孔，这样一方面可减轻病人的疼痛感，另一方面又起到保护针孔的作用。

除以上几方面外，在火针疗法中还要注意疗程问题，这与疗效也很有关系。一般来说病人每次就诊的间隔时间，可因病情的不同而有区别，如急性病，可连续每天行针，慢性病则需持久地治疗，可间隔2天、3天或1周，行针一般12次为1疗程，休息1～2周后可继续治疗，直到病愈。另外，在行火针时，应根据病人病情的需要，配合一般针灸或艾灸，以加强治疗效果，缩短治疗时间。

（2）火针的禁忌：精神过于紧张、饥饿、劳累的患者，以及大醉之人都应禁用火针，以防止出现昏针等不适症状，给病人造成不必要的痛苦。等他们的不适症状缓解之后再行治疗。

在行火针治疗时，应问清病人的既往史，如患有糖尿病的人，禁用火针，因其针孔不易愈合，易造成感染。

人体有些部位，如大血管、内脏以及主要的器官处，禁用火针。

面部应用火针需慎重。古人认为面部禁用火针。如《针灸大成·火针》记载："人身诸处，皆可行火针，唯面上忌之。"又如《针灸聚英》上云："人身之处皆可行针，面上忌之。"因火针后，局部有可能遗留小疤痕，因此古人认为面部应禁用。但如我们在操作时选用细火针浅刺，则不但可以治疗疾病，而且不会出现疤痕，因此禁用火针在面部，不是绝对的。

在火针治疗期间应忌房事，忌食生冷食物。

火针治疗后还应禁止当天沐浴，以防针孔感染。

2. 灸法注意事项

（1）选穴：少而精。杨继洲说："虽取穴之多，亦无以济人；苟得其要，则虽会通之简，亦足以成功，唯在善灸者加之意焉耳。"可见，选穴要精要、准确，而不在于多。贺老在临床上往往只取一两个穴，却能取得很好的疗效。

（2）配穴原则：治全身性或内脏疾病时一般为双侧取穴，治局部病或肢体的病，可单侧取穴。任、督脉自然是单穴了。为了达到好的疗效，在治疗中，一般可根据病情配合针法。

（3）灸法的程度：《医宗金鉴》上说："皮不痛者毒浅，灸至知痛为止；皮痛者毒深，灸至不知痛为度。"又说："凡灸诸病，必火足气到，始能求愈。然头与四肢皮肉浅薄，若并灸之，恐肌骨气血难堪，必分日灸之，或隔日灸之，其炷宜小，壮数宜少。"《针学入门》上也说："针灸穴治大同，但头面诸阳之会，胸膈二火之地，不宜多灸，背腹阴虚有火者，亦不宜多灸，唯四肢穴最妙，凡上体及当骨处，针入浅而灸宜少，下肢及肉厚处，针可入深，灸多无害。"以上说明，在施灸时要根据病情轻重不同，部位的深浅不同，选用不同的方法，恰到好处，使疾病迅速治愈。贺老认为，灸法既是一种温热刺激，就必须达到一定的温热程度，决不能草率，用艾烟熏烤，表热里不热，结果达不到治疗效果，所以临床必须认真对待。

（4）治疗程序：在治疗时如果上下前后都有配穴，应先灸阳经，后灸阴经；先灸上部，后灸下部。既先背部，后胸腹，先头身，后四肢。《备急千金要方》上曾记载："凡灸当先阳后阴……先上后下。"

（5）灸法的疗程：急性病一般一天可灸2、3次；慢性病可隔日灸，10~30次为1疗程。临床上可根据病人的具体情况，决定隔天的多少，以便取得最好的疗效。此外，还要病人明白，施灸法治疗要有耐心，灸同久，必须长期坚持下去，长期灸才能收效。

（6）隔姜灸要注意所使用的艾炷先小后大，壮数先少后多，逐渐增加，不可突然大剂量施灸，否则病人会觉很苦楚，不愿再治疗。另外，隔姜灸在治疗后要避风吹，注意休息，这样有利于治疗。

（7）温和灸在施灸时要注意，艾卷积灰过多时，要离开人体吹去后再灸，以免造成烫伤。病人的体位要舒适，这样才能坚持到治疗结束。同样治疗后要防止冷风直吹。施灸后患者觉温热舒畅，温热感直达深部，经久不消，停灸多时，尚有余温为宜。灸后要把火闷灭，以防复燃。此法容易操作，为便于治疗可让病人回去自己灸治。

（8）温针灸施术时的注意事项

①向针尾装包艾绒时要捻紧，以防燃烧时艾绒的火星下落烫伤皮肤。

②若有艾火星下落，应旋即将之扑灭或用手弹去或用口吹于地下。

③施术时，嘱告病人不要随便改变体位，以防燃烧的艾绒火星落于皮肤造成烫伤，或造成弯针等现象发生。

④点燃艾绒应先从下端点起，可使热力直接向下传导和熏射，以加强疗效。

（六）适应证验案

《内经》中所记载的火针疗法，可以治疗痹证、寒证、经筋病及骨病。唐代开始用火针治疗外科疮疡；宋代以后，已将火针运用到内脏疾患的治疗中；明代火针疗法成熟，适用范围更加扩大。贺老认为火针的作用和它的作用机理是分不开的，而它的作用又决定了它的适用范围。火针的治疗机理在于温热刺激穴位和部位，来增强人体阳气，鼓舞正气，调节脏腑，激发经气，温通经脉，活血行气。将火针的这些功效应用到临床上，则可以助阳补虚，升阳举陷，消癥散结，生肌排脓，除麻止痉，祛痛止痒等，因此可以治疗多种疾病，广泛运用于临床各科，可以治疗内科、外科、妇科、皮科、骨科、五官科等疾病。

灸法的适应证：临床上用于治疗寒湿痹痛和寒邪为患之胃脘痛、腹痛、泄泻等；脱证和中气不足、阳气下陷而引起的遗尿、脱肛、阴挺、崩漏、痰饮等；气血凝滞之乳痈初起、瘿瘤等；也可以无病施灸法，激发人体的正气，增强抗病能力，使人精力充沛，长寿不衰。

1. 哮喘

哮为喉中鸣响，喘为呼吸困难。二者在临床上常同时并发。临床上，急慢性支气管炎、肺气肿、肺心病、心力衰竭等疾病均可出现哮喘，支气管哮喘更是以哮喘为主要症状。哮喘是一种反复发作疾患，较难治愈。

【病因病机】

实喘：风寒侵犯或外邪引动寒饮，卫阳闭郁；风热伤肺或痰热内盛以致肺气壅塞；情志不畅，肝气郁结，逆乘于肺，引动伏饮。多方面原因均可致肺失宣降，肺气上逆而发病。

虚喘：脏腑虚弱可致哮喘。如饮食不当，贪食生冷、肥甘、鱼虾等物，以致痰浊内生，上干于肺；脾胃虚弱，化源不足，使得肺气虚弱，气无所主；或肾虚，气失摄纳，发为哮喘。

【临床表现】主要表现为呼吸急促，甚至张口抬肩，喉间哮鸣音。临床分为虚实两型。

实证：咳嗽，咯吐稀痰，形寒无汗，头痛，口不渴，舌苔薄白，脉浮紧；也可见咳吐黄黏痰，咯痰不爽，咳引胸痛，便秘，舌苔黄腻，脉滑数。

虚证：气息短促，语言无力，动则汗出，甚至神疲，气不得续，动则喘息，汗出肢冷，舌淡，脉沉细无力。

【治疗】

治法：宣肺祛风，顺气化痰，或调补肺肾。

取穴：大杼、风门、肺俞。

刺法：以中等火针，用速刺法。

83

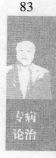

【典型病例】

（1）武某，女，38岁。年幼时即患气管炎，10岁以后开始哮喘，经肌注或静点氨茶碱后，才能控制。夏季较重，近10年来，一年四季都要发作，咳喘难忍。食欲尚可，大便不畅，月经量少，经期不准。面黄、消瘦，舌质红，苔薄白。脉滑数。辨证：证属先天不足，脾不健运，肺气虚弱。治以扶正定喘。取大杼、风门、肺俞，火针点刺。治疗当日明显减轻，隔日治疗1次，10次治疗后，哮喘未再发作。

（2）宋某，男，43岁，哮喘2年。2年前出现哮喘，经查与螨虫及花粉过敏有关。反复发作，每次发作时喉中痰鸣，需肌注氨茶碱才能控制。现症：胸闷发憋，气短乏力，尿短少，大便正常。望诊：呼吸急促，张口抬肩，面色㿠白，汗出较多，舌苔薄白。切诊：脉沉细。辨证：肺气不足，气机不利。治法：补肺定喘，疏调气机。取穴：肺俞，以火针点刺。每日治疗1次。2诊后，患者诉哮喘减轻，自觉气憋开始好转，喉中清利。5诊后，诸症明显好转，活动自如。8诊后，患者精神好，各种症状均消失。再针数次以巩固疗效。

【按语】大杼、风门、肺俞均属足太阳膀胱经穴位，"太阳主表"，且肺俞是肺脏经气输注之所，风门为风之门户，诸穴共济卫外固表，利肺平喘之功。以火针治疗更可增强温阳散寒，宣肺平喘之力。必要时还可配用大椎、平喘等穴。在这些部位拔罐治疗亦能取得一定效果。

2. 痿证

痿证指肢体筋脉迟缓，软弱无力，日久不用，引起肌肉萎缩或瘫痪的一种病证。又称痿躄、脉痿、筋痿等。多见于现代医学的感染性多发性神经根炎、运动神经元病、重症肌无力、肌营养不良等病。

【病因病机】温热外袭，津液耗伤，肺热叶焦，筋脉失养；湿热内蕴，浸淫阳明，宗筋弛缓；脾胃久虚，气血不足；肝肾受损，精血亏耗；或久病于内，经脉阻滞，以上诸多原因均会导致关节筋骨肌肉失养，发为痿证。

【临床表现】以下肢或上肢、一侧或双侧筋脉迟缓，痿软无力，甚至瘫痪日久，肌肉萎缩为主症。具有感受外邪与内伤积损的病因，有缓慢起病的病史，也有突然发病者。神经系统检查肌力降低，肌萎缩，肌电图、肌活检与酶学检查可协助诊断。

【治疗】

治法：润肺健脾，通调阳明，荣养筋脉。

取穴：足阳明经腧穴、督脉阿是穴、中脘、气海、天枢。

刺法：火针速刺法，隔日治疗1次。

【典型病例】王某，女，31岁。主诉：双下肢不能动4年。4年前感冒后出现周身无力，双下肢不能动，麻木、发凉。右眼失明。经多家医院诊治，收效甚微，曾诊断为"多发性脊髓炎"、"视神经萎缩"。纳食较少，眠安，二便调。望诊：体瘦，面黄，下肢肌肉萎缩。舌淡红，苔薄白。切诊：脉沉细。下肢肤温低。辨证：脾胃不足，气血虚弱，筋脉失养。治则：补益脾胃，温通阳明，濡养筋脉。取穴：中脘、气海、天枢、督脉阿是穴、足阳明经腧穴。刺法：火针速刺法，每周治疗2~3次。开始时每周治疗3次，初用火针治疗时，针刺处无痛觉，经数次治疗后，能逐渐感受到痛觉。20余次后能站立扶床行走数步，下肢麻木发凉的感觉减轻。以后每周治疗2次，12次为1疗程，每疗程后休息1~2周。经1年的治疗，患者症状消失，生活能自理，临床痊愈。

【按语】本病中医辨证多属虚证，或虚实夹杂，故多选用任脉、督脉和足阳明经穴以养阴壮阳，荣养气血，扶正固本，火针温通使气血流畅，经脉通利，加强扶正之力。痿证一般病程较长，治疗不易见效，可备选上述经脉的几组穴位，轮流应用，并配合肢体功能锻炼。

3. 足跟痛

足跟痛以中老年多见，跟后滑膜炎、跟腱周围炎、跟腱损伤、骨质增生等原因均可发生足跟痛。本病属"痹证"范畴。

【病因病机】肾气不足，精血亏虚，寒湿凝滞等原因导致筋脉失养而痛。

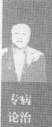

专病论治

【临床表现】足跟疼痛，行走时疼痛加剧，足跟有压痛。

【治疗】

治法：补益肾气，温通经脉。

取穴：昆仑、太溪、阿是穴。

刺法：火针点刺。

【典型病例】武某，男，66岁，主诉：双足跟痛半年余，加重1个月。半年前不明原因发现左足跟疼痛，行走后加重，1个月后右足跟疼痛，行走困难，严重时双足不能着地。现症见：双足跟隐痛，纳可，眠可，二便调。望诊：舌淡红，少苔。切诊：脉沉细。辨证：肾阴不足，经脉不畅，足跟不荣。治则：补肾通络，调和气血。取穴：昆仑、太溪、阿是穴。刺法：火针点刺。治疗2次后好转，10余次治疗后痊愈。

【按语】足少阴经"别入跟中"，取原穴太溪滋阴补肾；膀胱与肾相表里，足太阳膀胱经穴昆仑可祛邪扶正，荣养局部气血，《肘后歌》云："脚膝经年疼痛不休：昆仑、吕细"，吕细即太溪别名。火针加强补益通经之力。病情顽固，虚象明显者，可加用关元等强壮穴。

4. 急性乳腺炎

急性乳腺炎属中医"乳痛"、"乳痈"等范畴，是乳房疾病中的常见病。多见于哺乳期妇女，尤以初产妇产后 3~4 周多发。临床可分为淤积性乳腺炎和化脓性乳腺炎。

【病因病机】多由乳汁淤积而致。如哺乳不充分，或乳汁多而少饮，或感小儿口中之热毒以及外感毒邪，均可使乳络不畅，乳管受阻而发本病。肝气不舒或饮食不节，胃中郁热，亦可致经络阻塞，气血瘀滞而成乳痈。

【临床表现】多发于单侧乳房，初起乳房胀痛，乳汁分泌不畅，皮肤微红或不红，可伴有恶寒发热、头痛等全身症状。如肿块继续增大、皮色焮红、疼痛加重、周身壮热不退且持续未解，则进入成脓阶段，硬块中心变软，按之有波动感，继则成脓破溃。破溃出脓后，一般热退肿消，逐渐愈合。

【治疗】

治法：清热解毒，理气消肿。

取穴：阿是穴。

刺法：火针点刺。

【典型病例】迟某，37 岁，女。主诉：产后几天，乳房疼痛，高热，经中西医治疗后，未能控制病情发展。脓排出后疮口尚未愈合，又重聚胀，反反复复，一直不愈。辨证为毒热炽盛，瘀滞不通。治疗：疮口局部用火针点刺 3 针，以去腐生新，调和气血，泻热解毒。针后疼痛消失，一天后脓肿消失。共治疗 3 次，逐渐痊愈。

【按语】乳房为足阳明分野，乳痈多由阳明热毒壅滞，气血阻遏所致。毫针刺法可在本病的各期应用，取肩井、曲池、足临泣、期门等穴位。热毒壅盛，肿痛明显时，可在乳根等穴位处刺血拔罐，给予强通法治疗。病久破溃后，可用火针点刺疮口局部，以温通气血，去腐生肌。

针刺对本病肿块尚未化脓者效果尤佳，要保持乳汁排泄通畅，脓肿已形成时，应及时排脓。

5. 崩漏

妇女非行经期间，阴道大量流血，或持续下血，淋漓不断者，称为崩漏。来势急、出血多者为"崩"，来势缓、出血少者为

"漏"。在发病过程中，二者可互相转化。功能性子宫出血、盆腔炎、子宫肌瘤、肿瘤等引起的非经期出血均属崩漏范畴。

【病因病机】素体虚弱，或饮食劳倦、房室不节，以致中气不足，统摄无权，肾阳虚惫，冲任不固内伤七情，外感六淫之邪，亦可使肝气郁结，木火炽盛，热伤血络，而发崩漏。其主要病机在于冲任损伤，与肝、脾、肾关系密切。

【临床表现】非经期阴道出血，质黏稠、有块、色暗红者，多为血热；量多、色淡、质稀薄者，多为气虚；突然下血不止、色紫暗有块者，多为血瘀；肾虚者，出血量可多可少，色鲜红或淡红，质稀薄或黏稠，伴有腰膝酸软等症。

治则：急则止血固涩升提，缓则补肾化瘀养血。

取穴：隐白，虚者加关元。

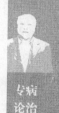

灸法：隐白小麦粒灸，7～10壮；关元艾盒灸或艾条悬灸，约30分钟。

【典型病例】汪某，46岁。阴道出血半个月。近半年来，患者月经周期不规律，此次月经来潮后，量多不止，一周后仍淋漓不断，开始时经色暗，后转为淡红色，质稀，伴有乏力、心悸、头晕、失眠、面色萎黄。舌淡胖，苔薄白，脉沉细。西医诊断为功能性子宫出血，中医诊断为崩漏，气不摄血型。取隐白穴，麦粒灸10壮，配合艾条悬灸关元，至皮肤潮红，约30分钟。灸治后，当日血量明显减少，再灸2次，血止。

【按语】隐白为足太阴脾经脉气所出，为井（木）穴，可启闭开窍，收敛止血。《针灸大成》中记载隐白治疗"妇人月事过时不止"；《素问病机气宜保命集》云："崩漏证宜灸隐白"。虚者配合艾灸关元穴以补虚壮元，温中止血。针灸治疗本病有效，尤其对于青春期宫血有较好效果。除应用灸法外，还可选用体针，如在三阴交、血海、太冲等穴位治疗。

6. 脂肪瘤

脂肪瘤是体内脂肪组织异常增生所致，是良性软组织肿瘤，一般不引起不良后果，但因部位不同也可有压迫神经干而出现疼痛。

专病论治

属中医"痰核积聚"、"脂瘤"等范畴。

【病因病机】肺失宣降，脾失健运，水液代谢异常，痰湿内生，气血阻滞，结聚成核，发于肌表而为瘤。

【临床表现】生长缓慢，大小不一，边缘清楚，表面光滑，颜色无变化，触之柔软，发于全身各处。

【治疗】

治法：化瘀散结，通调经脉。

取穴：阿是穴。

刺法：以中等或粗火针点刺瘤体及其周围数针，可速刺或缓刺。

【典型病例】刘某，男，44岁，皮下长肿物1年余。1年余前发现右上臂出现2个皮下肿物，逐渐增大，如胡桃大小，不红不痛，无压痛，已被诊断为脂肪瘤。纳可，眠安，便调。望诊：舌淡红，苔薄白。切诊：脉沉细。辨证：脾失健运，痰核流注。治则：温通经脉，化瘀散结。取穴：阿是穴。刺法：瘤体中央以及周围用中等火针速刺，点刺每个瘤体约5针。治疗3次，瘤体明显缩小，效果明显。

【按语】纤维瘤、粉瘤与脂肪瘤可共称为皮下肿瘤，成因相似，皆与脾肺失调，痰湿结聚，气血阻滞有关，治疗可参照脂肪瘤，均可用火针直接刺入肿瘤处，使内容物流出，发挥温通行气，化痰消结的作用而病愈。

7. 鸡眼

鸡眼是一种局限性圆锥状角质增生物，因形似鸡眼而得名。

【病因病机】常因局部受挤压所致。气血运行不畅，肌肤失养而生此疾。

【临床表现】好发于足底和足趾，多单发，其尖端深入皮内，基底部露出表面，颜色为灰黄色或蜡黄色，按之疼痛。

【治疗】

治法：化瘀散结。

取穴：阿是穴。

刺法：以粗火针速刺鸡眼中间部分。

【典型病例】肖某，女，41 岁。左足长鸡眼半年。左足底生一鸡眼，日渐增大，行走则疼痛，影响日常生活。纳可，眠安，二便调。辨证：血凝气滞。治则：行气活血，化瘀散结。取穴：阿是穴。刺法：同上。治疗 5 次，鸡眼完全脱落。

【按语】足部气血凝滞可产生鸡眼，与穿鞋不合适或走路姿势不佳、足底骨突异常等因素有关。治疗上，利用火针温通的软坚散结、荣养肌肤作用，可使鸡眼脱落，新肤长出。

8. 肱骨外上髁炎

又名肱桡滑膜炎，为桡侧伸腕肌腱起点的损伤，因网球运动员较常见，故俗称"网球肘"。

【病因病机】急性者可因突然扭伤或拉伤而引起，慢性者较为多见，经常进行前臂旋前活动，如腕关节同时作背伸，也可引发本病。中医认为劳伤气血或风寒敛缩脉道，以致经筋、络脉失和而成。

【临床表现】肘后侧酸痛，尤其在进行旋转背伸、提、拉、端、推等动作时疼痛明显，有时疼痛可向上臂及前臂放射，影响肢体活动，但在静息时多无症状。局部可伴轻微肿胀，压痛明显，病程长者可有肌肉萎缩。

【治疗】

治法：养血荣筋，通经活络。

取穴：阿是穴。

刺法：火针速刺。

【典型病例】袁某，男，32 岁。左肘部疼痛 1 周。1 周前因用力提重物而致右手肘部疼痛，旋转、握物无力。检查：左肱骨外上髁压痛明显，微肿胀。诊断：肱骨外上髁炎。辨证：气血凝滞，筋脉失养。治则：行气活血，荣筋通络。取穴、刺法同上，以火针在痛点点刺 3 针。此法治疗 3 次而愈。

【按语】本病属筋痹，痛有定处，火针法治疗本病符合《灵枢》确立的经筋病"以痛为输"、"燔针劫刺"的治疗原则。在其痛处取穴，垂直刺入，深达腱膜，通透深层筋脉，使局部血运通畅而病除。除应用火针外，其他温灸方法，如采用麦粒直接灸也有很好疗效。

病久顽固者，可配合毫针刺法，常用的穴位是冲阳，它是多气多血之足阳明胃经原穴，《铜人腧穴针灸图经》中记载了其可以治疗"肘肿"。

9. 腱鞘囊肿

本病是常见、多发病，女性多于男性。好发于青壮年和中年人。

【病因病机】多与劳累有关。亦可因外伤、机械刺激所致。中医认为血不荣筋，经脉阻滞而发为本病。

【临床表现】无明显自觉症状，偶有轻微酸痛、乏力，囊肿部分外观呈圆形隆起，表面光滑，边缘清楚，质软，有波动感。囊液充满时，囊壁坚硬，局部有压痛。

【治疗】

治法：舒筋活络，化痰散结。

取穴：阿是穴。

刺法：以粗火针速刺患处，挤压出囊肿内的胶冻状内容物。

【典型病例】吴某，男，29岁。右手腕囊肿半个月。右侧手腕半月前开始出现囊肿，约小花生粒大，表面光滑，推之可动，按之坚硬，重按有压痛，手用力时则疼痛，影响电脑鼠标操作，妨碍正常工作。纳可，眠安，二便调。望诊：舌淡红，苔薄白。切诊：脉弦。辨证：气滞血瘀，痰核流注。治法：行气活血，化痰散结。取穴：阿是穴。刺法：以粗火针速刺患处，挤压出囊肿内的胶冻状内容物，从针孔中挤出少量透明胶状黏液，肿物当时消失。经随访，未复发。

【按语】针灸治疗本病疗效满意，治愈率高，复发率低。可采用火针、三棱针等方法，直接刺入囊内，排出积液，使局部循环得到改善，如能配合局部加压包扎，则效果更佳。治疗期间和初愈后，应避免过劳，减少筋膜间的摩擦，以免复发。

10. 流泪症

流泪症是以泪液经常溢出睑弦而外流为临床特征的眼病之总称。有冷眼与热泪之分。

【病因病机】肝血不足，泪窍不密，遇风则邪引泪出；气血不足，或肝肾两虚，不能约束其液，而致冷泪常流；椒疮邪毒侵及泪窍，导致排泪窍道阻塞，泪不下渗而外溢。

【临床表现】迎风冷泪者，平素目无赤烂肿痛，亦不流泪，但遇风则泪出，无风即止，或仅在冬季或春初遇寒风刺激时泪出汪汪，泪液清稀无热感。无时冷泪者，则不分春夏秋冬，无风有风，不时泪下，迎风尤甚。

【治疗】

治法：补益脏腑，振奋阳气。

取穴：大椎、阿是穴。

刺法：火针点刺，不留针。

【典型病例】张某，女，65岁。流冷泪10年。10年前开始流泪，曾被某医院眼科诊为慢性泪囊炎。望诊：舌质淡红，苔薄白。眼睛无红肿及痛痒。切诊：脉细弱。纳可，大便调，小便清长。辨证：阳气不足。取穴：大椎、阿是穴。刺法：火针点刺。不留针。局部刺睛明穴附近2~3针，用细火针，进针勿深。治疗10次后，已很少流泪，基本恢复正常。

【按语】《诸病源候论》云："夫五脏六腑皆有津液，痛于目者为泪，若脏气不足，则不能收制其液，故目自然泪出。"《审视瑶函》认为冷泪是因"津液耗伤，肝气渐弱，精膏枯涩，幽阴已甚"。大椎可以壮阳通督，阴阳互根互生，五脏水火得济，阴充阳固，配合局部火针点刺，则冷泪可收。

冷泪症可采取上法治疗，如属于热泪症则可选用曲池、合谷等穴清热明目，毫针刺法。

11. 胬肉攀睛

胬肉攀睛相当于西医的翼状胬肉。

【病因病机】本病常因风沙、阳光或慢性炎症长期刺激白睛表层，加之心肺两经风热壅盛，经络瘀滞或食辛辣之物过多，以致脾胃湿热蕴蒸，循经上犯于白睛所致。

【临床表现】初起多无自觉症状，或仅微痒微湿，眦内赤脉如缕，白睛表层日渐变厚，呈三角形肉状胬起，尖端朝向黑睛，横贯白睛，攀侵黑眼。

【治疗】

治法：祛风散热，活血化瘀，疏通经络。

取穴：阿是穴。

刺法：以平头火针，点烙红肉处。

【典型病例】 杨某，男，59岁。发现右眼自内眦有肉状胬起，色红赤，横贯白睛，伴眵多，泪多。望诊：舌红苔黄。切诊：脉弦数。辨证：风热内蕴，气血郁滞。治则：祛风散热，活血化瘀。取穴：阿是穴。刺法：以平头火针，点烙红肉处。治疗4次后，肉状胬起的尖头已退至黑白睛交界处的外面，眵泪大减。治疗8次后，肉状胬起基本消失。

【按语】《医宗金鉴》云："胬肉攀睛……初起紫金膏点效，久宜钩割熨烙攻"，其中的熨、烙均与火有关，贺老以平头火针烙灼胬肉，使其萎缩而消除，效果显著。但这种方法对医生的技术要求高，操作难度较大，初学者应谨慎使用。

三、强通法

本法指的是放血疗法，即用三棱针或其他针具刺破人体一定部位的浅表血管，根据不同的病情，放出适量的血液而治疗疾病的针刺方法。针具主要用三棱针，即《灵枢》中所说的"锋针"。其具体刺法有"络刺"、"赞刺"、"豹文刺"等不同记载，均属于强通的范畴。从中医学"祛瘀生新"的理论来看，此种方法属于治本之法。自古人用砭石刺破皮肤起，放血疗法至今已有漫长的历史。刺血而调气，气血通畅则疾病可愈。贺老多用此方法治疗血瘀络阻之疼痛等病证，方法简捷，效如桴鼓。关于刺血疗法出血量的多少非常值得重视。《内经》屡次提出放血要放到"血变为止"，清代徐大椿以赤为止，否则病必不除而反为害（《医学源流论》）。贺老在运用本法中，突出了一个"强"字，对丹毒、静脉曲张、静脉炎等病临床操作时在地上铺上报纸，令患者将肢体抬起，用三棱针放血，让血液自然流出，一般不用止血，待到血色由紫暗转至鲜红后出血会自止。

（一）历史沿革

早在石器时代，就产生了放血疗法的萌芽——砭术。早期文献《五十二病方》中就有记载。砭石是最早的针灸用具。1972年，一枚战国时期的砭石被出土，其一端呈卵圆形可以用做按摩，另一端呈三棱型可以刺破皮肤排放脓血。很多资料都证明，砭石最初是用于破开痈肿、排放脓血的。《黄帝内经》一书使放血疗法初步形成了理论体系。书中对放血疗法从针具、方法到治病机理、适应证等方面都进行了论述。《灵枢·九针十二原》对针具的描述曰："四曰锋针，长一寸六分"关于具体操作方法，经文中提及的"络刺"、"豹文刺"、"赞刺"都属放血疗法的范畴。关于放血疗法的机制，《灵枢·小针解》曰："菀陈则除之者，去血脉也。""泻热出血"。对放血疗法的适应证，本书更是进行了大量的论述。《素问·三部九候论》曰："经病者治其经，孙络病者治其孙络血……"《灵枢·厥病》曰："头痛甚，耳前后动脉涌有热，泻出其血。"《灵枢·官针》还指出放血疗法可以治疗痈肿等。《刺络论》还专门论述了放血方面的问题。总之，《黄帝内经》为放血疗法奠定了理论基础。

古代名医扁鹊曾用放血疗法治疗"尸厥"。汉代医学家华佗创造性地把放血疗法用于"红丝疗"。相传华佗在曹操头部针刺出血，治好了曹操的"风眩病"。

晋唐时代，放血疗法有所发展，皇甫谧所著《针灸甲乙经》一书，专门列出了《奇邪血络》一篇。葛洪在《肘后备急方》中记载："疗急喉咽舌痛者，随病所左右，以刃锋截手大指后爪中，令出血即愈。"孙思邈用放血疗法治疗腰肿重痛、疗肿等证。王焘的《外台秘要》则记载了放血拔罐疗法。

宋元时期，放血疗法被提高到一个新的水平，取得了突出成就。放血疗法的应用范围更加广泛。宋代楼全善在《医学纲目》中记载一男子喉病，在太溪穴刺出黑血半盏而愈。金元时期，学术争鸣，放血疗法也取得了很大进展。张子和主张"祛邪"，将放血作为发汗方法之一。其《儒门事亲》虽是一部内科专著，其中也突出地提到

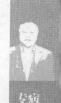

放血的方法。他对某些外科病的治疗，放血量很大，疗效显著。李东垣虽善用温补脾肾之法，对于一些实热证，也常放血治疗。朱丹溪的《丹溪治法心要》也记载了放血疗法治疗霍乱、喉风等。

明清时期，放血疗法又有所进展。高武在《针灸聚英》中介绍了很多放血疗法的适应证。杨继洲的《针灸大成》则辑录了大量有关文献。明末清初，瘟疫蔓延，医家们将放血疗法用于瘟疫的治疗，取得了成功。

放血疗法历史悠久，随着各朝代的发展，放血疗法得到了广泛的应用。不仅在中国如此，在世界上，这种疗法也起源于很久以前，被很多国家和地区的人们所接受，甚至曾经成为流行的疗法。古代埃及的医生们经常采用"放血术"治病。中世纪阿拉伯的著作《医典》中也详尽地描述了放血法。虽然放血疗法已遍及世界，但是仍属中国的起源最早，体系最完善，应用最为广泛。

（二）治病机理

放血疗法的治病机理可以从经络学说和气血学说两方面分析。

《灵枢·经脉》曰：经脉者，所以能决死生，处百病，调虚实，不可不通。经络具有由里及表，通达内外，联络肢节的作用，经络联系了人体各脏腑组织器官，并将气血运达全身，以保证人体正常生理活动。如经络不通可致脏腑失和，阴阳失衡，从而引发各种病证。如外邪侵袭，由表入里，通过经络内传脏腑，也可引发病证。《素问·缪刺论》曰："夫邪之客于形也，必先舍于皮毛，留而不去，入舍于经脉，内连五脏，散于肠胃。"

络脉是经脉分出的斜行支脉，大多分布于体表，从络脉分出的细小络脉为"孙络"，分布于皮肤表面的络脉为"浮络"。别络、孙络、浮络，从大到小网罗全身，具有加强十二经表里两经之间的联系和由体内向体表灌渗气血以濡养全身的作用。《素问·皮部论》曰："百病之始生也，必生于毫毛……邪客于皮则腠理开，开则邪入客于络脉，络脉满者注入经脉，经脉满者入舍于脏腑也。"可见络脉同样也是外邪由皮毛内传脏腑及脏腑之间及脏腑与体表组织之间病变相互影响的途径。

气血是人体脏腑、经络等组织器官进行活动的最主要的物质基础。气为血之帅，可以生血、行血、摄血，而血为气母，二者相互依存，相互制约，相互为用。气血的异常是人体发生病证的重要病机之一。当病邪侵袭人体或脏腑功能失调以致气血瘀滞时，络脉本身也会出现相应的瘀血现象，所谓"病在血络"。放血疗法正是以此理论为指导，形成了独特的理论体系。针对"病在血络"这一致病机理而直接在络脉施用放血疗法，既可使恶血外出，迅速祛除邪气，又可通过直接刺血而调气，气血调和，则经络通畅，脏腑平衡，从而治愈疾病。

现代医学研究发现，放血疗法可以调节人体多个系统，是通过很多途径而治疗疾病的。如放血疗法可改善血管弹性，扩张血管，改进微循环；对神经、肌肉的生理功能有良好调整作用，并可调动人体免疫机能，激发体内防御功能；还可以退热，并对消化、呼吸、内分泌等各方面均有良性调节功效。

（三）特点和作用

1. 特点

放血疗法具有操作简单，副作用少，适应证广，取效快捷等特点。此种方法无特殊设备要求，紧急情况下，即使普通缝衣针经消毒后也可作为工具使用。只要注意消毒，按要求操作，是比较安全的，且不像药物那样有不良作用。各科疾病都可采用放血疗法治疗。目前，有报道的，放血疗法所治疗的疾病已达百余种，涉及范围很广。很多疾病采用放血疗法后，可收到立竿见影之效。

2. 作用

（1）退热：中医认为，外感、阳盛、阴虚均可引起发热。徐灵胎曰："邪气因血以泻，病乃无也。"张景岳曰："三棱针出血，以泻诸阳热气"，都充分肯定了放血疗法的除邪泻热功效。气血相互依存，放血而出，邪气及过盛的阳气亦随之泻出，阴阳气血平衡，而热自消。阴虚发热不宜采用放血疗法。

（2）止痛：之所以产生疼痛，源于经脉不畅，气血阻滞，所谓"痛则不通"，放血疗法直接迫血外出，使气血调和，经脉通畅，也即"通则不痛"。故临床上很多痛证，如血管神经性疼痛、咽喉痛等，放血后，疼痛即可明显减轻或痛止。

（3）解毒：《备急千金要方》曰："蜂、蛇等众毒虫所螫，以针刺螫上出血。"古人在很久以前即已了解放血疗法的解毒功效。放血不仅使毒邪随血排出，还可抑制毒邪扩散，理气调血，使机体恢复正常。对红丝疗、毒邪壅盛的疮疡等有满意的疗效。

（4）泻火：火可有外感邪气而来，又可由内而生，如心火上炎、肝火亢盛、胆火横逆等。"火为热之极"，"气有余便是火"。火为阳邪，易耗气伤津，生风动血，易入血分而发为疮疡。放血后，火息血畅气调，邪气得以平复，心、肝、胆等脏腑亦趋于平衡。因此，对于外感之温热邪火以及心火亢盛的口舌生疮、神昏谵语、肝胆火旺引发的暴发火眼、头晕目眩等症，都宜用放血疗法。

（5）止痒：痒证，多与风邪有关。邪气多依附于风而侵犯人体，风性善行而数变。"治风先治血，血行风自灭"这是治风邪的重要治疗原则。放血后，血脉通畅则风邪无所存留，风祛则痒止。因此，很多皮肤科疾病常用放血疗法治疗。

（6）消肿："肿"大多由气血滞涩，经络瘀阻而成。"瘀血不去，新血不生"，依据"菀陈则除之"的治疗原则，使用放血疗法直接排除经络中瘀血，以使经络畅通无阻，肿自然可消。

（7）除麻：麻木之症，多因气虚难运乏力，不能帅血达于肌肤，麻木以肢端最为常见，毫针针刺井穴或十宣穴，放出少量血液，血行则气通，气机得以鼓动而帅血液达于肢端，濡养肌肤而麻木自止。

（8）镇吐：呕吐的病机为胃气上逆，外邪犯胃、饮食停滞、肝气犯胃等多种原因可造成呕吐。放血能泻热降逆，疏导气机，调节消化系统，从而使胃气平，呕吐止。

（9）止泻：肠胃积滞化热和时疫疠气所造成的泄泻最宜放血治疗。放血泻热解毒，调畅气机，升清降浊而止泻。

（10）救急：放血疗法有启闭醒脑、凉血开窍之效。《素问·缪刺论》载"尸厥"之证，就以刺血为要。凡卒倒、昏厥、狂痫等急证，放血为简便有效的救急措施。

（四）操作

1. 针具

放血疗法依据不同的需要和条件选择不同的针具。临床上常用的有以下4种，辅助用具两种。

（1）三棱针：尖端呈三棱形，针尖锋利，针体较粗，古称"锋针"。一般用不锈钢制成，分大、中、小三号。是临床放血的主要针具之一。《针灸摘英集》曰："泻热出血，发泄痼疾宜此。"一般在需要放血量较多时使用。

（2）毫针：放血时一般用1寸针，在需要出血量较少时使用。小儿及虚性患者较为适宜。

（3）梅花针：即皮肤针、七星针，由5～7枚不锈钢针集成一束，或如莲蓬形固定在针柄的一端而成，是在古代镵针的基础上演变而成。适用于浅刺皮肤出血，具有刺激面广、刺激量均匀、使用方便等优点。

（4）火针：同毫针一样，由针尖、针身、针根、针柄、针尾组成。经烧灼后使用，分为粗、中、细三型。既需使用火针又需放血时最宜。

（5）火罐：可作为放血时的辅助用具。火罐有竹罐、陶罐、玻璃罐等。拔罐法是以罐为工具，利用燃烧排除罐内空气造成负压，使之吸附于一定部位，使其被拔部位充血、瘀血的治疗方法。刺络后拔罐可加强放血治疗的作用。玻璃罐较为常用。目前也有人使用真空罐。

（6）橡皮止血带：四肢、肘窝、腘窝等处放血时常作为辅助工具使用。将此带系在穴位的上端或下端，使静脉努起，然后刺血而出。

另外，注射针头、小手术刀片等也可作为放血用具。

2. 辨证和取穴

（1）辨证

①整体辨证：首先要仔细观察患者的神色、形态，根据患者的体质状态、神气盛衰确定治疗方案。放血的部位、深浅、出血量的

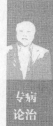

多少因具体情况而异。张景岳注解《素问》时指出："适肥瘦出血者，谓瘦者浅之，少出血；肥者深之，多出血也。"《素问·调经论》曰："神有余则泻其小络之血出血，勿之深斥，无中其大经，神气乃平。神不足者，视其虚络，按而致之，刺而利之，无出其血，无泄其气，以通其经，神气乃平。"

其次，当详辨虚实寒热。辨证为实证、热证的，放血疗法最宜。《类经图翼》曰："凡肾与膀胱实而腰痛者，刺出血妙，虚则不宜刺，慎之。"但虚证、寒证并非放血疗法的绝对禁忌。《灵枢·癫狂》曰："短气、息短不属……去血络也。"此处所列的症状当属虚证。也有人认为出血可以养血。临床中，辨证为虚证、寒证时，选择放血疗法应谨慎，即使确实需要放血，也应轻手法，浅刺，少量出血即可。

再次，应知疾病的标本缓急。"急则治其标"，如昏迷、惊厥、高热等危急之症，先放血以醒脑开窍、泻热启闭，然后再根据不同病因具体治疗。不仅如此，放血疗法还可以防止病邪入里，阻断疾病的发展。《素问·离合真邪论》指出："此邪新客，溶溶未有定处也，推之则前，行之则止……刺出其血，其病立已。"

②局部辨证：放血疗法直接作用于血络，血络不仅是治疗部位，也可作为诊断依据之一。通过观察脉络的形态以及血色，可辨明疾病的寒热属性以及病邪的深浅进退。《灵枢·经脉》曰："凡诊络脉，脉色青则寒且痛，赤则有热。胃中寒，手鱼之络多青点；胃中有热，鱼际络赤；其暴黑者，留旧痹也；其有赤、有黑、有青者，寒热气也；其青短者，少气也。"《痧胀玉衡》曰："发晕之时，气血不流，放血亦无紫黑毒血流出，即有些须，亦不能多，略见紫黑血点而已，此痧毒入深，大凶之兆也。"一般说来，放血即出，色鲜红，质正常，表示病邪轻浅；血出较缓，色黯红，质黏稠，则邪盛；若放血则疾涌出，色黑紫，质黏稠，当属血热毒盛或瘀血阻络；若出血慢，血量少，质稀薄者，多属正气不足。察血络只能是协助手段之一，辨证仍需四诊入手，整体出发，全面分析。

（2）取穴

①取穴原则：放血疗法的穴位选择也符合常规针灸处方的组成规律，即近部取穴，远部取穴和随证取穴。

近部取穴：每一个腧穴都能治疗所在部位的局部和邻近部位的病证。如《素问·刺疟论》载："骱酸痛甚，按之不可，名曰胕髓病，以镵针针绝骨出血，立已。"绝骨即为近部取穴。

远部取穴：在病痛较远的部位取穴，可取所病脏腑本经腧穴，也可取表里经或相关经脉中的腧穴。如《灵枢·五邪》曰："邪在肾……腹胀腰痛，大便难，肩背颈项痛……取之涌泉、昆仑，视有血者尽取之。"

随症取穴：亦即辨证取穴。如外感发热，可取大椎、合谷、曲池放血退热，昏迷可取人中、十宣等放血醒神。

以上取穴三法，既可单独使用，也可配合使用。

②取穴特点：放血疗法除按符合以上取穴原则的方法取腧穴治疗外，还常按病变部位取穴，二者又分别具有以下特点。

按腧穴取穴：首先，放血疗法选用特定穴较多，因井、荥、输、经、合、原、络、俞、募及八脉交会穴等特定穴，具有特殊的治疗作用，故常作首选。如"病在脏者，取之井。"《针灸大成》记载："凡初中风跌倒，卒暴昏沉，痰涎壅滞，不省人事，牙关紧闭，药水不下，急以三棱针刺手指十二井穴，当出恶血。又治一切暴死恶候，不省人事及绞肠痧，乃起死回生妙诀。"

放血疗法选用奇穴也较多。奇穴具有一定的穴名和明确的位置，但未列入十四经系统。这些奇穴对某些病证具有特殊的治疗作用。如耳尖、太阳放血治疗红眼病，四神聪放血治疗高血压等。

常规取穴外放血疗法还经常选用经验穴。如耳背血管放血治疗头痛、头晕；身柱、大椎放血治疗疟疾。

按部位取穴：

a. 取反应点：某些疾病的发生发展过程中，在经络循行的通路上或在某些穴位上，会有压痛，或类似丘疹样改变，这些就是反应点，有些反应点不明显，但经摩擦后，可显示。丘疹样点可呈褐色、粉红、灰白、棕褐色，也可表现为结节或突起，或出现瘢痕。这是体内脏腑之气在皮部的反应。因为十二皮部是十二经脉之气表现于体表的部位，也是络脉之气散布的所在。故在反应点放血，可以调节经脉之气，治疗脏腑病变。《针灸聚英》记载："偷针眼，视其背上有红点如疮，以针刺破即差。"易呈现反应点的疾病很多，如痔疮，反应在腰骶部或"八髎"；痤疮，反应在背部；急性腰扭伤，反应在上唇系带等。

取血管显露处。头面、舌下、腘窝都为静脉显露之处，有些穴位周围的静脉也比较明显。发生病变时，静脉的形态、颜色均可能发生变化，在该处放血，易于出血，取效快捷。《灵枢·厥病》曰："厥头痛，头脉痛……视其头动脉反盛者，刺尽出血。"《医林改错》曰："瘟毒流行……用针刺其胳膊肘里弯处血管，流紫黑血，毒随血出而愈。"

b. 取病灶局部：《疮疡全书》中记载了治疗丹毒的方法："三棱针刺毒上二三十针"，即直接在病灶处放血。疮疡、急性扭挫伤及多种皮肤病都适合此法治疗。

（3）刺法

①速刺法。即点刺法。先在针刺部位揉捏推按，使其充血，然后右手持针迅速刺入皮下0.5~1分，立即出针，挤压针孔周围，使血液流出数滴即可，最后以消毒干棉球按压针孔。此法用于井穴、十宣穴及耳尖等末梢部位。面部穴位放血也多用速刺法，如印堂等皮肉浅薄部位可提捏进针，即左手拇食指将针刺部位的皮肤捏起，右手持针，从捏起的上端刺入，点刺即可。

②缓刺法：适用于浅表静脉放血，如尺泽、委中等肘窝、腘窝部位放血最宜此法。操作时用橡皮止血带系在所刺部位的上端或下端，施术者右手拇食中三指持三棱针，对准穴位或静脉努起处，徐徐刺入0.5~1分深，然后将针缓缓退出，血即随针流出，停止放血时，将橡皮止血带解开，用消毒干棉球揉按针孔，血即可自止。

③挑刺法：适用于胸部、腹部、背部、头面部穴位及肌肉浅薄的部位，如很多疾病发生时会在身体的不同部位显示出类似丘疹的反应点，挑刺这些反应点，即可治疗疾病。施术者左手按压施术部

位的两侧，或夹起皮肤，使皮肤固定，右手持三棱针，将表皮挑破，使血或黏液流出，最后行无菌消毒。

④散刺法：用三棱针在病灶周围上下左右点刺数针或几十针，然后用手轻轻挤压局部，使之出血。此法多用于痈肿、痹证及皮肤病等。

⑤叩刺法：此法常用梅花针，将针具和皮肤消毒后，针尖对准叩刺部位，使用手腕之力，将针尖垂直叩打在皮肤上，并立即提起，反复进行。根据不同情况分别选用弱、中、强三种刺激强度，可使局部微量出血。神经性皮炎、顽癣等皮肤病，神经性疼痛及皮肤麻木等症均宜于此法治疗。

⑥针罐法：多用于躯干及四肢近端等肌肉丰厚处，是一种针刺后加拔火罐的治疗方法。消毒后，先用三棱针或皮肤针针刺局部，然后再局部拔罐，5～10分钟后，待罐内吸出一定的血液时，起之。丹毒、扭伤、乳痈、白癜风、痤疮等疾病可采用此法治疗。

⑦火针法：是一种火针和放血结合的疗法，具有双重功效。将火针烧热后刺入一定的部位，使血液流出。此法多用于治疗下肢静脉炎、下肢静脉曲张、血管瘤、疔毒等病证。

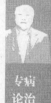

（五）注意事项和禁忌

1. 注意事项

（1）取穴准确：取穴准确与否，直接影响疗效。不应因是放血疗法就忽略其重要性。在取反应点时，应注意与毛囊炎、色素斑等鉴别。

（2）消毒严格：操作时因针具直接刺入血管内，很容易引起感染，又因三棱针及火针等针具相对粗大，针孔不易闭合，所以针前针后部位都应严格消毒，预防感染。针具的消毒可采用汽锅、煮沸或药物浸泡等方式。消毒针刺部位时应注意方向，从其中心向四周环行擦拭。施术者的手指也应用75%酒精擦拭，操作时应尽量避免手指直接接触针体，如必须接触时，可采用酒精干棉球作间隔物，以保持针身无菌。放血后，如针孔较细小，针刺部位较少，可分别用消毒干棉球擦拭即可。如针刺部位密集，针孔较粗大，皮肤无其他破损时，应用75%酒精涂擦消毒，最后再以干棉球按压。

（3）针具锋利：操作前应仔细检查针具，针尖、针刃锋利，方可治疗。皮肤针针尖必须平齐、无钩，针柄与针头连结处必须牢固，以防叩刺时滑动。若针具锈蚀、弯曲应弃之不用。若针尖不正、有钩、过钝时，都会给病人造成不必要的痛苦，影响治疗效果。因此，针具应随时检查，经常维修。

（4）刺法娴熟：进针要快，持针要稳。操作时，应使全身力量贯注手臂，运于手腕，到达针尖，然后再针。应注意对指力和手法的锻炼，可在纸垫上练针，要熟练掌握后，才能做到心中有数，运用自如。

（5）出血适量：临床上应根据十二经气穴的多少及其运行情况以及患者病情的不同状态决定是否放血以及放血量的多少。《灵枢·官能》曰："用针之理，必知形气之所在，左右上下，阴阳表里，血气多少。"《素问·血气形志》曰："夫人之常数，太阳常多血少气，少阳常少血多气，阳明常多气多血，少阴常少血多气，厥阴常多血少气，太阴常多气少血。""多血"的三经为太阳、阳明、厥阴，故最宜放血。少血之经则不宜放血或应少量放血。诊治过程中，应结合具体情况，多方面综合考虑。一般情况下，穴位点刺出血时，3~5滴即可，如在静脉处放血，血色由深变浅时则可停止。

2. 禁忌

放血疗法属于强通法，不可妄施。从患者的选择，到操作手法、部位的选择等方面，都应格外注意。

（1）患者：阴血亏虚的患者应慎用此法，如重度贫血、低血压、有自发性出血倾向或扭伤后血不易止者等都不宜选用。大汗及水肿严重者亦禁用。孕妇及有习惯性流产患者，也不可贸然放血。大劳、大饥、大渴、大醉、大怒者，应使其在休息、进食或情绪稳定后再予治疗，以免发生意外。《灵枢·血络论》曰："脉气盛而血虚者，刺之则脱气，脱气则仆。"《灵枢·始终》指出："大惊大恐，必定其气乃治。乘车来者，卧而休之，如食顷乃刺之。出行来者，坐而休之，如行十里顷乃刺之。"不仅毫针刺法如此，放血尤应注意。

（2）手法：针刺手法不宜过重，针刺深度应适宜，禁忌针刺过深，以免穿透血管壁，造成血液内溢，给患者增加痛苦。

（3）部位：在临近重要内脏的部位，切忌深刺。《素问·刺禁论》曰："脏有要害，不可不察。"如胸、胁、腰、背、项部等处，应注意进针角度和深度，否则可造成生命危险。因动脉和大静脉不易止血，故应禁止放血。大血管附近的穴位也应谨慎操作，防止误伤血管。《素问·刺禁论》载："刺臂太阴脉，出血多立死"，"刺郄中大脉，令人仆脱色"。如果不慎刺中动脉，应立即用消毒干棉球按压针孔，压迫止血。

古人曾罗列出 20 多个穴位禁针：脑户、囟会、神庭、玉枕、络却、承灵、颅息、角孙、承泣、神道、灵台、水分、神阙、会阴、横骨、膻中、气冲、箕门、承筋、手五里、三阳络、青灵等。孕妇的合谷、三阴交、石门以及腰骶部穴位等禁针。从现在看来，有些穴位并非绝对不可针刺，但在临床中还是应谨慎选择和操作，放血疗法尤为如此。

（六）适应证及验案

放血疗法具有开窍泻热、消肿止痛、调和气血、通经活络等多种作用，可以治疗各种实证、热证、瘀血、疼痛等。目前较常用于某些急证和慢性病，如晕厥、高热、中暑、中风闭证、急性咽喉肿痛、目赤红肿、疔痛初起、久痹、头痛、肢体末端麻木等症。

1. 急性结膜炎

急性结膜炎是常见的眼病，由病毒、细菌或衣原体的感染，以及机械性、化学性、物理性等直接对结膜的刺激所致。多发生于春夏暖和季节，具有传染性和流行性。中医称之为"暴发火眼"、"天行赤眼"，民间称为"红眼病"。

【病因病机】感受时气邪毒，或兼肺胃积热，内外合邪，交攻于目，以致经脉阻滞，气滞血瘀而发病。

【临床表现】眼目红赤，眼部发痒、灼热、异物感，有时出现刺痛和畏光流泪，睑胞肿胀，分泌物增多，视物模糊等。可一眼先发或两眼齐发，或伴有发热、咽喉痛等全身症状。

【治疗】

治法：清热解毒，化瘀通络。

取穴：耳尖、太阳、背部痣点、内迎香、眼睑内侧。

刺法：三棱针放血。

【典型病例】黎某，女，16 岁。游泳后感觉左眼不适，发痒，约 1 小时后，右眼也感到不适，继而双目畏光，流泪，疼痛难忍。纳可，二便调。望诊：双球结膜充血。舌红苔黄。切诊：脉数。辨证：风热毒邪，上攻于目。取穴：耳尖、太阳。三棱针快速点刺，放血各 3~5 滴。治疗后，痒痛减轻，共治疗 3 次痊愈。

【按语】耳尖、太阳、背部痣点、内迎香、眼睑内侧都属于经外奇穴，太阳、眼睑内侧有调畅局部气血之意。《奇效良方》记载太阳："治眼红肿及头痛。"内迎香出自《扁鹊针灸神龙玉龙经》，经中言："心火炎上两眼红，好将芦叶搐鼻中，若还血出真为美，目内清凉显妙用。"穴位位于鼻孔内，鼻翼软骨与鼻甲交界的黏膜上，可以清热明目，消肿通络。

放血治疗本病，可以泻热解毒，通调经脉，是很常用的有效方法。耳尖、太阳、背部痣点、内迎香、眼睑内侧等穴位，可以轮流应用，一般每次选用 2~3 个。治疗的同时，要注意隔离和用眼卫生，防止传染。

2. 麦粒肿

麦粒肿即眼睑腺炎，又称"针眼"、"偷针眼"、"眼丹"，是皮脂腺受感染而引起的一种急性化脓性炎症。

【病因病机】脾胃蕴热，或心火上炎，复外感风热，积热与外风相搏，瘀结于眼睑，而发为本病。

【临床表现】睑缘局限性红肿硬结，伴有痛感，红肿渐形扩大，数日后硬结顶端出现黄色脓点，最后破溃流出。或伴有口渴、便秘等症。

【治疗】

治法：疏风明目，清热泻火。

取穴：耳尖、耳背静脉。

刺法：三棱针放血。

【典型病例】

（1）钱某，女，50 岁。左眼上睑红肿 2 天。2 天前晨起发现左眼痒痛，眼睑红肿，有硬结，自服牛黄上清丸无效，且眼睑局部肿胀加重，伴有小便黄，大便干，要求针灸治疗。望诊：左眼睑局部红肿，局部有一硬结。舌苔黄，舌边尖红。切诊：脉滑。诊断：麦粒肿。辨证：脾胃伏火，风热相搏。治则：清热泻火，疏风散结。取穴：患侧耳尖，三棱针快速刺入，放血 3 ~ 5 滴。第 2 天复诊，麦粒状局部红肿稍减，疼痛减轻。取穴：耳背静脉，放血。治疗 2 次而愈。

（2）魏某，男，26 岁。左眼上眼睑红肿 3 天。3 天来红肿加重，疼痛亦甚。纳可，二便调。望诊：左眼上眼睑已有硬块及脓头凸起。舌淡红，苔薄黄。耳背上部静脉淤血明显，色暗。切诊：脉浮数。诊断：麦粒肿。辨证：风热上扰。治疗：疏风散热。取穴：耳背上部静脉，三棱针放血 5 滴。治疗 1 次即溃脓而愈，局部未留疤痕。

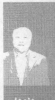

【按语】放血疗法治疗麦粒肿有很好的疗效，而且取穴单一，操作简便，经 1 ~ 3 次治疗后，全部有效。治疗本病的取穴方法很多，如文献曾有独取二间、后溪、瞳子髎等治疗麦粒肿的记载，大多采用放血的方法。

3. 舌肿

舌肿是指舌体肿大或舌根下生小舌，以致舌体疼痛的病证。

【病因病机】风热外袭，七情郁结，心火暴盛，过食辛辣厚味，胃热壅盛，循经上炎；阴血耗伤，舌体失养等原因均可发生舌肿之症。

【临床表现】舌体肿大，或舌下生有小舌，舌体不能转动，疼痛，重则不能言，难纳食，流涎。

【治疗】

治法：清热泻火，调和气血。

取穴：阿是穴。

刺法：三棱针放血。

【典型病例】费某，女，60 岁。舌下肿物疼痛 1 周。舌下生一肿物，如枣大，红肿疼痛，影响说话及咀嚼已 1 周。平时喜食辛辣之物，并有饮酒嗜好。望诊：患者体胖，面微红，舌质红，苔薄黄，舌下稍偏右侧有一肿物如枣大，色红赤，坚硬。切诊：脉滑数。辨证：心胃蕴热，循经上炎，气血壅滞，郁而为结。治则：清热泻火，通调气血，散结通络。取穴：阿是穴（肿物局部）。刺法：以锋针速刺肿物局部5针，放出恶血数口，肿物顿时消退。针刺后，患者即感觉疼痛减轻，次日即敢说话及咀嚼食物，肿物消失。

【按语】《灵枢·始终》、《诸病源候论》等书中记载了本病，又有"木舌"、"重舌"之称。清代景冬阳撰写的《嵩崖尊生全书》中记载："木舌即舌肿，色如猪肝不能转动，或满口胀塞，粥药不入，是心脾壅热发于舌尖或舌两旁，刺出紫血。"此时毫针刺法已不能中病，必须放血强通才能使恶血尽出，经脉通畅。也可配合金津、玉液放血治疗，《世医得效方》云："治舌强肿起如猪胞，以针刺舌下两边大脉，血出即消。"

四、三通法的综合应用

以上疾病分别采用微通、温通、强通治疗，但大部分疾病需要结合不同的方法，才能取得更好疗效。下面介绍三通法的综合应用。

1. 中风

中风以突然昏仆、半身不遂、肢体麻木、舌謇语塞等为主要临床表现，属于脑血管病范畴。

【病因病机】多种原因导致脏腑经络功能失调，阴阳逆乱，气血不畅，均可发生中风。如体质肥胖，嗜食肥甘，痰湿内生，郁而化热，脾胃虚弱，化生乏源，气血不足，瘀血阻络或因房室不节，劳累过度，肾阴不足，肝亢化风，遇忧思、恼怒等致病。

【临床表现】可分为中脏腑和中经络，二者以是否有神志障碍而区分，中脏腑表现为昏仆，不省人事等，病情急重。中经络者神志尚清，表现为肢体或语言障碍，病情较轻缓。

（1）中脏腑

①痰热内闭心窍：平素多有眩晕、麻木之症，情志相激，病势突变，神志恍惚、迷蒙，半身不遂而肢体强痉拘急，便干便秘，舌

质红绛，舌苔黄腻而干，脉弦滑大数。

②元气败脱，心神散乱：突然神昏，神愦，肢体瘫软，手撒，肢冷汗多，重则周身湿冷，二便自遗，舌萎，舌质紫暗，苔白腻，脉沉缓、沉微。

（2）中经络

①肝阳暴亢，风火上扰：半身不遂，口舌歪斜，舌强语謇或不语，偏身麻木，眩晕头痛，面红目赤，口苦咽干，心烦易怒，尿赤便干，舌质红或红绛，舌苔薄黄，脉弦有力。

②风痰瘀血，阻痹经络证：半身不遂，口舌歪斜，舌强语謇或不语，偏身麻木，头晕目眩，舌质暗淡，舌苔薄白或白腻，脉弦滑。

③气虚血瘀：半身不遂，口舌歪斜，舌强语謇或不语，偏身麻木，面色㿠白，气短乏力，口流涎，自汗出，心悸便溏，手足肿胀，舌质暗淡，舌苔薄白或白腻，脉沉细、细缓或细弦。

【治疗】

治法：开窍启闭，疏通经络，调和气血。

取穴

中脏腑：①痰热内闭心窍：四神聪放血（放血仅用于急性期），曲池、合谷、足三里、阳陵泉、太冲、中脘、天枢、丰隆。②元气败脱，心神散乱：隔盐灸神阙。

中经络：①肝阳暴亢，风火上扰：百会三棱针放血（放血仅用于急性期），四神聪、曲池、合谷、太冲。②风痰瘀血，阻痹经络：金津、玉液、曲泽、委中三棱针放血（放血仅用于急性期），四神聪、中脘、曲池、天枢、合谷、丰隆、太冲。③气虚血瘀：百会、气海、曲池、合谷、阳陵泉、足三里、太冲。

对症配穴

神志：①昏蒙嗜睡甚至昏迷：血压正常者针刺人中，血压高者十二井放血、十宣放血交替使用。②躁扰、失眠、乱语：本神。

失语：通里、照海、哑门。

头面五官：①眩晕：急性期四神聪放血，血压高者灸神庭。②头疼：合谷、太冲。③目失灵动，视物成双：臂臑。④饮水反呛，

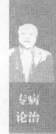

吞咽困难：天突、内关。⑤牙关紧闭：下关、地仓、颊车。⑥舌强语謇或伸舌歪斜：金津、玉液放血。⑦舌体萎缩或卷缩：风府、风池、哑门。⑧流涎：丝竹空。

肢体：①上肢不遂：条口。②下肢不遂：环跳。③足内收：绝骨、丘墟。④强痉：火针局部取穴。⑤抖颤难自止：少海、条口、合谷、太冲。⑥麻木：十二井放血。

二便：①大便秘结：支沟、丰隆、天枢。②小便癃闭：关元、气海。③大、小便自遗：灸神阙。

刺法：急性期除气虚血瘀型外均用强通法，百会、四神聪、金津、玉液、十宣、十二井放血，均采用三棱针速刺法。曲泽、委中采用三棱针缓刺法。余穴用毫针刺，穴取患侧为主，平补平泻，留针30分钟，每日治疗1次。

恢复期、后遗症期诸穴以细火针点刺，之后毫针留针治疗。穴取患侧为主，平补平泻，留针30分钟，每日治疗1次。

【典型病例】王某，男，70岁。左侧半身活动不利，语言欠清2天。2天前晚饭时与家人生气，饭后突然昏仆倒地，约2分钟后苏醒，随即出现右侧肢体不遂，语言不利，口眼歪斜。送我院急诊，诊为"右侧基底节脑梗死"，经治疗，病情未见明显变化。纳可，夜寐欠安，二便尚调。患者平素性情急躁易怒。既往史：高血压病10年，最高200/110mmHg，平时间断服用降压0号。查体：神志清楚，不完全运动性失语，左面纹浅，伸舌左偏，左侧肌张力高，左侧上下肢肌力Ⅲ°，左上下肢锥体束征（＋），BP 170/95mmHg。舌质红，苔黄厚。脉弦滑数。辨证：阴虚阳亢、风痰阻窍。治法：滋阴潜阳，息风化痰。取穴：四神聪、曲池、合谷、丰隆、三阴交、太冲、太溪、涌泉。刺法：四神聪点刺放血，合谷、太冲、丰隆施以泻法，太溪、三阴交施用补法，余穴以得气为度。留针30分钟。每日治疗1次。经10次治疗，左手能持轻物，行走较有力，语言基本清晰，夜寐安。查体：伸舌稍左偏，左侧肌张力高，左侧上下肢肌力Ⅳ，BP 150/90mmHg。予患肢加用火针，停四神聪放血，其他治法同前。又经10次治疗，查体语言流利，肌力Ⅴ°，BP 140/85mmHg，临床痊愈。

【按语】"贺氏针灸三通法"可应用于中风病的各个阶段，现简单探讨其作用机理。中风急性期之实证以气血上逆、痰火内闭、瘀血阻痹等为表现，危、急、重是其病证特点，根据贺氏针灸三通法理论，必须用局部放血疗法以治血调气。此期应用放血疗法目的在于主要针对其病机发挥强通法清热泻火、止痛、镇吐、救急危症等方面作用。同时配合微通法以畅气机、行气血。下面分别论述。

(1) 清热泻火：心属火，心阳过亢则出现"火谵证"，如心烦不安，甚至神昏谵语，心主血，故放血可以直接减轻心阳过盛的病理状态。肝藏血，放血亦可治疗肝火妄动之病证。根据以上思路，针对急性期因颅压增高、血压高等因素出现的神昏、烦躁，甚至昏迷伴息粗、脉实、舌红、苔厚者给予三棱针放血疗法。针对阳盛发热。阳气盛必然导致血热，放血可消减血热，以减轻脉中的热邪，因而退热。人身之气以血为本，同时又随血出入，迫血外出能泻出过盛的阳气，从而改善了阳盛的状态，使机体的气血趋于平衡，而热自平。根据以上思路，将针对急性期因感染或其他因素导致出现身热、脉实、舌红、苔厚之实热者给予三棱针放血疗法。如对高血压患者用三棱针速刺四神聪，深度为 $1 \sim 2$ 分，挤出血液数滴。四神聪位于头顶部，其功效，《太平圣惠方》云："理头风目眩，狂乱风痫。"《类经图翼》云："主治中风，风痫。"该穴具有平肝息风潜阳之用，故对血压高患者用之有效。

(2) 止痛：中医学认为，"通则不痛，痛则不通。"意思是说，伴有疼痛的病证，其经脉中必有闭塞不通的地方，强通法直接迫血外出，疏泄瘀滞，畅通经脉，故疼痛可止。根据以上思路，针对急性期因颅压增高、高血压等因素出现的头痛给予三棱针放血疗法。

(3) 消肿："肿"大都由气滞血涩、脉络瘀阻直接造成，放血能直接排出局部经脉中"菀陈"的气血和病邪，以促使经脉畅通无阻，以达到消肿的目的。根据以上思路，针对中风所致舌强语塞或伸舌歪斜，脉实、舌红、苔厚者给予三棱针放血疗法。

(4) 镇吐：恶心呕吐多属于胃热或肝气横逆犯胃，放血能泻热

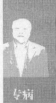

平肝逆。根据以上思路，针对急性期因颅压增高、血压高等因素出现的呕吐给予三棱针放血疗法。

（5）急症解救：综上所述，放血疗法可通过泻热凉血、起闭开窍、醒神清脑的作用急救卒中昏厥不省人事的病人，是有效的急救手段。

强通法在针具及针刺手法方面，针具主要包括三棱针、毫针、梅花针等。根据贺氏针灸三通法理论，放血手法根据不同症状，施术部位的不同分别采用5种，包括缓刺、速刺、挑刺、围刺、密刺。缓刺法适用于浅表静脉放血，如尺泽、委中、太阳等处速刺法，临床常用此法，如十二井穴放血及头面部穴位等多用。挑刺法适用于胸部、腹部、背部、头面部穴位及肌肉浅薄的部位。围刺法适用于痈肿、痹证、丹毒等。

恢复期以血瘀、痰凝、气机不畅致经脉失养为主证，主要用微通法以通调经脉，并根据需要配以温通之火针疗法。后遗症期多气虚血瘀、脉络痹阻而肢体废而不举或拘挛不伸，主要治以火针疗法温通经脉、行气活血。根据贺氏针灸三通法理论，火针疗法应用于恢复期、后遗症期，主要发挥其消癥散结、益肾壮阳、温中和胃、升阳举陷、止痛、除麻、定抽、息风等作用。

人体疾病不论外感内伤，其致病原因虽各种各样，但病机所在，不外气血不通、上下不达、表里不和，火针因其有针有热，故集中了针刺艾灸双重优势，可借助针力与火力，无邪则温补，有邪则祛邪。火针之热力大于艾灸，针具较一般毫针粗，所以可温通经脉，引邪外出，使经络通畅，气血调和，诸疾自愈。故火针除有借火助阳、温通经络、以热引热等作用外，还具有疏导气血的作用。其所消之癥结包括气、血、痰、湿等积聚凝结而成的肿物、包块、硬结等。瘀血、痰浊、痈脓、水湿等均为致病性病理产物，它们有形、属阴、善凝聚，一旦形成就会停滞于局部经络，致气血瘀滞，脏腑功能低下，引起各种病证，日久形成痼疾、顽证。火针借助火力，焯烙病处，出针后针孔不会很快闭合，如《针灸聚英》所云："火针打开其孔，不塞其门。"加之针具较粗，又可加大针孔，故使瘀血痈脓等有形之邪直接排出体外。火针则可治本排邪，同时借火助阳鼓舞血气运行，促使脏腑功能恢复，有事半功倍之效。此时若以毫针，功效则微，若以三棱针，只有刺络排邪而不能温经助阳、鼓舞气血运行。根据以上思路，将针对出现于恢复期及后遗症期的肌张力明显增高、关节活动度差甚至拘挛变形患者给予关节周围局部火针疗法，以降低肌张力，缓解挛缩，针对出现于恢复期气虚血瘀、脉络痹阻而肢体废而不举，以散结开滞，借火助阳鼓舞血气运行。

（6）益肾壮阳，升阳举陷，温中和胃：点刺肾俞、命门等，借助火针的热力使肾的气化功能加强，元阴元阳资源化生，达到益肾壮阳的作用。点刺足三里、内关、脾俞、中脘等穴，可使脾胃经脉行气行血，振奋脾胃阳气，使脾胃健运之功得以恢复，有助于疾病之恢复。火针点刺肾俞、命门、足三里、内关、脾俞、中脘等穴将用于恢复期兼有脾肾阳虚之证。

（7）解痉止挛：肌肉抽搐乃筋失血养所致，细火针烧红后点刺抽搐、拘挛之局部，可促使其血运行，加强局部血液供给，筋得血则筋柔而不拘急，抽搐自定。根据以上思路，将针对出现于恢复期及后遗症期的面肌痉挛用局部火针疗法。其他痉挛、癫痫须用强通法放血治疗。

（8）除麻：经络阻滞，阳气不能帅血濡养肌肤所致。火针治疗温经助阳、气至血通、麻木自除。

中风患者在康复期要配合肢体功能锻炼，可进行以下恢复四肢功能的训练：

坐在椅上，双足分开，与肩同宽，双手握拳，放在大腿上。头部慢慢地向左、向右侧各转5～10次。接着头部向上、向下动作5～10次。

双手握拳，向前平伸，上半身慢慢向前倾斜，双拳尽可能接触地面。接着上半身复原，双拳上举，上半身向后仰，操作5～10次。然后上半身向右转动，再向左转动，共5～10次。

双手和背部向前伸展，上半身稍微向前移动，准备站起，然后复原。操作5～10次。

臀部离开椅子，站起，但双腿仍保持弯曲的姿势。操作 5～10 次。

平卧，双手交叉，放在腹上，双腿弯曲，慢慢抬高臀部复原。操作 5～10 次。

2. 癫痫

痫证又名"羊痫风"，且反复发作，缠绵难愈。临床表现发作性神志异常，重者突然昏仆，神志丧失，口吐涎沫，两目上视，瞳孔散大，四肢抽搐，角弓反张，小便自遗，或大便失禁，或呕吐，或口中如做猪羊叫声，发过即苏，一如常人。部分患者发作后可遗面色苍白、精神疲倦、头痛头晕、周身酸楚等症。轻者为短暂的神志丧失，是谓"失神"，突然终止活动，中断谈话，面色㿠白，两目凝视，手中持物落地，头向前倾，上肢轻微颤动，发作一过，立即神志清楚。

【病因病机】先天因素如先天肝肾不足，气机逆乱，神不守舍，则发为痫证。积痰郁火可成为发病原因，痰由脾失健运，聚湿而生，火由五志过极或房劳过度而成，火邪煎熬津液亦可酿成热痰，且可触动内伏痰浊，使痰随火升，阻蔽心包，可使痫发。痰热亦可迷塞心窍，扰乱神明，引发癫痫。突然感受大惊大恐，惊则气乱，气血运行不畅，心神失养而发病。或因外伤，瘀血阻络，心神失和，脏腑失调而发。

【临床表现】

实证：突然昏倒，不省人事，牙关紧闭，口吐白沫，角弓反张，抽搐劲急，或有吼叫声，二便失禁等。

虚证：痫证日久，反复发作，抽搐强度减弱，精神委靡，神疲乏力，腰膝酸软等。

【治疗】

治法

实证：息风定痫，宁心化痰。

虚证：补益心脾，化痰镇静。

取穴

实证：大椎，腰奇。

虚证：大椎，腰奇，脊柱两侧夹脊穴。

刺法：用三棱针挑刺大椎、腰奇若干次，使其各出血 1~2 滴，然后叩拔火罐 10~15 分钟，使其出血少许。患者伏卧，用梅花针叩打第 1 颈椎至第 4 骶椎的脊柱及两侧，由上而下，叩打至皮肤红润或微出血为度，一周 2~3 次。

【典型病例】朱某，男，9 岁，家长代诉：患儿从 7 岁开始出现抽风，发作时间每月 1~7 次不等，面黄，抽时忽然跌倒，不省人事，继则斜视，口吐白沫，约半小时后苏醒，醒后疲乏，精神不振，经过针灸治疗症状好转，已有 8 个月未犯。现又发现抽搐，记忆力减退，食纳减少，睡眠、二便均正常。望诊：面色淡黄，舌质淡红，苔白。闻诊：语言清楚，声音低怯。脉象：滑数。辨证：痰饮郁滞中焦、中气不降、随肝胆之气上扰。治法：化痰饮，息风降逆。取穴：四神聪、中脘、颊车、地仓、合谷、太冲。针法：毫针点刺，不留针。每周针 1~2 次。第 10 诊家长代述从初诊到现在约两个月，始终未抽搐，精神好，唯记忆力仍较差。取穴：百会、上星、中脘、合谷、太冲。刺法：同前。第 16 诊家长代述从上次针后情况很好，一直未犯病，所以两个月未来诊治。但在一周前又连续抽搐两次，每日 1 次，约 10 分钟缓解，抽后四肢疲乏，精神欠佳，脉沉滑。此为阳气不足，不能化痰。取穴：大椎、腰奇。刺法：大椎针尖向下刺，腰奇针尖向上刺。均刺入 3 寸半深。共观察治疗半年，针治 9 次。随访 5 年，病情未犯。

专病
论治

【按语】本病是风动痰涌，阴阳逆乱，神明受蔽所致，故取大椎以清泄风阳，宁神醒脑。腰奇为经外奇穴，是古人治疗痫证的经验效穴。二穴配合应用为治疗癫痫的最基本配穴对穴，治疗虚、实证。因背俞穴分布于脊柱两侧，故用梅花针叩打，可作用于心俞、脾俞、肾俞、肝俞以达健脾益气、和胃化浊、滋补肝肾、潜阳安神的作用。大椎总督诸阳，腰奇通于髓海，二穴共调阴阳表里，治疗癫痫疗效确切。临床要注意施术。可根据具体辨证情况，分别加用四神聪、百会、上星、合谷、太冲等醒脑开窍。

针灸对痫证有一定的治疗作用，尤其近十几年来，由于科学的进步，增添了许多新的治疗方法，为进一步提高临床疗效开辟了更多的途径。但对大发作期间的治疗，因病人肢体抽搐，针刺时应防止事故。对癫痫持续状态，应进行及时的急救处理，以免延误治疗时机。患者须保持精神舒畅，防止过度疲劳及情绪波动，参加适当的体育锻炼，坚定战胜疾病的信心，可增加和巩固疗效。

3. 胸痹

胸痹是指以胸部闷痛，甚则胸痛彻背，短气，喘息不得卧为主症的一种疾病。多见于冠状动脉粥样硬化性心脏病。

【病因病机】素体阳衰，胸阳不足，阴寒之邪乘虚侵袭，寒凝气滞，痹阻胸阳而发病。饮食不节，脾胃运化失健，聚湿成痰，心脉受阻，胸阳失展而成胸痹。忧思伤脾，脾虚生痰；郁怒伤肝，肝郁气滞，二者均可阻滞心脉而发病。年迈体虚，肾脏渐衰，肾之阴阳不足可致心阳不振，心阴亏虚，而致胸阳失运，心脉阻滞，而成胸痹。

【临床表现】

阴寒凝滞：胸痛彻背，感寒痛甚，胸闷气短，心悸，重则喘息，不能平卧，面色苍白，四肢厥冷，苔白，脉沉细。

痰浊壅塞：胸闷胸痛，或痛引肩背，气息短促，肢体沉重，苔浊腻，脉滑。

心血瘀阻：胸部刺痛，固定不移，入夜更甚，时或心悸不宁，舌质紫暗，脉沉涩。

【治疗】

治法：温阳散寒，豁痰开结，活血化瘀。

取穴

主穴：膻中、内关透郄门。

阴寒凝滞：膻中、关元。

痰浊壅塞：中脘、丰隆。

心血瘀阻：然谷。

刺法：以泻法为主。膻中平刺0.5寸，内关直刺0.5～1寸，使针感上下传导为佳。阴寒凝滞型采用灸法。中脘、丰隆直刺1寸，然谷以三棱针放血。

【典型病例】刘某，女，60岁。胸闷胸痛5年余。患者5年余前开始胸部憋闷，时有心前区疼痛，呈刺痛，伴有气短，心慌，经含服硝酸甘油可缓解。每因劳累、生气等诱因发作。纳可，眠差，二便调。既往有高血压病史。望诊：舌质暗，苔白。脉沉细。辨证：气滞血瘀，心脉不畅。西医诊断：冠心病。中医诊断：胸痹。治则：益气活血，通利心脉。取穴：膻中、内关、郄门、然谷。刺法：毫针，内关透郄门，然谷放血。针刺后自觉胸中舒畅。随着针刺进行，发作程度，次数明显减少。针刺10次后，已少有发作。

【按语】膻中为气会，可调畅气机，气行则心脉可通内关为心包经络穴，别走少阳之经，且与阴维相会，"阴维为病苦心痛"，透穴内关、郄门活血止痛，二者共为主穴，宽胸理气止痛。灸膻中、关元温阳散寒。中脘、丰隆长于祛痰化浊。然谷为肾经荥穴，心与肾为同名经，然谷放血祛胸中瘀血，心脉通畅而痛可止。

针灸治疗胸痹效果可靠，针刺内关穴可使心肌缺血性心电图得到明显改善。临床急救时可用内关透郄门，可谓"一针三穴世间稀，救治冠心显神奇"。

4. 颈椎病

颈椎病又称颈椎综合征或颈臂综合征，多因颈部软组织损伤或发生慢性退行性变，产生椎体移位、骨质增生、椎间盘突出等病理改变，从而压迫、刺激颈神经根、脊髓、椎动脉、交感神经和颈部软组织而产生一系列临床症状和体征。中医学关于颈椎病的论述散见于"痹证"、"痿证"、"头痛"、"眩晕"、"项肩痛"。

【病因病机】风、寒、湿邪内侵；情志不遂，肝郁不舒，气滞血瘀；饮食不节，劳伤心脾，健运失司，气血虚弱，痰湿内停；高龄、房劳等原因造成肝肾不足，均可致气血不畅，筋脉阻滞，肌肉、关节失养，形成本病。

【临床表现】按颈椎病的发病节段分为上、下颈段颈椎病，按退变的椎间盘所激惹或压迫的主要结构所引起的临床征象，分为神经根型、脊髓型、椎动脉型、交感神经型、食管型、混合型等颈椎病。可见肢体麻木、头晕头痛、颈部疼痛、心慌气短等各种症状。

风寒湿型：颈、肩、上肢窜痛麻木，以痛为主，头有沉重感，颈部僵硬，活动不利，恶寒畏风，舌淡红，苔薄白，脉弦紧。

气滞血瘀型：颈肩部、上肢刺痛，痛处固定，伴有肢体麻木，舌质暗，脉弦。

痰湿阻络型：头晕目眩，头重如裹，四肢麻木不仁，纳呆，舌暗红，苔厚腻，脉弦滑。

肝肾不足型：眩晕，头空痛，伴耳鸣耳聋，失眠多梦，肢体麻木，面红目赤，舌红少津，脉弦。

气血亏虚型：头晕目眩，面色苍白，心悸气短，四肢麻木，倦怠乏力，舌淡苔少，脉细弱。

【治疗】

治法：祛邪扶正，通经止痛。

（1）毫针

取穴：主穴：大椎、大杼、养老、悬钟、后溪。配穴：风寒湿型配外关、昆仑。气滞血瘀配支沟、膈俞。痰湿阻络配列缺、脾俞。肝肾不足配命门、太溪。气血亏虚配肺俞、膈俞。

刺法：进针后捻转或用平补平泻手法，以得气为度，针颈部穴位，针感向肩背部下传，针肩部穴位针感下传至手指，留针30分钟，每日针1次，10次为1疗程。

（2）火针

取穴：取夹脊穴、阿是穴（痛点及肌肉僵硬处）。

手法：使用火针，将直径0.5mm，长2寸的钨锰合金针，置酒精灯上，将针身的前中段烧透至白，对准穴位，速刺疾出，深达肌腱与骨结合部，出针后用消毒干棉球重按针眼片刻，在每平方厘米病灶上，散刺2~6针，每周治疗2次，嘱患者保持局部清洁，避免针孔感染。

（3）火罐

取穴：行针前在颈部找到压痛点或阳性反应物，或相应穴位。

手法：选用大小适当的火罐，在拔罐部位皮肤呈现紫色或拔至10分钟时起罐，每日1次，10次为1疗程。

【典型病例】 李某，男，49岁。初诊日期：2001年11月14日。主诉：颈部不适及右上肢麻木近半年。病史：患者颈部不适及右上肢麻木近半年，未予诊治。3日前与朋友玩麻将1夜，颈部疼痛加剧，右上肢放射性疼痛，右拇、食、中指麻木加剧，3天来因疼痛加剧而夜晚不能入睡。颈部僵直，活动不利，肩胛上下窝及肩头有压痛，舌质紫暗有瘀点，脉涩弦。既往无其他慢性病史。查体：C3、C4棘突旁压痛明显，颈加压试验（+），肩胛上下窝及肩头有压痛。颈椎X线片提示：颈椎生理曲度变直，C3～C4、C4～C5椎间隙变窄，椎体边缘明显增生，椎间孔变小。诊断为颈椎病，中医辨证为气滞血瘀、肾髓亏虚型，病理分型为神经根型。治宜行气活血，补肾通督。以上述方法治疗，取颈部夹脊穴、大椎、大杼、风池、天柱、天宗、悬钟、外关、后溪、命门、支沟、阿是穴。经治疗1个疗程症状明显好转，治疗2个疗程症状基本消失，嘱其养成低枕睡眠习惯，颈部适当活动，随访3个月，症状未再复发。

【按语】 颈椎病又称颈椎间盘综合征或颈肩综合征，是由外伤、劳损、外感风寒湿邪所致的颈部曲线改变，以及椎间盘、关节、韧带的退行性改变，是中老年人的常见病、多发病，现代医学认为颈椎病发生的重要原因是颈椎及软组织退变导致脊椎内外平衡失调，关节突间关节面接近水平，椎间盘萎缩，间隙变窄，关节松弛，椎体易移位，使椎间孔变小，韧带增厚，关节肿胀等，由此压迫神经、脊髓、血管而引发的一系列症状。中医学关于颈椎病的论述散见于"痹证"、"痿证"、"头痛"、"眩晕"、"项肩痛"，多因外伤劳损、感受寒湿、肝肾亏损、气血不足或闪挫扭伤等致气血失和，运行不畅，经脉阻滞，气滞血瘀，经脉筋骨失养，瘀血不通，不通则痛，筋脉失养而不能约束骨骼和稳定关节以致产生"骨错缝，筋出槽"。

大椎乃颈项之门户，为督脉与手足三阳经交会穴，督脉为"阳脉之海"，总领诸阳经，气血经络由此而过，针刺大椎穴可振奋督脉之阳气，使气旺血行，从而改善颈项部的血液循环，缓解局部神经血管压迫。大杼为八会穴之骨会穴，对缓解颈神经压迫，改善颈椎局部水肿，解除神经根刺激具有良好效果。养老，属手太阳经郄穴，《针灸甲乙经》卷十："肩痛欲折，臑如拔，手不能自上下，养老主之。"《针灸大成》卷六："主肩臂酸疼，肩欲折，臂如拔，手不能自上。"说明养老有活血通络的作用。悬钟为八会穴之髓会穴，有补髓壮骨，通经活络的作用。后溪，属手太阳小肠经，是八脉交会穴之一，与奇经八脉相交会的关系是与督脉相通，据有关资料报道，后溪穴通督脉的循行路线是：起于后溪穴，沿小肠经上行于腕部，从尺骨小头直上，沿尺骨下缘出于肘内侧（在肱骨内上髁和尺骨鹰嘴之间），向上沿上臂外后侧，出肩关节部，绕肩胛，交肩上，在大椎穴与督脉相交，然后沿督脉夹脊穴下行……因此针后溪穴治颈椎病是"经脉所过，主治所在"理论的具体应用。颈夹脊穴在局部解剖上每穴都有从相应的椎骨下方发出的脊神经后支及其相应的动脉、静脉丛分布。针刺颈夹脊穴通过神经和交感神经的体液调节作用，促进机体功能的改善，使交感神经释放缓激肽、5-羟色胺、乙酰胆碱等化学介质，从而疏导经气，缓解疼痛。

毫针通过刺激穴位并用手法进行微调，来恢复机体的自稳调节机制，同时也调节局部体液代谢，在改善颈椎病动力平衡的基础上纠正其静力平衡，从而起到调节阴阳，动静平衡的效果。关于火针治疗的机制，据有关研究资料表明：火针烧红时，针身温度可达800多摄氏度，且以极快的速度刺至粘连、瘢痕组织之中，针体周围微小范围内病变瘢痕组织被灼至炭化，粘连板滞的组织得到疏通松解，局部血循环状态随之改善，通过治疗、休整的交替，机体对灼伤组织充分吸收，新陈代谢，纤维组织增生所形成的粘连瘢痕组织得到质的改变。所以，火针疗法对于颈椎病有理想而巩固的疗效。拔罐可以祛风解表，疏通经络，行气活血，改善颈部血液循环，放松颈部紧张肌群而缓解痉挛。

5. 肩周炎

肩周炎又称"冻结肩"、"漏肩风"、"肩凝证"、"肩痹"、"五十肩"等，是一种由慢性损伤或退行性非细菌性炎症引起的肩部疾患，临床以肩部疼痛和运动功能障碍为特点，如得不到有效的治疗，有可能严重影响肩关节功能活动。

【病因病机】 多由气不足，营卫不固，风、寒、湿之邪侵袭肩部经络，致使筋脉收引，气血运行不畅而成，或因外伤劳损，经脉滞涩所致。

【临床表现】 患肢肩关节疼痛，昼轻夜重，活动受限，手臂上举、外展、外旋、后伸等动作均受限制，局部按压出现广泛性压痛。若由外伤诱发者，则伤后肩关节功能迟迟不恢复，且肩周疼痛持续不愈。日久肩关节甚至上肢肌肉可出现废用性萎缩。

【治疗】

（1）微通法：即毫针刺法。

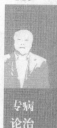

取穴： 条口、听宫。

操作方法： 取患侧条口穴，采用平补平泻法，深刺，可直透承山，每日 1 次。

缪刺法： 因劳损导致症状加重者，加刺健侧相对应痛点。

（2）温通法

①火针

适应证： 局部组织粘连等症情顽固者。

取穴： 阿是穴（痛点或肌肉僵硬处）、膏肓。

操作方法： 将针刺部位常规消毒，用直径 0.5mm、长 2 寸的钨锰合金针，置酒精灯上，将针身的前中段烧透至白，对准穴位，速刺疾出，深达肌腱与骨结合部，出针后用消毒干棉球重按针眼片刻。在每平方厘米病灶上，散刺 2~6 针，每周治疗 2 次，嘱患者保持局部清洁，避免针孔感染。

②艾灸

适应证： 肩周炎顽固患者。

取穴： 关元。

操作方法： 灸 30 分钟，每日 1 次。

③强通法：以拔罐法为主。

适应证： 兼有风寒湿外感患者。

取穴： 大椎、阿是穴。

操作方法： 在针刺前根据穴位选用适当大小的火罐，当拔罐部位皮肤呈现紫红色或拔至 10 分钟时起罐，每日 1 次。

【典型病例】 张某，男，49 岁，干部。2002 年 9 月 20 日就诊。主诉：右肩关节疼痛 5 个月，每遇阴雨天及夜间疼痛加重，穿脱衣、梳头等困难。检查发现肩关节活动范围减小，前举、外展、后伸均受限，肩关节周围压痛明显。血沉、抗"O"、X 线片均正常。纳可，二便调。舌苔白略腻，脉弦细。曾经在某医院针灸及理疗，效果不显。辨证为寒湿凝滞，筋脉痹阻。治则：祛湿散寒，通络止痛。治法：三通法并用。经治疗 3 次后症情明显好转，10 次后症状消失，运动功能恢复正常。随访 1 年未复发。

【按语】 听宫为太阳小肠经穴，主通行十二经，并有祛风散寒之功。条口穴为足阳明胃经之穴，足阳明多气多血，针刺条口穴能鼓舞脾胃中焦之气，令其透达四肢，濡筋骨，利关节，通经脉，驱除留着之风寒湿邪，促使凝泣之经脉畅通膏肓，可治"诸虚百损"，扶助正气，又可疏通局部气血，祛除外部，有攻补兼施之效，对顽固型患者有较好效果。灸关元旨在培补元阳之气，火针可以温其经脉，鼓舞人身的阳热之气，促进局部血液循环，疏通松解粘连板滞的组织。拔罐可以驱除外感之邪，疏通经络，活血祛瘀。三通法综合治疗，能扶正祛邪，通经活络，温经散寒，使症状迅速缓解。用以上方法治疗 80 例肩周炎患者，运用贺氏针灸三通法治疗 1～4 周，其中治愈者 76 例，占 95%。显效者 5 例，占 5%。无效者 0 例，总有效率为 100%。

在治疗期间，可进行必要的肩关节功能锻炼，如让病人主动做前、后、左、右的病侧上肢摆动，切记应以主动功能锻炼为主。随着疼痛减轻，才可以逐渐加大活动幅度，这样对治疗有较好的辅助作用。有因被动锻炼致症情加重者，加用缪刺法治疗。

6. 面肌痉挛

面肌痉挛是指一侧面肌阵发性不自主的抽搐，现代医学称之为原发性面肌抽搐。开始多由眼轮匝肌不定时抽搐，逐渐扩张至颜面下部的肌肉，表现为阵发性不规则的一侧或双侧眼轮匝肌及口角抽动，持续数秒或数分钟，每日发作次数不规则，可因精神紧张、疲劳而加剧，入睡后症状消失。神经系统查体无阳性体征。引起此病的原因有精神刺激、过度疲劳、寒冷刺激等。由于现代医学对其发病原因和病理机制不清，所以无有效的治疗方法。中医学认为属"筋惕肉瞤"、"面瞤"、"目瞤"范畴。

【病因病机】该病的发生与风寒之邪客于少阳、阳明，其邪留滞而经气运行不畅、筋脉收引而致面部肌肉拘挛瞤动，或素体脾胃虚弱，或因病致虚，脾胃受纳功能失常，津液气血之源不足，气血亏虚，肌肉失养而发。或因年老久病体弱，肾精不足，阴液亏耗，水不涵木，阴虚阳亢，风阳上扰而发。

【临床表现】多自眼轮匝肌开始，逐渐向下半部面肌扩展，尤以口角抽搐最明显。每次抽搐持续数秒至数分钟，可因精神紧张、疲劳、面部自主运动而加重，睡眠时消失。多发为一侧。除主症外还伴有失眠多梦、易生气、爱紧张、好激动、头晕心慌等症状。舌质紫暗、淡暗、暗红。脉象或涩或沉或弦。肌电图可发现有肌纤震颤与肌束震颤电位。

（1）气血亏虚，经脉失养：面部肌肉跳动，失眠多梦，肢体面部麻木，劳累失眠后症状加重，抽动明显。舌质淡苔白或有齿痕，脉沉细。

（2）风寒未尽，客于阳明：面部拘紧明显，抽动时呈痉挛状，遇寒加重。有时呈面瘫后遗症状。脉弦涩，舌苔白。

（3）气郁不畅，失于疏泄：以面部肌肉的颤动为主，女性多见。忧郁气恼后症状加重，有时呈周期性发作，舌苔白，脉弦滑。

【治疗】

治法：调理气血，通经活络。

取穴：主穴：局部阿是穴。

配穴：地仓、丝竹空、风池、合谷、太冲、足三里、三阴交。

刺法：面部用细火针速刺。余穴用毫针刺法。

【典型病例】

（1）陈某，女，58岁。左眼睑抽动20余年，左面部抽动两年。20年前因意外精神刺激导致左眼睑时有抽动，未予治疗。近两年来症状加重，扩大到左面颊肌肉抽动，严重发作时左眼几乎不能睁开，引颊移口，面部紧涩，有时整个面部不能自主。精神紧张或遇寒冷后症状明显加重。一般情况尚好，纳可，便调，寝安，面黄，左颊不停跳动，频率时快时慢，幅度时大时小。舌质淡，苔薄白，脉弦滑。辨证为肝郁气滞，气血失调，筋脉失养。治以行气活血，养血荣筋，疏导阳明。针刺角孙、头临泣、丝竹空、地仓、阿是穴、合谷、太冲。针后患者自觉面部轻松有舒适感，5诊后面部颤动次数减少。望诊已能看到面部抽动频率、次数明显好转，舌脉如前。治疗穴位不变，两疗程后，患者只诉偶有面部轻微蠕动。望诊肌肉震动已消失，面肌活动自如，原方巩固治疗两个疗程后临床痊愈。

（2）王某，女，54岁。两年前原因不明出现左眼睑轻度颤动，经常发作。近9个月来上眼睑跳动停止，下眼睑跳动幅度增大，入眠则止，醒后则复发，伴有耳鸣，情绪波动时症状加重。严重时目不能睁，口角向左牵拉，导致口眼歪斜。抽动静止后面部恢复正常，同时感到面部拘紧不灵活，纳可，寐安，便秘，尿常。体瘦，面黄，左眼下睑跳动明显，伴口角歪斜，舌质淡，苔白，脉细缓。辨证为气血俱虚，不荣经脉，阳明失畅。治以疏通经脉，调理气血。以细火针速刺面部阿是穴，隔日治疗1次。1诊后症状无改善，3诊后下眼睑跳动次数减少，患者诉面部始有舒展感，偶感跳动停止。效不更方，穴法不变，4诊后至10诊，效果明显，其跳动呈大间歇状态，约13诊后，下睑跳动停止，面部形态正常，临床痊愈。

（3）程某，女，43岁。左侧面肌痉挛4年。初病时左侧眼周肌肉抽动，半年来口角也有抽动，且发作逐渐频繁，每日发作2~5次，每次抽动2~5分钟，发作时左眼裂小，口角向左侧偏斜，牵涉左侧头部胀满不适，抽动可自行停止。患者纳可，便调，平素性情急躁易怒。舌淡，苔薄白，脉弦细。证属肝阳化风型，取阿是穴、地仓、丝竹空、风池、合谷、太冲、足三里、三阴交，刺法同上。

治疗 1 次后，患者即觉患部轻松。随着治疗次数增加，发作次数逐渐减少，程度减。2 疗程后，已渐无发作，继续巩固治疗 1 疗程。半年后随访未见复发。

【按语】大部分患者第 1 次火针后，自觉面肌舒适轻松，2 到 3 次就开始抽搐减轻，个别精神紧张，畏惧火针者第 1 次治疗后可能抽搐加剧，但坚持 2~3 次后就开始好转。通过对火针治疗的面肌痉挛患者的临床疗效分析，可以看出，病程愈短、痉挛范围越小，临床疗效越佳。而痉挛时间较长、范围较广，临床疗效则较差。如病程在 3 年以内者，控制率高，而病程在 3 年以上者控制率低。

对于本病，一般的药物及针灸方法很难奏效。不少医生认为，面肌痉挛的本质是神经—肌肉处于兴奋状态，局部取穴只会增加对局部的刺激，可诱发痉挛发作，使病情加重。我们通过临床观察发现，选取局部穴，只要方法得当，可优于其他穴位，只要深浅适宜，刺激量得当，并不会加重局部痉挛，反而有止痉的作用。应注意的是火针操作须注意"快、稳、准"，针刺部位首选痉挛局部阿是穴，次选面部疼痛压痛点及面部穴位。每次选取 3~6 个穴位即可，不用取太多的腧穴，隔日治疗 1 次。面部应选用细火针，速刺即出以免留下疤痕。

以火针治疗为主，也可根据辨证不同而选用相应穴位，配以毫针治疗。如风寒重者取风池以疏散风邪。肝郁气滞者配用合谷、太冲行气疏肝。气血不足者加用足三里、三阴交荣养气血。并嘱患者治疗期间注意生活起居，调整情绪，精神放松，配合治疗。

很多患者随面肌痉挛的减轻，舌、脉有所改善，原来舌质紫暗、淡暗、暗红者都不同程度地转为红舌、淡红舌。除了对患者进行了临床症状和体征的观察外，还对其中的部分患者作了治疗前后的甲皱微循环和红外热像图检查，发现治疗后患者的微循环有明显的改善，表现为血色变红，血流速度加快，血流态好转等，红外热像图反映出治疗后患者患侧面部温度升高。

7. 面瘫

面瘫以口眼歪斜为主要症状，发病急速，为单纯的一侧面颊筋肉弛缓，无半身不遂及神志不清等症状。又称口喎、口眼喎斜。相当于现代医学的周围性面神经麻痹和周围性面神经炎。

【病因病机】本病多由脉络空虚，风寒之邪乘虚侵袭阳明、少阳脉络，以致气血阻滞，经脉失养所致。

【临床表现】起病突然，一侧面部板滞、麻木、瘫痪，不能做蹙额、皱眉、露齿、鼓颊等动作，口角歪斜，漱口漏水，病侧额纹、鼻唇沟消失，眼睑闭合不全，部分患者初期有耳后、耳下及面部疼痛，还可出现患侧舌前 2/3 味觉减退或消失、听觉过敏等症。病程日久，部分患者口角歪向病侧，为倒错现象。

【治疗】

治法：散风活络，调和气血。

取穴：风池、阳白、瞳子髎、鱼腰、颊车、地仓、四白、颧髎、巨髎、下关、合谷、足三里、太冲。

刺法：浅刺，留针 10~15 分钟，或不留针。3 个月以上的顽固性面瘫，面部采取火针治疗。面部穴位每次选用 5~6 个，肢体穴位必取。细火针点刺不留针，再行毫针刺法，幅度小捻转，平补平泻，留针 30 分钟，隔日 1 次。

【典型病例】杨某，男，49 岁。主诉：右侧口眼歪斜 4 个月。4 个月前无明显原因出现口眼歪斜，右眼闭合不全、流泪，进食困难。经针灸、中西药物治疗有所好转，但仍有遗留症状。现症可见：右面部麻木感，容易流泪，迎风时明显，饮水时口角流涎，进食时易塞食。纳差，眠安，便调。检查：右侧额纹浅，右眼闭合欠紧、露睛，右鼻唇沟浅，口角略向左偏斜，示齿、鼓腮功能不全。望诊：舌淡暗，苔薄白。切诊：脉细滑。辨证：脾胃不足，气血瘀滞，经脉不畅。治法：健运脾胃，行气活血，调畅经脉。取穴、刺法同上。治疗 3 次后，口角较前有力，塞食现象减轻。针治 5 次后额纹开始恢复，流泪、流涎有所好转。10 次后基本可正常进食和饮水。治疗 15 次后双目可完全闭合，不露睛，额纹及鼻唇沟对称，示齿、鼓腮等动作能正常完成，临床痊愈。

【按语】患面瘫后，应注意休息，切忌劳累，治疗和恢复期间尽量避免性生活，要保证眼部清洁，可适当外用眼药水以保护球结膜，尤其应减少用眼时间，不宜长时间看电视和使用电脑，患部要避风、保暖。如积极治疗的同时，注意以上事项，大多数患者可获痊愈。但是，如果失治、误治或高龄、糖尿病病人、体质过于虚弱者，可能会遗留后遗症，影响正常生活。

面瘫的原因多为卫阳不固，脉络空虚，邪犯少阳、阳明之脉，以致经气阻滞，筋脉、肌肉失于荣养，纵缓不收而引发。病情初起时，多与风邪有关，风为阳邪，面部亦属阳，《内经》云："刺阳者，浅而疾之。"故局部应浅刺。至于选择浅刺法，因浅刺时，刺激的是皮部，本病病位在皮部，皮部是十二经脉之气分别在体表的部位，是机体的卫外屏障，邪气可通过皮部而传入经脉、脏腑，脏腑、经脉的疾病可反映于体表，通过治疗脏腑、经脉可使皮部润泽，调节皮部亦可使脏腑、经脉得到改善，刺激皮部不仅可以治疗局部病变，也能通经活络，调节脏腑。

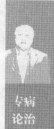

8. 偏头痛

偏头痛为临床常见症状，指偏于一侧头部的头痛。作为独立疾病的偏头痛则指周期性发作、每次发作性质相似的半侧头痛，发作时伴有明显的自主神经功能紊乱。有家族性和遗传性。发病机理比较复杂，大多数认为是由于早期的血管痉挛和极期的血管扩张而导致偏头痛的发生。

【病因病机】与头痛发病相似。六淫之邪自表袭入经络，经络阻滞，气血不和，上扰清窍而头痛。内伤诸疾亦均可造成疼痛，如情志伤肝，肝郁化火，上扰清窍；肝肾阴虚，肝阳上亢；脾失健运，痰湿内生，阻遏清阳或劳倦内伤，脾胃受损，气血化源不足，头部失养而发病。亦可因头部受伤，瘀血内存而头痛。

【临床表现】多为一侧头痛，或有时剧烈发作，或常缠绵不断。剧烈发作时或欲撞墙而死，或欲哭欲嚎，痛不可忍。剧痛过后其疼痛多转为缠绵不断，时发时止，久治不愈。疼痛性质：气滞者多为胀痛，血瘀者多为刺痛，痰湿者多为重痛。伴随症状因证型而不同。如外感头痛，痛连项背，恶风畏寒肝阳上亢者伴烦躁易怒，夜寐不宁，口干面赤，痰湿内蕴者头痛昏蒙，胸满痞闷，呕吐痰涎。气血不足者头痛昏重，神疲乏力，面色不华，劳则加重。瘀血头痛则见痛如锥刺，痛有定处等。

【治疗】

治法： 通调少阳之气。

取穴

主穴： 丝竹空、率谷、合谷、列缺、足临泣。

配穴： 内迎香、行间、四神聪、悬颅、颔厌、中脘、足三里、丰隆、气海等。

刺法： 丝竹空多透率谷，其余穴多用毫针刺法，泻法为主。内迎香采用放血疗法。

【典型病例】

（1）周某，男，55岁。左侧头痛11年，经治未愈，时轻时重，近1月来因工作劳累，痛势加重，连及左目胀痛，影响入寐，伴有耳鸣、眩晕，左侧半身麻木，知觉迟钝，纳可，舌苔薄白，脉沉细。辨证为劳心过度，气血暗耗，以致水不涵木，风邪乘虚入客少阳，引动肝风，上扰清窍。治以疏风驱邪，通经止痛。针刺丝竹空透率谷，风池、合谷、列缺、足临泣、翳风，俱用泻法，留针20分钟。针后偏头痛减轻，头部轻松，再以原方针两次，以调理气血，平补平泻手法。再针两次痊愈。

（2）范某，女，30岁。左侧偏头痛牵及眉棱骨处，时轻时重，烦躁口渴，欲吐，胃脘不适，苔白脉弦。辨证为土虚木乘，肝胆虚热夹胃气上逆，累及少阳，治以平肝降逆，疏经止痛。针刺丝竹空透率谷，风池、合谷、列缺、太冲用泻法，针患侧，留针20分钟。二诊，针后头痛减轻，唯烦躁口渴未减，胃脘作痛，时时欲吐，脉弦。取前方加中脘、足三里。三诊后头痛显著减轻，胃脘亦不作痛，烦躁口渴亦轻，仍欲呕，脉稍弦。据此症情，系少阳经脉已通，肝木尚未平复，予平肝降逆为主。四诊后诸证显著减轻，以原方针一次痊愈。

（3）侯某，男，52岁。主诉左侧头痛，目胀已半载，痛剧时不可忍耐，眠食俱废，大便干燥，久治不效。望诊：患者体盛，面赤，舌苔黄。切诊：脉弦滑有力，辨证：阳明胃热夹肝胆之火，上冲头目。治则：祛肝胆风阳，泻胃府郁热。选用太阳、下关、合谷等穴，用泻法，留针30分钟，疼痛有所缓解。但1小时后患者又来门诊，谓回家后50分钟，突然左额剧痛如裂，目胀痛似脱，旋予速刺内迎香放血，血未尽而疼自止，患者转悲为喜。后经追访，病未再发。

（4）陈某，男，47岁。主诉：左侧偏头痛2周。患者自2周前不明原因出现左侧偏头痛，自左侧前额至左侧颞部，顶部疼痛不适，头摇时即出现疼痛，纳可，眠差，二便调。望诊：舌暗红、苔白。切诊：脉沉细。辨证：气血亏虚，髓海失养。治则：扶正止痛。取穴：阳白、风池、头临泣、瞳子髎、合谷、列缺。刺法：毫针缪刺。经1次治疗，即告痊愈。

127

专病论治

【按语】从经脉循行分析，偏头痛一证与少阳经关系最为密切。手少阳三焦经"上项，系耳后直上，出耳上角"。足少阳胆经"起于目内眦，上抵头角，下耳后"。除少阳偏头痛外，少阳与他经病变同时并存的情况也不少见，如少阳厥阴同病、少阳阳明同病等。丝竹空为手少阳三焦经的止穴，率谷属足少阳胆经穴位，而且它又是足少阳、足太阳二经的会穴，一针二穴，通调少阳经气而止痛，有立竿见影之效。《玉龙歌》记载："偏正头风痛难医，丝竹金针亦可施，沿皮向后透率谷，一针两穴世间稀。"丝竹空透率谷是治疗一切偏头痛的有效主穴。无须金针，毫针亦可取得满意疗效。合谷是手阳明之原穴，主治偏头痛，具有镇静安神的功效。合谷是手阳明经原穴，五行属木，对于疏通少阳有突出的效果，具有镇痛的效果，在临床广泛应用。列缺善治偏头痛，与合谷相配，更有原络配穴的意义。足临泣是足少阳胆经的腧穴，远离病所，可引热下行，五行亦属木，《类经图翼》云："木有余者宜泻此……使火虚而木自平。"丝竹空透率谷、合谷、列缺、足临泣作为基本方用于治疗各种偏头痛。证属实热者，常配合内迎香、丝竹空放血，以通脉络郁滞，并配合针刺四神聪、行间等穴醒脑泻热。属虚弱者，可取中脘、足三里、丰隆、气海等穴益气健脾化痰。虚寒明显者，关元、气海可针灸并用。悬颅、颔厌除了有局部取穴的近治作用外，此二穴还是足少阳、阳明两经的交会穴，兼有和胃益中的作用，可以提高疗效。缪刺法亦可应用于本病的治疗中。

9. 三叉神经痛

三叉神经痛，是三叉神经分布区内反复出现阵发性短暂的剧烈疼痛，无感觉缺损等神经功能障碍，病理检查亦无异常的一种病症。西医认为本病病因目前尚不明了，分为原发性、继发性。40 岁以上男性居多。中医古籍中又称为"两颔痛"、"颊痛"等。

【病因病机】风寒之邪袭于阳明筋脉，寒性收引，凝滞筋脉，血气痹阻，遂致面痛。或因风热毒邪，浸淫面部，影响筋脉气血运行而致面痛。《张氏医通》云："面痛……不能开口言语，手触之即痛，此是阳明经络受风毒，传入经络，血凝滞而不行。"亦可为肝郁化火所致，此类患者多属性情急躁。肝胆郁火灼伤胃胆亦可导致本病。

【临床表现】疼痛发作呈阵发性电击、刀割、针刺、烧灼样剧烈疼痛，一般持续时间为数秒，发作次数不定，间歇期无症状，痛时面部肌肉抽搐，伴颜面潮红、目赤流泪或流涎等，常因吹风、生气、说话、吞咽、刷牙、洗脸等诱发疼痛。本病迁延，可出现局部皮肤粗糙，眉毛脱落，睡眠不佳，以致影响全身状况。三叉神经在面部的分布是眼外角以上，额部为第一支区。眼角以下，口角以上为第二支区。口角以下，下颌部为第三支区。以第二支疼痛最多，第三支其次，第一支最少。但起病后，常由一个支渐渐波及两个支、三个支，临床上以第二支和第三支发病较多。

（1）风寒夹痰，阻滞经络：阵发性疼痛、剧烈疼痛、遇冷加重，舌淡苔白、脉紧或弦滑。

（2）风热夹痰，阻滞经络：阵发性剧痛，烧灼痛或刀割样疼痛，遇热疼痛加重，痛时面红目赤，汗出，口渴，溲赤，舌红苔黄，脉滑数或弦滑。

（3）肝郁化火，肝火上逆：剧烈疼痛，时作时止，烧灼痛或刀切痛，心烦易怒，口苦咽干，胸胁胀满，溲黄便结，面红目赤，舌红苔黄，脉滑数。

【治疗】

治法：疏风散邪，通理面络。

取穴：合谷、内庭、二间、大迎。风寒夹痰，阻滞经络者加风池。风热夹痰，阻滞经络者加曲池。肝郁化火，肝火上逆者加行间。

刺法：毫针刺，大迎放血。

【典型病例】

（1）杜某，男，62岁。主诉：右下唇疼痛3年。3年前，拔牙后出现右下唇疼痛，说话则痛，洗面触及则痛，夜不能寐。伴有口干舌燥，小便黄，大便秘结。望诊：舌质红，苔薄黄。切诊：脉弦滑。辨证：热入阳明，经脉壅滞，气血失调。治则：清泄阳明，通经活络，调和气血。取穴：合谷、内庭、二间、大迎。刺法：大迎放血，余穴毫针刺，行捻转泻法，留针20分钟，每日治疗1次。初诊治疗出针后，患者自觉面部轻松，疼痛大减。以手试之，亦无发作感。治疗3次后，诸症消失。

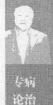

（2）张某，女，65岁，主因"右侧面痛两年"就诊，在外院诊为"三叉神经痛"，经多种中西医治疗，效果不显。针刺健侧阿是穴，配合远端合谷、内庭，针后即感疼痛减轻。

【按语】本病与手足阳明经关系密切，手阳明经"上颈贯颊入下齿中"，足阳明经起于鼻旁，"下循鼻外，入上齿中，还出挟口环唇"。选用阳明经荥（火）穴二间、内庭以清热泻火，通利阳明。热象明显者，大迎放血，大迎为足阳明胃经穴位，有祛风止痛，消肿活络之效，《胜玉歌》："牙腮疼紧大迎全"。还可选择天枢等穴，以调理阳明。如有风寒拘紧之象，可在面部阿是穴以细火针点刺。如面部扳机点明显，痛不可触者，可取颜面痛处的相应健侧，以毫针刺，即缪刺法，配合辨证取穴，也可取得满意疗效。

10. 阳痿

阳痿是指男子在性交时出现阴茎不能勃起或举而不坚。

【病因病机】本病多由早婚或纵欲不节，伤及肾气，以致精气亏乏，命门火衰所致。也有因恐惧伤肾而发病的。

【临床表现】阴茎痿软不举或勃起不坚，可伴有精神委靡、腰膝酸软、头晕目眩等症。

【治疗】

治法：补益肾气。

取穴：关元、大赫、三阴交。

刺法：毫针刺入1.5寸深，补法。

【典型病例】

（1）陈某，70岁。阳痿4年。4年前患阳痿、早泄，阴茎勃起无力。原孤身一人，无意治疗。近日再婚，求治心切。食欲好，夜寐安，小便频数，大便正常。望诊：舌淡红，苔薄白。切诊：脉沉缓。辨证：年已古稀，肾阳不足。治则：填精髓，补肾阳。取穴、刺法同上。2诊症状无明显改善。3诊自述症状好转，晨起前能自动勃起。4诊自述勃起坚硬，阳气大振，犹如壮年。

（2）伍某，46岁。阳痿2个月。患者婚后性生活一直正常，2月来，工作紧张，压力大，出现阴茎不能勃起，情绪低落，有时心慌。入睡困难，夜寐不安，纳食尚可，二便正常。望诊：舌淡红，苔薄白。切诊：脉弦细。辨证：气机不畅，心肾亏虚。治则：补益心肾，通调气机。取穴：关元、大赫、三阴交、神门、内关、心俞。1诊后，当晚入睡顺利，睡眠时间明显延长，心情较舒畅。2诊后稍能勃起。3诊后勃起较坚，性交成功。后治疗由每日1次改为1周2～3次。共治疗2周，诸症消失，临床痊愈。

（3）周某，男，54岁，在1990年曾经一度发生阴茎不能勃起，服用中药后恢复正常，1991年发现肾结石，服用中药后结石排出，但随后阴茎不能勃起，至今半年，服用药物后无效。舌暗红，舌苔薄黄干。脉沉弦。辨证：肾气亏损。治法：补益肾气。取穴：大赫、中封。刺法：先以毫针针大赫、中封，再分别加灸。针刺30次后能行房事。

【按语】有人统计，在阳痿病人中，器质性阳痿占10%～15%，精神性阳痿占85%～90%。针灸对精神性阳痿有很好的疗效，对器质性者，若其原发病为针灸的适应证，则针灸同样也有明显的疗效。

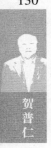

关元为任脉与足三阴经之会，大赫为肾经穴位，能补肾种子。《针灸甲乙经》云："男子粗溢，阴上缩，大赫主之。"三阴交为足三阴之会，调理肝脾肾三脏，与关元、大赫共为主穴，共济益肾壮阳之效。本病在很大程度上与心理因素有关，可应用心经穴位和心之背俞穴，如配伍神门、内关、心俞养心安神。针刺时应注意针感，腹部穴位针感如能窜至会阴或阴茎效果更佳。还可选用中封、中极、环跳、肾俞等穴位治疗，如阳虚较甚，寒证明显，可在关元等腹部穴位加用灸法，以增温肾壮阳之功。

11. 子宫肌瘤

此病多发于中青年妇女，尤以 30 岁以上的妇女多见，为女性盆腔最多见的肿瘤，发病率很高，约占 10%～20%，并且肌瘤的恶变在 0.13%～0.39% 之间。现代医学认为，子宫肌瘤又称子宫纤维肌瘤，是子宫的实性、良性肿瘤，本病的发生可能与雌激素的刺激有关。本病相当于中医"石瘕"一病，

【病因病机】本病多由情志失调，忧思过度引起肝脾不和致使冲任功能紊乱，气血瘀积或痰湿凝滞郁久而成积。如久病失血，则气血双亏，出现体虚病实之证。

【临床表现】子宫逐渐长大，较坚硬，多于下腹触及肿块，一般无触痛，时感腹痛，月经量多，或带经日久，或有带下，腰酸痛，身倦乏力，头晕、心慌、五心烦热，舌淡，脉缓而细弱。

【治疗】

治法：活血化瘀，通经散结。

取穴：关元、中极、水道、归来、痞根。

刺法：以毫针刺入腹部穴位 1.5 寸深，或用火针速刺腹部穴位，痞根用灸法。

【典型病例】

（1）齐某，女，30 岁。主诉：体检时发现子宫肌瘤。病史：上月体检时发现小腹部肿块，B 超证实为"子宫肌瘤"，建议手术治疗，妇科检查时诊断"右侧附件炎性包块，性质待定"，建议进一步观察。患者于 1988 年曾经做人流，术后月经前后不定期，量少，色

黑，小腹冷痛，服中药效果不明显。现症见：周身乏力，性情急躁，小腹时有疼痛，纳可，眠差，二便调。舌质淡，舌苔白，脉沉细弦。辨证为：肝郁气滞，气血郁结。治则：调气活血，化瘀通络。取穴：关元、气冲、大赫。刺法：中等火针速刺。上方加减治疗 2 个月后，B 超证实回声正常，肌瘤消失。

（2）田某，女，45 岁。主诉：体检时发现子宫肌瘤。病史：体检时发现子宫肌瘤，大小如怀孕 4 个月，平素月经淋漓不断，量多，质稀，有血块，身体虚弱乏力，心悸气短，食欲不振。舌淡苔白。脉细数。辨证为：气血郁滞，冲任失调，日久导致气血亏少之虚证。取穴：关元、中极、隐白、痞根。刺法：毫针刺关元、中极 1 寸半，先补后泻，留针 30 分钟，隐白刺约 3 分，痞根用灸法。治疗两个月，月经正常，妇科检查子宫缩小，接近正常。

【按语】如《素问·骨空论》载："任脉为病……女子带下瘕聚。"说明本病的病变部位主要在任脉，可以取该经的关元、中极穴治疗。水道、归来属多气多血之足阳明胃经。痞根位于第 1 腰椎脊突下旁开 3 寸半，多用于治疗痞块、瘰疬等症。病例（1）加取气冲、大赫以温通经脉，益肾活血。病例（2）加用隐白以升阳止血。治疗本病火针、毫针、灸法并用，以软坚散结，振奋阳气，补气荣血，行气活血，从而改善症状，消散肌瘤。

近几年治疗子宫肌瘤共 30 例，病人年龄 20～50 岁不等，病程长 10 年，短半年，肌瘤有单发，有多发，最大 10cm 多，最小 1cm。发病原因包括气滞血瘀，气虚血瘀等，临床伴有头晕，腰酸乏力，急躁，不孕等症。经过火针加灸法治疗后，30 例患者中痊愈 6 例（肌瘤消失），显效 6 例（缩小），好转 5 例（自觉不适症状减轻），无效 13 例（包括中断治疗者）。

针灸近年治疗子宫肌瘤已取得可喜成绩，特别是针灸方法简便、无副作用，所以引起人们的重视。用温通法治疗子宫肌瘤，经过观察证明此法不仅使症状改善，且可使肌瘤明显缩小，甚至消失，免除了患者的手术之苦。但治疗所需时间较长，需要患者的耐心配合。

12. 痛经

凡经期或经期前后小腹疼痛的，称为痛经。子宫发育不良，或子宫过于前屈和后倾，子宫颈管狭窄，盆腔炎，子宫内膜异位等疾病可出现此症状。

【病因病机】经期受寒饮冷，坐卧湿地，或内伤七情，以致肝郁气滞，冲任受阻或禀赋虚弱，气血不足，胞络失养而发病。

【临床表现】小腹疼痛随月经周期而反复发作，疼痛剧烈者，可见肢冷，面色苍白，冷汗淋漓，手足厥冷，恶心呕吐等，甚至可发生昏厥。一般情况下，经前痛多为实，经后痛多为虚，胀痛、绞痛多属实证，隐痛、空痛多属虚证。

【治疗】

治法：经前理气，经期活血，经后补虚。

取穴：关元、三阴交、中封。

刺法：毫针刺，关元配合施以艾盒灸，留针30分钟。

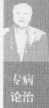

专病论治

【典型病例】王某，女，16岁。经期小腹疼痛3年。从月经来潮起，则行经时小腹胀痛不适，但可自行减轻。此次外受寒凉，而逢月经来潮，小腹绞痛，疼痛难忍。平素周期33天左右，经量尚可，色暗有块。望诊：患者身体前屈，双手按腹，表情痛苦，面色苍白。舌淡苔薄白。切诊：脉弦。诊断：痛经。辨证：寒凝气滞。治法：行气散寒，活血止痛。取穴、刺法同上。针灸15分钟后，疼痛略缓解，起针时，已基本无疼痛。又巩固治疗2次。嘱其下次月经来潮前3~5天前来就治。患者如期接受治疗，痛经未发作。

【按语】关元为治疗妇科疾病的要穴，《针灸大成》这样记载它的妇科主治范围："妇人带下，月经不通，绝嗣不生，胞门闭塞，胎漏下血，产后恶露不止。""积冷虚乏，脐下绞痛"，"寒气入腹痛"等也是关元穴的适应证，痛经时灸关元可以散寒暖宫，调和冲任，温经止痛。三阴交也是妇科要穴，《针灸大成》记载其治疗"漏血不止，月水不止，妊娠胎动，横生，产后恶露不行，出血过多，血崩晕，不省人事……"《医宗金鉴》中记载三阴交治疗"月经不调"。痛经的发生与肝关系密切，肝气郁滞，则血行不畅，肝经"过阴器，抵小腹"，中封为足厥阴肝经之经穴，可疏肝理气，常用于治疗少腹痛，治疗痛经也有很好效果，曾有一位痛经10年的患者，独取中封针刺，1 次痛减，3 次痛消。

每次行经均出现痛经的患者应于行经前即开始治疗，每天 1 次，直至行经后为止。针灸对原发性痛经有很好疗效，不仅止痛，还能改善全身症状，使内分泌系统得到调整。一般连续治疗 2～4 个周期，即可痊愈。治疗同时，应注意经期卫生。

13. 经闭

经闭又称闭经，女子年逾 18 尚未行经，或月经周期建立后又连续停闭达 3 个月以上者称闭经。前者称"原发性闭经"，后者称"继发性闭经"。发病原因较复杂，常与内分泌、神经、精神等有关。

【病因病机】本病的主要原因是血枯和血滞。血枯属虚，多由肾气不足，冲任未充，或肾精亏虚，精血匮乏，或脾胃虚弱，气血不足，或久病失血，因而冲任不盛，血海空虚，无余可下所致。血滞属实，多因情志抑郁，气滞血瘀，或寒湿凝滞，痰湿壅阻致气血阻滞，冲任不通，脉道不利，经脉阻隔而成。

【临床表现】超龄月经未至，或见月经无规律，经量减少，终至经闭。

【治疗】

治法：化痰逐瘀，补血养肾。

取穴：关元、大赫、蠡沟。

刺法：毫针刺。实证用补法，虚证用泻法。

【典型病例】杨某，女，35 岁，主诉：闭经 4 年。4 年前因与人生气后心情郁闷，当时正值月经期间，自觉胁胀，善太息，经量少，腹痛，后无月经，近 3 年偶有少量。舌暗有瘀点，脉沉涩。辨证：肝郁气滞，血瘀经闭。治则：疏肝解郁，活血化瘀。取穴：关元、大赫、蠡沟。刺法：刺 1 寸，平补平泻。留针 30 分钟。治疗 1 月后月经正常。

【按语】本病分为虚、实两类，实者主要有瘀滞与痰湿，虚者主要有血虚与肾虚。病位主要在肝、脾、肾。关元为任脉穴位，大赫为肾经穴位，蠡沟为足厥阴肝经络穴，三穴共用。有行气活血，益肾舒肝之效。还可选用三阴交、血海、中极、归来等穴位治疗。寒凝血瘀经闭者，可在关元、气海加用灸法。针灸治疗由精神因素引发的闭经，效果尤佳。

14. 子宫脱垂

中医称"阴脱"、"阴挺"，因多发生在产后，故又称"产肠不收"。

【病因病机】难产、产程过长、临产用力太过，或产后劳动过早等，以致中气下陷，不能提摄或因素体虚弱，房劳多产，损伤胞络，子宫虚冷，摄纳无力，从而发生本病。

【临床表现】以子宫从正常位置沿阴道下降，子宫颈外口达坐骨棘水平以下，甚至子宫全部脱出于阴道口外作为诊断标准，分为三度。Ⅰ度：子宫颈下垂到坐骨棘水平以下，但不超越阴道口。Ⅱ度：子宫颈及部分子宫体脱出于阴道口外。Ⅲ度：整个子宫体脱出于阴道口外。

【治疗】

治法：益气升提，补肾固脱。

取穴：百会、中脘、关元、气海、大赫、阳池、三阴交。

刺法：毫针刺，腹部配合艾盒灸。

【典型病例】吴某，女，33岁。子宫脱垂5年。素体虚弱，加之家庭劳作负重，下腹开始有下坠感，继之子宫阴道壁全脱出于外，伴有心悸、小便失控。经多家医院检查治疗，均让其使用子宫托。先予下病上治之升提法治疗，直接灸百会7壮，加针内关、足三里、三阴交，嘱半月后复诊。复诊时，诸症均减轻，但不能去掉子宫托，予灸关元穴7壮，针刺同前。随访1星期，灸疤开始化脓，拿去子宫托已不脱出。

【按语】中脘等任脉穴位益气养血温中，调理冲任，百会升阳举陷，大赫补益肾气，三阴交养阴活血，阳池为手少阳三焦经之原穴，可助三焦气化，行三焦气机，曾有报道取左阳池穴配合中脘可以治疗子宫左右后倾，调节子宫位置，也就自然可以引申为治疗子宫脱垂。临床还有艾灸阳池穴治疗急性睾丸炎的报道，二百余例患者均获痊愈。头为诸阳之会，百会为三阳五会之所，灸百会穴具有升阳固脱之效，故下垂之症，如脱肛、阴挺等多取之。灸关元穴增强温中固本之力。

15. 卵巢囊肿

卵巢囊肿是女性生殖系统非常常见的一种肿瘤，可分为良性和恶性两类，良性者占绝大多数，二者比例为 9∶1。本病属于中医"癥瘕"、"积聚"范畴。

【病因病机】情志不舒，肝郁气滞，瘀血内停，饮食不节或劳累耗气，脾不健运，内生痰浊，痰瘀互阻，结聚不化，则形成本病。

【临床表现】瘤体生长缓慢，多从下腹部一侧向上增大，肿块呈球形，有些可形成巨大肿块，上界边缘清晰可触。部分病人伴有月经失调，也可无任何其他症状。病程后期，瘤体过大者可出现纳差、消瘦等全身症状。

【治疗】

治法：化痰行瘀，散结消癥。

取穴：阿是穴、关元、中极、水道、归来。

刺法：中等火针，速刺法。

【典型病例】靳某，女，30岁。左少腹部肿块数年。8年前曾流产一次，以后未再受孕。在某些医院检查均诊为左侧多发性假黏液性卵巢囊肿、继发不孕症，胃纳食佳，月经正常，二便正常。望诊：面黄，左少腹扪之有 16mm×16mm 及 14mm×14mm 两个肿物，表面光滑坚硬，推之不移，无压痛。脉象：细弦。辨证：气滞血瘀，聚为癥瘕。

治则：温通活血，散结消癥。取穴：关元、中极、水道、归来，加局部火针点刺，癥根用灸法。刺法：用中火针，用速刺法点刺穴位，局部在肿物的头、体、尾 3 处进行点刺。灸法：用艾盒温和灸癥根。3 天行针 1 次，3 次针后肿物缩小，7 诊后基本摸不到肿物，共针灸 13 次，肿物完全消失。经妇产医院再次检查，未见异常。

【按语】治疗此症重在消除瘕聚，取阿是穴直攻病灶，任脉和足阳明胃经腧穴以调和冲任，行气活血，癥根消积散结，以火针、灸法温通助阳，使气血、经脉通利，效果明显优于其他针刺方法。

16. 缺乳

产后乳汁甚少或全无，称为缺乳。

【病因病机】 乳汁缺乏，多因身体虚弱，气血生化之源不足或因肝郁气滞，乳汁运行受阻所致。

【临床表现】 产后乳少，甚或全无，乳汁清稀，乳房柔软，无胀感，面色少华，神疲食少，舌淡少苔，脉虚细。产后乳汁分泌少，甚或全无，胸胁胀闷，情志抑郁不乐，或有微热，食欲减退。舌正常，苔薄黄，脉弦细或数。

【治疗】

治法：补养气血，疏肝解郁，通络下乳。

取穴：膻中、少泽。

刺法：毫针刺，膻中施以艾盒灸。

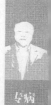

【典型病例】 李某，26 岁。乳汁少 1 个月。产后一个月来，乳汁渐稀少，心情抑郁，饮食欠佳，二便尚调，夜寐欠安。饮王八汤等也未见增多。望诊：舌淡红，苔薄白。切诊：脉细弦。辨证：木气犯土，生化无源。治则：解郁益气，活血通乳。取穴：膻中、少泽、合谷、太冲。刺法：毫针刺，膻中施以艾盒灸。每日 1 次，3 天后乳汁渐增，1 周后乳汁分泌正常。

【按语】 膻中、少泽是治疗本病的主穴，《杂病歌》云："无乳膻中、少泽烧。"《针灸大成》也记载了膻中主治"妇人乳汁少"。本例患者有明显的抑郁倾向，属肝郁不舒，因此治疗中要配合行气解郁之法，加用合谷、太冲以调畅气机，理气活血。有数据表明，针灸能使缺乳妇女血中垂体前叶泌乳素含量增加，从而乳汁增多。

17. 过敏性鼻炎

过敏性鼻炎为鼻科常见病、多发病，是身体对某些过敏原敏感性增高而出现的以鼻黏膜水肿、黏液腺增生、上皮下嗜酸细胞浸润为主的一种异常反应。常反复发作，较顽固。中医称之为"鼻鼽"。可发生于任何季节，夏秋之交、秋冬之交或春季较为多发。

【病因病机】 本病多由肺气虚弱，卫表不固，外邪袭肺或肾脾气虚，亦可致肺气虚弱，肺开窍于鼻，鼻窍失养或壅塞，均可致本病发作。

【临床表现】 陈旧性鼻痒，鼻塞，打喷嚏，嚏后鼻流清涕，全身症状多不明显，也可伴有咳嗽、咽痒。

【治疗】

治法： 补肺祛邪，通利鼻窍。

取穴

主穴： 大椎、风门、肺俞、百会、上星、印堂、迎香、合谷。

配穴： 脾虚取脾俞、胃俞。肾虚取肾俞、关元。

刺法： 大椎、风门、肺俞火针点刺，2～3分深，余穴平补平泻，头面穴刺入0.3～0.5寸，针尖朝向鼻部，以鼻部有酸胀感为宜。合谷直刺0.5～1寸。背俞穴火针点刺，关元用灸法。每日1次，10次为1疗程，疗程间休息2～3天。

【典型病例】

（1）吴某，男，30岁，工人。初诊日期：2001年3月11日。主诉：反复发作鼻塞、流涕1年余，加重1周。患者一年余前开始每于感受冷空气或灰尘后就会突然出现鼻腔内发痒，继而喷嚏连作、流涕，涕色清质稀，伴鼻塞、鼻腔干燥，嗅觉暂时减退。患者经常感冒，症状反复发作，曾间断服用鼻炎康、藿胆丸等，未见明显效果，1周前因感冒而再次出现上述症状。纳可，便调，寐安。检查：鼻黏膜苍白，有较多清晰分泌物。望诊：舌边尖红，苔薄白。切诊：脉弦数。诊断：过敏性鼻炎。辨证：卫外不固，外感风寒。治法：宣肺固表，疏散风寒。取穴治法同上。治疗2次后，鼻腔干燥消失，嗅觉恢复，未出现鼻塞、喷嚏、流涕等症。共治疗10次后，鼻黏膜红润，临床痊愈。后因其他疾病而就诊，自言已不易感冒，未再发作鼻塞症状。

（2）郭某，女，23岁。发作性鼻痒、流涕5年余。5年来经常出现鼻塞、鼻痒、鼻流清涕，秋冬症状加重，春夏有时也发病。诊断为过敏性鼻炎。目前再次发作，纳可，眠安，便调。望诊：舌淡红，苔薄白。切诊：脉细弦。辨证：表虚外感。治则：散邪固表。取穴、刺法同上。每日1次。治疗5次后，鼻痒消失，双鼻通气，流涕明显减少。针刺20次后，一切症状消失。1年后随诊未复发。

（3）张某，男，42岁。鼻塞、鼻痒、流涕2年。2年来，出现鼻流清涕，鼻塞鼻痒，喷嚏，纳差，腰膝酸软。外院诊断为过敏性鼻炎。望诊：舌质淡，苔薄白。切诊：脉细。辨证：肺气不足，脾肾阳虚，复感风寒。治法：温阳益气，祛风散寒。取穴：百会、上星、印堂、迎香、合谷、大椎、风门、肺俞、脾俞、肾俞、关元。刺法：关元用灸法，余穴火针点刺。治疗3个疗程后痊愈。之后，每月灸1次，连灸1年以巩固疗效。随访3年未复发。

【按语】文献中多以艾灸或温针灸治疗本病，火针的记载很少。与传统的艾灸相比，火针热力不易散失，深入集中而透达，应用火针点刺，可振奋人体阳气，鼓舞卫气，固护肌表，提高人体免疫功能。

处方中的大椎、百会、上星属督脉穴，通调阳气。风门祛风散邪。背俞穴补益脏腑。印堂通利鼻窍。手阳明经行于合谷、止于迎香，合谷善治头面诸疾，迎香为鼻病所必用。

本病患者容易感冒，使症状反复发作而加重，要嘱患者加强体育锻炼，提高自身免疫力，注意生活起居，避受风寒，使"正气存内，邪不可干"。

18. 带状疱疹

带状疱疹是由病毒感染所引起的一种急性疱疹性皮肤病。可发生于任何部位，多见于腰部，常沿一定的神经部位分布，好发于单侧，亦偶有对称者。本病可发生于任何年龄，以成年人较多。中医称之为"缠腰火丹"、"蛇串疮"、"串腰龙"、"蜘蛛疮"等。

【病因病机】本病多由情志不遂，饮食失调，以致脾失健运，湿浊内生，郁而化热，湿热搏结，兼感毒邪而发病。

【临床表现】皮疹出现前常有轻重不同的前驱症状，如发热、倦怠、食欲不振等，局部皮肤知觉过敏、灼热、针刺样疼痛等，以后皮肤出现红斑、水疱、簇集成群，互不融合排列成带状，最后水疱干燥、结痂、脱落，遗留暂时性色素沉着斑。病情严重者有的水疱内容物为血性，或发生坏死，愈后遗留疤痕。部分患者皮疹消退后，局部遗留神经疼痛，经久不能消失。

【治疗】

治法：调气解郁，清热解毒。

取穴：龙眼、阿是穴、支沟、阳陵泉。发于手臂、颈项者加取合谷穴。

刺法

（1）点刺、放血：用75%酒精棉球消毒皮损及周围皮肤，不擦破水疱，用三棱针沿皮损边缘点刺，间隔0.5~1.5cm，病重者间隔小，病轻者间隔大。点刺完毕，以闪火法在其上拔罐1~4个，罐内可见少许血液拔出，10分钟左右起罐。起罐后用消毒棉球将血液擦净。并用三棱针点刺龙眼穴，出血3~5滴后擦净。

（2）针刺：毫针针刺支沟、阳陵泉、合谷，施以泻法，10分钟行捻转手法1次，留针30分钟。

（3）艾灸：医者双手各持1根清艾条，在病灶处由中心向四周施灸，艾条距皮肤约2cm，施灸时间视疱疹面积大小而定，约20分钟，以皮肤灼热微痛为宜。

治疗首日采用点刺、放血法，然后施灸，以后点刺、放血法与针刺法隔日交替进行，艾灸法每日均采用。

【典型病例】

（1）江某，男，58岁。主诉：左腰部起疱疹3日。患者近日情绪紧张，工作劳累，2天前有左侧腰部灼热感，继而出现水疱，呈簇状，以带状缠腰分布，疼痛难忍，不能入睡，伴有烦躁，口苦、咽干，小便黄，大便干。望诊：左侧腰部疱疹呈带状分布，水疱簇集，共5簇，每个疱疹约黄豆大小，内容物水样透明。疱疹间皮肤正常。舌红，苔黄腻。切诊：脉弦滑。辨证：肝郁气滞，湿热熏蒸。治法：疏肝解郁，清热利湿。刺法：龙眼、阿是穴三棱针放血，阿是穴放血后拔罐，支沟、阳陵泉以毫针刺，泻法，留针30分钟。患者每日治疗1次，阿是穴放血拔罐隔日1次。治疗9日疼痛减轻，可入睡，诊后伴随症状亦好转。6诊后已感觉不到明显疼痛，疱疹渐干瘪、消退。13诊后皮肤平整，诸症消失，临床痊愈。

（2）王某，男，29岁。右侧胸背起疹、疼痛2日。患者2天前开始右侧胸部起小疱疹，如米粒大小密集成簇，向背部延伸，局部皮肤痛痒难耐。伴有口干、口苦，食欲不振，因疼痛而夜不能寐。患者平素性情急躁易怒，此次发病未觉有明显原因。用上法治疗1次，疼痛当日消失，夜寐安好，疱疹不再延伸。治疗4日后水疱已干涸结痂，临床痊愈。

【按语】 中医认为带状疱疹多由于肝郁不疏、毒火外袭、湿热内蕴等因素引发，多以疏肝解郁、化毒散火、清热利湿为治则。支沟为手少阳三焦经的经穴，阳陵泉为足少阳经的合穴，二者常配伍应用，有很强的疏肝利胆、清热化湿之效。合谷为手阳明大肠经原穴，长于调气活血，尤擅治疗头面、上肢疾患，此三穴采用毫针微通治疗。龙眼穴位于小指尺侧2、3骨节之间，握拳于横纹尽处取之，属经外奇穴，是治疗带状疱疹的经验穴，尤以刺血治疗效佳。除上述穴位外，还采取局部放血、拔罐和艾灸的方法，拔罐是介于强通和温通之间的一种治法，此处应用是在三棱针放血的基础上进一步突出强通的作用，以图恶血尽出，加之艾灸的温热刺激，更使血脉畅通，且促进新血生成。本病多属热证，而热证并非禁灸。《素问·调经论》云："血气者，喜温而恶寒，寒则泣不能流，温则消而去之。"此处采用温通的方法，以热引热，借火助阳，使气机、血脉通调，从而快速治愈本病。在本病的治疗中，微通、强通、温通三法同用，疗程短，效果佳。

本病乃本虚标实之证，气虚血瘀，不通则痛，阻于何经则痛于何部。按经络辨证，皮损发生于面部，主要损及手、足三阳经，多见于三叉神经支配区。发于胸胁部，则损及足少阳、足厥阴，皮损沿肋间神经分布。发于腰腹部，则多损及足阳明、足少阳及足太阴经，故选穴配方以受阻经脉的腧穴为主，近部取穴均取同侧，"以痛为腧"，取阿是穴，以活血通络，祛瘀泻毒。远部取穴均取双侧，以泻法为主，疏通经络，扶正祛邪。用此法治疗可短时间内止痛，一般1~2次治疗后，即可疼痛大减，且不留后遗神经痛。对其他方法治疗后遗留的神经痛，可参照本法治疗，针刺放血也可明显减轻疼痛。

贺老弟子观察55例带状疱疹患者，全部治愈。全部在6日内止痛，第1次治疗后疼痛均有所减轻。1次治疗止痛者23例，占41.8%；2次止痛者16例，占29.2%；3次止痛者12例，占22.2%；余4人在4~6次治疗中止痛，占6.8%。疱疹消退时间为3~12天，除3例在治疗前已消退外，剩余52例中，3日内消退者21例，占40.4%。7日内消退者30例，占57.7%。12日内消退者1人，占1.9%。

19. 痤疮

痤疮是一种毛囊、皮脂腺的慢性炎症。好发于颜面，重的常累及上胸及肩背部。可形成黑头粉刺、丘疹、脓疱、囊肿和结节等损害。中医称之为"肺风"、"粉刺"，俗称"青年疙瘩"。本病多发于青春期男女，青春期过后大多自然痊愈或减轻。

【病因病机】本病多因肺经风热熏蒸而成。其他常见的病因有胃肠湿热，如嗜食辛辣油腻之品，生湿生热，郁阻肌肤。脾失健运，水湿内生，聚湿生痰，日久化热，外犯肌肤。冲任失调，肌肤疏泄功能失畅而发。

【临床表现】

（1）肺经风热：颜面潮红，皮疹红热，疼痛或有脓疱，舌尖红，苔薄黄，脉浮数。

（2）胃肠湿热：皮肤油腻不适，皮疹有丘疱疹或者脓疱、结节等，溲黄，大便秘结，舌苔黄腻，脉濡数。

（3）脾失健运：皮疹以结节、囊肿为主，伴纳呆、便溏、神疲乏力，舌苔白，脉沉细。

（4）冲任不调：病程长，呈周期性变化，与经期变化关系较密切，并伴有月经不调或痛经，舌质暗红，苔薄黄，脉弦细数。

【治疗】

治法：疏风清热，健脾化湿通腑，调摄冲任。

取穴

主穴：耳尖、背部痣点。

肺经风热：肺俞。

胃肠湿热：胃俞、大肠俞。

脾失健运：脾俞。

冲任不调：膈俞。

刺法：耳尖穴用速刺法。针刺前先将耳尖穴周围用手指向针刺处挤按，使血液聚集于针刺部位，消毒后以左手拇、食、中指夹紧补刺部位，快速刺入1分左右，迅速出针，挤出鲜血数滴，再用干棉球按压。背部痔点则用挑刺拔罐法。隔日1次。

【典型病例】

（1）王某，男，22岁。主诉：面部、背部痤疮5年余。患者5年以来，面部、背部长痤疮，有痒感，搔抓破溃后有粉状物和脓血流出。曾服汤药，略有好转，未能治愈。近日痤疮有增多趋势，故求针刺治疗。纳可，眠安，大便偏干，小便调。望诊：舌淡，边尖红，苔白腻。面部痤疮散在，颧部痤疮集中，凹凸不平。切诊：脉弦滑。辨证：脾胃湿热，营卫失调。治则：清热利湿，调和营卫。取穴：耳尖、背部痣点、肺俞、脾俞、胃俞。刺法：耳尖放血，三棱针挑刺背部痣点，出血后拔罐，背俞穴拔罐。每周治疗2次。治疗2周后，面部已不长新痤疮。治疗2个月后，痤疮消失，面部平整光滑。

（2）柳某，男，16岁，学生。面胸部生痤疮2年，曾用抗生素以及多种外用药无效。面部有密集痤疮，顶部有脓头，胸部有散在丘疹。取穴：耳尖、背部痣点。放血疗法治疗16次后痊愈。

【按语】痣点位于背部五脏俞附近，挑刺痣点有疏风清热、调整脏腑、宣通气血、促进血运、活血散结、扶正祛邪、平衡阴阳的作用。再加上耳尖穴放血，增强了泄热消肿的功能。此外，由于分型不同，又分别配以肺俞、脾俞、胃俞、大肠俞、膈俞等，分别起到了调整本脏腑功能的作用，有"治病必求于本"之意。

本病患者应经常用温水、硼酸肥皂洗涤患处，禁止用手挤压皮疹，尤其是面部三角区处。少食油腻、辛辣食物及巧克力糖，多吃新鲜蔬菜、水果。

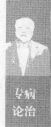

专病论治

20. 斑秃

斑秃为一种头部突然发生的局限性脱发，一般头发多呈圆形或椭圆形脱落，局部皮肤正常，无自觉症状。斑秃中少部分病人脱发可迅速发展，在几天内到几个月内，头发全部脱光而成全秃，甚至累及全身毛发。

【病因病机】此病多由肝肾不足，血虚不能上荣，以致毛孔开张，风邪乘虚而入或饮食不节，脾胃积热，造成风胜血燥或由情志不遂，肝气郁结，气机不畅，气滞血瘀，发失所养而成。

【临床表现】

（1）肝肾不足：头发大片脱落，头皮光滑，病程较长，严重者可发展为全秃，伴头晕失眠，耳鸣目眩，腰膝酸软，阳痿遗精，月经不调等，舌淡，苔少，脉弦细。

（2）血虚风盛：突然头发成片脱落，轻痒，伴头晕失眠，心悸健忘，舌淡苔薄白，脉细数。

（3）气滞血瘀：头发成片脱落，或眉毛、胡须俱落，日久不长，头痛寐差，胸闷叹息，面色晦暗，舌暗有瘀斑或瘀点，苔薄白，脉细涩。

【治疗】

治法：养血祛风，滋养肝肾，活血化瘀。

取穴：阿是穴。

刺法：梅花针叩刺，再以艾条温和灸，约30分钟。

【典型病例】马某，女，29岁。脱发两个月。近3个月来，工作紧张，加之筹备婚礼，较为劳累，出现失眠，头晕，记忆力减退，两月来发现右后枕部有一块2分硬币大小的斑秃，且有面积扩大的趋势，经服汤药及外用药效果不显，故来求治。舌淡红，苔薄白，脉弦细。予梅花针斑秃处扣刺，致局部红润微出血，医者手持艾条距离头皮2cm左右处悬灸，以患者温热舒服而不觉灼痛为度，约30分钟，每周治疗2～3次，治疗3周后，患者患处出现细小绒毛，坚持治疗3个月，脱发全部长出，色黑如常，失眠头晕等症消失，患者精力充沛，心情愉快。

【按语】针灸结合的方法在本病中较为多用，局部血液灌注量增加，皮下细胞营养得到改善，毛囊活性增加，则斑秃可愈。也可配合毫针刺法，取中脘、上廉、足三里、膈俞、肝俞、肾俞等穴。

21. 下肢静脉曲张

下肢静脉曲张指下肢表浅静脉的曲张交错结聚成团块状的病变。中医学称之为"筋瘤"。本病多见于中老年人。

【病因病机】过度劳累，耗伤气血，中气下陷，筋脉松弛或经久站立工作，经常负重以及妊娠等因素，使得血壅于下，筋脉扩张充盈；或因劳累之后，血脉充盈，再涉水淋雨，寒湿侵袭，瘀血阻络。也可因肝火亢盛，血涸筋脉失养所致。

【临床表现】下肢，尤其在小腿，静脉明显扩张，隆起弯曲，状如蚯蚓聚结，小如豆、大如栗，表面青蓝色，质地柔软或因发炎后变成硬结。患者常感下肢沉重、紧张，容易疲倦，小腿有隐痛、踝部和足背往往有水肿出现，每因站立或午后上症加重。若患肢抬高则曲张可立刻减轻。晚期小腿皮肤常呈营养性障碍现象，如萎缩、色素沉着、鳞屑、发痒、局部皮肤变硬等症。且常并发下肢慢性溃疡、慢性湿疹、曲张结节破裂或血栓性静脉炎。

【治疗】

治法：活血化瘀，舒筋散结。

取穴：①阿是（即凸起静脉处）；②血海。

刺法：①选中粗火针，以散刺法。在患肢找较大的曲张血管，常规消毒，再将火针于酒精灯上烧红，迅速准确地刺入血管中，随针拔出即有紫黑色血液顺针孔流出，勿需干棉球按压，使血自然流出，"血变而止"，待血止后，用干棉球擦拭针孔。②毫针刺，进针后捻转或平补平泻。得气后留针20分钟。

【典型病例】

（1）马某，女，42岁。两小腿静脉曲张6年，静脉隆起，颜色青紫、发痒、发胀、走路易疲劳。望诊面色正常，舌苔白。声息正常。脉象滑。辨证：情志不遂，气滞血瘀，经脉不畅。治则：通经活络，行气活血。取穴：阿是穴、血海。刺法：以锋针缓刺法，刺破静脉凸起处，放出少量血液，待恶血出尽，其血自止。血海毫针刺法。该患者共治疗15次，肤色完全正常。

（2）王某，女，27岁。双下肢憋困不适5年，久站腿困，小腿发热，发胀，右腿明显。食可，二便和月经均正常。望诊：面色正常，舌苔薄白，声息正常。脉象：细滑。查：双下肢静脉曲张，右小腿尤甚，状如蚯蚓。治疗方法同上，每周治疗2次，治疗10次后，已基本如常，无不适症状。

（3）刘某，女，40岁。因其工作需长期站立，左下肢静脉曲张近8年。于2002年3月27日就诊，症见小腿后面静脉迂曲隆起、高于皮肤，伴左下肢胀痛、乏力，站久及行走时症状加重。舌质暗淡，苔白，脉沉。西医诊断为左下肢静脉曲张。中医诊断为筋聚，辨证为气滞血瘀，按上述方法先用火针点刺病灶，再用毫针针刺血海，得气后留针20分钟。共治疗3次，曲张静脉已变平，颜色明显变浅，无肿胀疼痛感。随访一年无复发。

贺普仁

【按语】明代《外科正宗》对其有详细的描述："筋瘤者，坚而色紫，垒垒青筋，盘曲甚者，结若蚯蚓。"中医认为本病是因长久站立，下肢气血不能畅达于上，血行缓慢，脉络滞塞不通所致。其病机多为气滞血瘀，火针点刺局部，可直接使恶血出尽，祛瘀而生新，促使新血生成，畅通血脉，临床效果颇佳。

治疗本病要使用中粗火针，用中粗火针点刺患处血管有两个作用：①因是中粗火针点刺于病处血管，故有放血作用；②火针本身的作用。火针有壮阳补虚、升阳举陷的功能。直接作用于因长久站立、劳累过度、耗伤气血、中气下陷引起的筋脉松弛薄弱的血管，起到升阳举陷的作用，火针有祛邪除湿，通经止痛的功能。由于火针是一种有形无迹的热力，对于因寒湿之邪侵袭经络，引起筋挛血瘀的筋瘤，用之可以祛散寒湿之邪，使脉络调和，疼痛缓解。火针还有通经活络、散瘀消肿、生肌敛疮、祛腐排脓的功用。通过中粗火针散刺外露的较大血管，使其瘀血随针外出，起到了三棱针放血的作用，在此还有祛瘀生新之意。用血海可养血活血，起到扶正固本的作用。对于下肢静脉曲张合并有慢性溃疡及慢性湿疹者，可使疮口周围瘀积的气血得以消散，加速血液流通，增强病灶周围的营养，促进组织的再生，达到祛腐排脓、祛瘀生新的目的，故治疗本病有较好的临床疗效。

因为火针是经过加热烧红后刺入人体血管的，消毒很彻底。所以火针引起感染的机会很小，针后无需特殊处理。另一方面火针还能激发人体的防御功能，起到扶正祛邪的作用。西医一般采取穿弹力袜或用绷带，使曲张的静脉处于萎瘪状态，或直接采用手术治疗。而用此法治疗下肢静脉曲张，操作简单，患者痛苦小，疗程短，医疗费用低廉，且疗效显著，不易复发，值得推广。

22. 流行性腮腺炎

流行性腮腺炎是由腮腺炎病毒引起的以腮腺肿痛为主要症状的呼吸道传染病。又称"痄腮"、"蛤蟆瘟"、"大头瘟"。冬春较为多见，传染性强，儿童多发，尤以 5～15 岁容易发病。有腮腺炎接触史。

【病因病机】感受风温邪毒，壅阻少阳胆经，郁而不散，结于腮颊而发为本病。

【临床表现】一侧或双侧耳下腮部漫肿胀痛，边缘不清，有压痛，腮腺管口红肿。可伴有恶寒发热、头痛、咽红肿等症。

【治疗】

治法：清热解毒，散结消肿。

取穴：阿是穴。

刺法：火针点刺。

【典型病例】张某，男，10 岁。左腮肿痛 2 天。局部发红，压痛明显，咀嚼困难。伴有恶寒微热，口渴咽干，纳差，大便偏干。望诊：舌红，苔薄黄。切诊：脉弦略数。诊断为"痄腮"。辨证：少阳郁热，毒邪内蕴。治法：清泄少阳，散结消肿。取穴：阿是穴。刺法：以细火针快速点刺肿胀局部，刺 5 针左右。治疗后，腮部肿痛减轻。每日治疗 1 次，4 日后肿痛消而痊愈。

【按语】温通法治疗本病有很好疗效，符合"火郁发之"的治疗原则，民间多采用灯心草灸治疗。刺血强通法也可治疗本病。预后良好，自然病程为 2 周，但应防止出现并发症。

23. 咽喉肿痛

咽喉肿痛包括急、慢性扁桃体炎、咽炎、喉炎等，属中医"喉痹"、"乳蛾"。

【病因病机】 咽接食管，通于胃喉接气管，通于肺。如外感风热等邪熏灼肺系，或肺、胃二经郁热上壅，而致咽喉肿痛，属实热证。如胃阴亏耗，阴液不能上润咽喉，虚火上炎，亦可致咽喉肿痛，属阴虚证。

【临床表现】

（1）实热证：咽喉赤肿疼痛，吞咽困难，如兼咳嗽、咽干、口渴、便秘，对有寒热头痛者，多为外感风热与肺胃实。

（2）阴虚证：咽喉稍肿，色暗红，疼痛较轻，或吞咽时觉痛楚，微有热象，入夜则见症较重。

【治疗】

治法： 宣肺消肿，滋阴利咽。

取穴： ①实证：商阳、合谷、内庭、曲池。②虚证：太溪、照海。

刺法： 商阳放血，余穴毫针刺法，实证用泻法，虚证用补法。

【典型病例】 杨某，男，40 岁。咽喉肿痛 3 天。2 天前因受凉而致咽喉肿痛，发热，头痛，在外院抗炎对症治疗 2 天，效果欠佳。症见咽喉部疼痛，乏力，纳差，小便黄，大便 2 日未行。望诊：舌质红，苔薄黄。切诊：脉浮弦数。查体：体温 37.9℃. 双侧扁桃体 I 度肿大。辨证：外邪内袭，郁热上扰。取穴：商阳、合谷、内庭、曲池。刺法：商阳以三棱针放血，余穴用泻法。针刺后约 30 分钟，咽喉疼痛明显减轻。次日复诊，体温 36.9℃，咽痛好转。治疗 3 次，扁桃体肿大消失，一直未再发热。

【按语】 实证为阳明热盛，取手足阳明经穴以清热解毒，活血利咽。商阳为手阳明经之井穴，放血可泻血消肿。虚证为少阴津亏，津不上承，足少阴经"循喉咙，夹舌本"，故取足少阴经穴位以滋阴益肾，引火归原。太溪为足少阴经之原穴，为益阴生津之必备。照海为治疗阴虚咽痛要穴,《拦江赋》言其治疗"嘹口喉风"。《玉龙歌》云:"主喉中闭塞"。如扁桃体肿大明显,可直接用三棱针点刺红肿处,强通放血,使恶血尽出,毒热随之而散,取效快捷。

24. 胎记

胎记在中医里被称为面尘、肝斑、面生黑斑等。

【病因病机】 先天而生,局部气血不调,阴阳失衡。

【临床表现】 常生长于面部,大小不一,色呈黑色或蓝黑色。随年龄增长而扩大。多无伴随症状。

【治疗】

治法: 激发经气,调气活血。

取穴: 阿是穴、背部痣点。

刺法: 阿是穴火针密刺,不留针,深度 1～2mm 为宜。在背部寻找痣点,即棕色和棕黑色,芝麻大小的色素沉着点。每次找 3～4 个点,以三棱针挑刺肌纤维出血,并在出血部位拔罐 10～15 分钟。

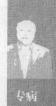

专病
论治

【典型病例】 陈某,女,34 岁。患者左面部可见连成片状的蓝黑色胎记,上至发际,下至下颌,内至鼻梁口唇,外至左耳前,颜色均匀,质地较硬。初诊治疗:普通火针针刺胎记边缘,针孔之间约 1～2mm,色深处多刺几针。2 周后复诊时可见针刺部位呈点状的颜色变浅。以后每周 1 次以同法施治,5 次后上额部、鼻梁、下颌部颜色变浅,并与正常皮肤自然融合。10 次后,整个胎记部位的蓝色变浅,略透红色,且皮肤质地变软。第 14 次治疗加用背部痣点的刺络拔罐。1 周后患者自觉面颊柔软光亮。连续 8 次配合放血疗法后,胎记内可见肉红色,且鼻翼旁有 2cm×3cm 大小部位,蓝色基本上褪去。后又经近 20 次治疗,大部分皮肤已基本恢复正常色泽。

【按语】 本病首次记载于《太平圣惠方》。患者虽无其他不适症状,但因其影响自身形象,常带给患者沉重的思想负担。胎记部位的色素沉着是气血不调,阴阳失衡的表现。本病温通法、强通法并用,激发经气,通调气血,温煦阳气,使气血畅通,阴平阳秘,疾病可愈。从现代医学分析,火针可刺激胎记部位的血管和神经,毛细血管扩张,改善局部供血,加速新陈代谢,色素沉着自然会随之减少，恢复正常的皮肤色泽。

治疗前，应向患者说明治疗过程，可请第三者帮助固定治疗部位，以免病人不自觉地躲闪，影响针刺部位和深度的准确。初期治疗时，可从病变外周开始，以后逐渐深入内部，针刺密度可根据病人耐受程度、胎记颜色深浅等因素酌情掌握。每周治疗1～2次。治疗后，嘱病人当天和次日减少针刺部位的接触和触摸，针孔会在3～4天后自然愈合，不留痕迹。

用穴精粹

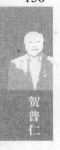

贺普仁老师在长期的临床实践中积累了丰富的经验，取得了显著的临床疗效，贺老重视研究穴位，在取穴配穴上有独到见解，形成了独特的风格。他用穴比较少，甚至只选用一个穴位进行治疗，而效果却很好。对于选用一个穴位进行治疗的方法贺老称之为单穴治疗，目前在针灸界也有人将此概之为"独穴疗法"。

最早的针灸疗法多以单穴疗法为主，以后逐渐发展为多穴。《内经》中记载的针灸治疗疾病多以单穴疗法为主，大约有60种左右的病证采用了单穴治疗，这是有文献记载以来最早的单穴疗法。随着近代自然科学的飞速发展，对腧穴的临床和实验研究日趋增多，更加拓宽了单穴疗法的运用范围。1989年、1992年分别召开了全国第一届单穴临床经验交流会和首次国际单穴临床应用经验交流会，说明该法越来越受到国内外针灸界的重视。

贺老认为研究穴位既要注意普遍性，也不可忽视其穴位的相对特异性。分析单穴疗法的突出特点，其一是穴位单一；其二是操作方法有特色，如手法、针刺方向和角度以及患者的体位等等。临床实践证明，单穴疗法易被患者接受，减轻了患者对针刺的恐惧心理和痛苦，操作方便，更主要的还是疗效好，见效快，有效如桴鼓之势。

除单穴外，贺老也常取"对穴"，即双穴治疗，各取二穴之所长，相互配合，相得益彰。当然，临床应以辨证论治为主要准则，大多数病例仅取单穴或对穴是不够的，取穴时应力求做到精、专、简、效，也不可过分拘泥于穴位的多寡。

贺老非常强调用穴在精，不在多，只有明辨腧穴的功能才能少而精地选配穴位。腧穴配伍与汤药组方同样应该是严谨的，穴有各自之特长，方有合群之妙用。药物的组合成为方剂，腧穴的配伍同样成为精当的处方。因此在临床用穴中必须以脏腑经络学说为基础，结合腧穴特性和临床实践来进行。下面简单介绍他在临床中常用的穴位。

1. 听宫

对于听宫穴，贺老多年来一直在进行深入的研究和观察。

听宫穴归经为手太阳经，其位居头侧部，《针灸甲乙经》认为该穴还为"手足少阳、手太阳之会"。因此在临床上常用其治疗太阳经和少阳经的病变。治疗范围除耳疾以外，还有目疾、癫狂、失音等病证。《针灸大成》言其主"癫狂、眩仆、喑不能言"等。贺老不仅喜用听宫穴，而且更善用听宫穴，形成了独特的风格。在临床实践中，贺老曾用本穴治疗中风、肢体震颤、落枕、肢端肿胀、耳鸣耳聋、癫证等多种病证。

经云："太阳主开"，"听宫此其输也"。凡外邪侵袭，多从太阳经始，调理太阳经可祛表邪，散风寒，治疗由于受风寒所导致的颈项强直疼痛。太阳为开，开则肉节渎而暴病起，故暴病者取之太阳，如中风——中脏腑，其发生多由风、火、痰三者因素引起，病变涉及心、肝、脾、肾等脏腑，涉及上、中、下三焦，主要病机为气血不通，经脉不畅。太阳主筋，太阳经气通达，则周身经脉得以充润。听宫穴可通行全身气血经脉，故可以治疗半身不遂，也可以配合列缺、条口、环跳等穴共同治疗，以增强通经活络之力。另外听宫穴具有益聪开窍，通经活络之功，从经脉流注上来看，太阳与少阴相交相贯，互为络属，故可调于前而治于后，调于阴而治于阳。

治疗耳聋、耳鸣时，可配合应用筑宾穴。筑宾为肾经穴位，为阴维郄穴，郄穴为经气汇聚之处，善于治疗突发病、急性病，肾开窍于耳，阴维主一身之阴，故筑宾有补肾益阴之效，对耳部疾患有很好疗效。

【典型病例】

（1）王某，男，53 岁。左上肢不会动 2 个月。2 个月前突然呕吐，腹泻，头痛，说话不清，左上肢肿胀不会动。既往有高血压病史。舌体偏左，舌苔白，中间黄，脉沉弦。辨证：阴虚阳亢，肝风内动。治以滋阴潜阳，平肝息风。取穴：听宫。5 诊后左手肿胀消退，治疗 10 次后诸症减轻。

（2）李某，男，47 岁。语言謇涩、肢体无力 10 天。10 天前下楼时突然左半身失灵，说话不清，口眼歪斜，伴呕吐 2 次。无大小便失禁。舌苔白腻，脉沉细。辨证：中气不足，风中于络。治以化瘀通络。取穴：听宫为主穴，配列缺、条口。治疗 5 次后，说话清楚，精神好转，走路也较为平稳。

（3）刘某，男，40 岁。主诉：右项背疼痛已经 7 天，于 10 月 15 日晨起时感到右侧肩项部疼痛不适，头颈不能转侧，食欲不佳，睡眠差，二便正常。面黄，舌苔薄白，舌质淡，脉沉缓。辨证：卫外不固，风寒阻络。治法：疏风定痛。取穴：听宫。针 2 次后痊愈。

（4）付某，男，1 岁 10 个月。1 年前因感染细菌性疾患，注射庆大霉素之后，听力逐渐下降，以致两耳无所闻。伴有性情急躁。纳食可，眠安，二便调。望诊：舌淡红，苔薄白。切诊：脉细数。辨证：药物中毒，经脉闭塞。取穴：听宫、筑宾。刺法：毫针点刺，不留针。1 诊后，听力有所改善。6 诊后，家长教他说话，能跟着学。9 诊后，听力基本恢复，对低微的声音也有反应。

2. 侠白

侠白为手太阴肺经穴位，位于肘上 5 寸，取名的原因是肺主白，穴夹于赤白肉筋分间。因肺主皮毛，白色应肺，故侠白有调理肺气、行气活血、养荣肌肤的作用。《寿世保元》云："治赤白汗斑。"贺老在临床上常用其治疗白癜风。

白癜风的临床表现为皮肤突发圆形白斑，并逐渐扩大，边缘肤色加深，中心或可有褐色斑点。日晒后灼热发红，周身上下都可发病。常给病人造成心理压力。其病机主要为气机失和，气血凝滞。《圣济总录》曰："白癜风……由肺热窒热，风热相并，传流荣卫，窒滞肌肉，久不消散故成此也。"

贺老治疗白癜风，常灸侠白，配合采用阿是穴火针点刺、背部放血拔罐和局部围刺。灸侠白采用艾卷温和灸，微热刺激穴位，每次半个小时，增强行气活血之效。肺气调，气血荣，则斑可消。

【典型病例】

（1）李某，女，18岁。下颌生白斑1年。1年前，下颌处有一白色小斑，有1cm×1cm大小，不痛不痒，自涂白癜净。2、3次后起大水疱，疱起之处皮肤日后即成白色，后来又涂白灵丁，效果差，皮肤深层起水疱，现皮肤有2cm×4cm大小的白色斑块，不痛。舌质淡红，舌苔薄白，脉细。辨证：气血不调，经络不通。治法：调和气血，疏通经络。取穴：局部围刺，灸侠白。刺法：隔日1次，每次10分钟。经3个月治疗后，症状缓解，皮肤如常。

（2）刘某，女，18岁。左腿出现白色斑块7年。7年前左腿发现白色斑块，有1cm×1cm大小，未见增大。去年双手腕、右下腹部、右肋、右脚腕等处均新增白斑，逐渐发展，最大5cm×7cm，性情急躁，睡眠尚可，饮食一般，二便可。舌红边有齿痕，苔薄白，脉弦滑。辨证：肝郁脾虚，气血不调。治法：健脾疏肝，活血通络。取穴：局部灸侠白以及背部痣点放血拔罐。刺法：背部痣点用三棱针点刺后拔罐放血。隔日治疗1次。治疗10次后，白斑明显缩小，其中左手腕部的白斑已基本消失。

3. 臂臑

臂臑归属手阳明经，关于这个穴位的治疗病证在历代针灸医籍中有不少记载，如：头痛、瘰疬、肩臂痛不得举等等，但是唯独没有治疗眼目之疾的内容。贺老在临床实践中，将此穴作为治疗眼疾的常用穴，它能有效地消除患者畏光、红肿疼痛、视力减弱、辨色模糊、斜视、复视等症状，应用于结膜炎、近视、色弱、视神经萎缩等病，取得满意疗效。

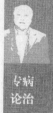

《针灸甲乙经》谓本穴为"手阳明络之会"，《针灸聚英》谓之"手足太阳、阳维之会"。阳明经多气多血，手阳明之络，脉入耳中与耳目所聚集之经脉（宗脉）会合，故本穴可以治疗多种眼疾。手足太阳经交会于睛明，阳维起于金门，沿足少阳循经上行，过臂臑后复沿手足少阳经上头，终于阳白。考臂臑乃手阳明、手足太阳、阳维之会穴，故用之可通阳泻热，疏通经气，促使气血流畅，眼目得养而清亮。

臂臑用于眼科疾病的治疗，临床观察及从文献记载中未发现副作用，而且臂臑治疗眼疾已经被越来越多的针灸同道所运用。在《中国针灸独穴疗法》中记载了臂臑治疗结膜炎、角膜炎、眼内异物等病。《中国针灸穴位通鉴》一书中说，臂臑主治"眼疾病……在臂臑穴分别向前上方，后下方直刺一寸，每个方向作适量的捻转，可治疗视物模糊、视力下降等眼疾患"。目前对这个穴位治疗眼疾的机理还需进一步研究探讨，但该穴的疗效却是肯定的。

【典型病例】

（1）张某，男，7岁。主诉：视力减退3年。病史：5岁时去幼儿园体检时发现视力差，去同仁医院诊为"弱视"，测视力分别为0.2、0.3，配眼镜度数100多度，去年多次查视力下降为0.2，眼镜度数升至300多度。舌淡，苔白，脉沉滑。诊断：弱视。辨证：血虚、目窍失养。分析：气血不足，加之平素用眼过度，气血不足，目窍失养。治则：养血、明目。处方：肝俞、臂臑、养老，毫针刺。经治疗1个月后，视力已明显增长。

（2）阎某，女，11岁。斜视2个月。外伤造成颅底骨折，左耳膜破裂，左眼向内斜视，约斜15°，视物成双，伴有听力下降。纳食可，眠安，二便调。望诊：面色黄，舌淡红，苔薄白。切诊：脉细数。辨证：不内外因，瘀血内存，经络阻滞，目失所养。治则：活血化瘀，通调经络，养睛明目。取穴：听宫、臂臑。刺法：毫针刺入穴位1寸深，先补后泻。治疗8次后，经同仁医院复查，视力好转，左眼内斜小于15°又经1个月治疗后复查，双眼球位置基本正常，复视症状消失。后情况稳定，追访未发现异常。

4. 睛明

睛明穴位于目内眦，属足太阳膀胱经。为手足太阳、足阳明、阴跷、阳跷五脉之会。穴位所在，主治所及，故为眼疾之所常用，可用于治疗结膜炎、白内障、流泪症、针眼等多种眼病。

实验研究表明，针刺睛明穴可改善眼周围的局部血液循环，提高视神经的兴奋性，调整视神经的功能。有研究者对此穴进行了解剖学分析，提出当针刺深度到 19mm 时，针尖可能刺伤筛前动、静脉，当针到 32mm 左右时，有可能刺伤筛后动、静脉，故建议睛明穴刺入深度不要超过 15mm。也有临床报道可深刺达 1.5～2 寸的，关键在于手法和角度。一般刺入 1 寸深，不行手法。

【典型病例】

（1）某女，80 岁。两目视物不清 2 年余。患者虽年高，但体质健壮。2 年来，患者视力逐渐下降，视物不清，以致行履多有不便，影响日常生活。外院诊为"早期白内障"。纳可，眠安，二便调。望诊：舌淡红，苔薄白。切诊：脉弦滑。辨证：肝肾亏虚。治则：滋补肝肾，清睛明目。取穴：睛明。针治 6 次后，视力停止下降，继续针治 4 次后，视力提高，行路正常，可操持家务。

（2）杜某，男，20 岁。视物模糊半年。半年来，无明显诱因出现视物模糊，如有纱蒙。经专科医院诊断为"视网膜炎"，治疗效果欠佳。纳可，夜寐不安，二便调。望诊：舌淡红，苔薄白。切诊：脉弦细。辨证：肝阴不足，目失所养。治则：养肝明目。取穴：肝俞、睛明。睛明不行手法，肝俞刺入 0.5～1 寸深，行补法。每周治疗 2～3 次。随着治疗次数增加，视物逐渐清晰，治疗 1 个半月后，视力检查恢复正常。

5. 液门

液门为手少阳三焦经荥穴，可通调三焦之气，肺属上焦，肾为下焦，故此穴也可调畅肺肾气机，起到宣通气机，育阴生津润喉之效，因此常用之于声音嘶哑、失音等症。

失音可因多种疾病引起。《景岳全书》云："声由气而发，肺病气夺，此气为声音之户也。肾藏精，精化气，阴虚则去气，此肾为

155

专病论治

声音之根也"，可见与肺、肾关系密切，正与液门穴性相符，故治疗失音常取之，还可配合应用水突、听宫等穴。针刺时以毫针刺入 2 寸深，向上方斜刺，使针感沿经向上传导为佳。

【典型病例】

（1）齐某，女，49 岁。患者于 40 天前行甲状腺切除手术，术后出现语言不利，不能发音。纳食尚可，夜寐欠安，二便调畅。望诊：舌淡红，苔薄白，脉滑。辨证：经脉损伤，气血阻滞。治则：通调经脉，行气活血。取穴：水突、液门。针刺时，循经感传至咽喉。第 1 次针刺起针时即可发音。共治疗 5 次痊愈。

（2）乔某，男，42 岁。声音嘶哑 2 周。2 周前外感后出现声音嘶哑，说话语声低微，咽痒痛，口舌干燥，腰膝酸困。食欲尚可，眠安，二便调。望诊：舌淡红，苔薄白。切诊：脉弦细。辨证：外邪未尽，肾阴不足，津液失承。治则：祛邪滋阴，生津润喉。取穴：液门、听宫。针刺后，声音清亮，口舌干燥缓解，共针 4 次而愈。

6. 伏兔

伏兔位于髂前上棘与髌底外侧端的连线上，髌底上 6 寸，位于大腿前面股四头肌处。《会元针灸学》云："伏兔者，伏是潜伏，大腿肉肥如兔，跪时肉起如兔之潜而不伏也，故名伏兔。"本穴归属足阳明胃经，为"足阳明脉气所发"，又为"脉络之会"，故具有强腰益肾，通经活络之用，正如《针灸甲乙经》所说："寒疝，下至腹䏈膝腰，痛如清水，大腹诸疝，按之至膝上，伏兔主之。"《医宗金鉴》言伏兔主"腿膝寒冷，脚气痛痹"。此外又因本穴归阳明经，阳明多气多血，故对血脉闭阻不通，经络运行受阻之半身不遂、痹证、痿证及下肢诸多症状均有较好的疗效。贺老常用之治疗下肢麻木、肌肉萎缩、坐骨神经痛、腰椎间盘突出等病症。

贺老运用本穴的特点是令患者采取跪姿进行针刺，只有取跪姿，才能充分体现伏兔穴的穴名、穴性特征。《针灸大成》云："膝上六寸起肉，正跪坐而取之"，其他如《类经图翼》、《医宗金鉴》、《十四经发挥》也有类似记载。采取这种特定的姿势后使股四头肌隆起，便于取穴和操作，利于准确定位和得气。关于这种体位的论述在

《针灸大成》中有具体解释："动物中卧伏牢固者，莫过于兔。人当跪坐之时则腿足之气，冲至两膝以上，则两腿股直股肉绷急，推捏不动，犹兔之牢伏也。"如患者不能坚持此体位，可缩短留针时间。

针灸作为一种古老又具有显著特色的治疗手段，在临床上除了要注重选穴配穴以外，还要特别重视体位的选择、手法的运用以及针刺的角度和深度，这一点与现代医学的服药需注意时间、剂量以及禁忌是同样重要的，应该引起足够的重视。

【典型病例】刘某，女，35 岁。右腿疼痛 1 周。1 周前无明显原因出现右腿痛，向足部串走，咳嗽、用力及变换姿势时疼痛加重，重则抬腿困难，行走吃力，伴有腰部酸困、无力、怕凉，纳可，便调，夜寐安。在外院诊断为"腰部骨质增生"、"坐骨神经痛"，经服活血止痛类的中成药，未见明显效果。望诊：舌暗红，苔薄白。切诊：脉沉细。辨证：肾气不足，气血郁滞。治则：补肾益气，行气活血。取穴：伏兔、肾俞。刺法：伏兔跪刺，留针 20 分钟。起针后，伏卧刺肾俞穴，并加艾盒灸。起针后，自觉腰腿轻松。治疗 5 次，疼痛消失。

7. 养老

养老为手太阳经穴，又为郄穴，大凡阳经郄穴以治痛为显效。《类经图翼》云："疗腰重痛不可转侧，起坐艰难，及筋挛，脚痹不可屈伸"。太阳经贯通上下，达于四肢，与督脉、阳跷脉、阳维脉相交会，《素问·厥论》："手太阳厥逆……项不可以顾，腰不可以仰……"故对于肢体活动障碍甚为有效。养老为手太阳之郄穴，郄主急性疼痛之症。贺老单取养老治疗腰腿痛，结合一定的补泻手法，手到病除，立竿见影。养老也是治疗眼部疾患的重要腧穴。

【典型病例】

（1）刘某，女，42 岁。患者自今年 4 月底开始出现腰及右下肢放射性疼痛，站立 3 分钟以上即出现腰及右下肢疼痛麻木，严重影响日常生活，到北医三院作腰 CT，报为腰椎间盘突出症，建议其卧床休息，重时可予手术治疗。经休息近 3 个月，患者症状无任何缓解。来诊时由急救中心送到特需门诊。贺老即取养老穴，用龙虎交

157

专病
论治

战补泻手法，同时嘱患者活动腰部，行针过程中患者即感疼痛明显减轻，贺老嘱其继续活动腰部及右下肢，一个小时后，患者未发作疼痛，自己走出诊室。

8. 上廉

上廉位于肘下 3 寸，为手阳明经穴，阳明经多气多血，刺之可荣养气血、通经活络。贺老常以上廉为主穴治疗脱发，选穴少而精，取得了较好疗效。必要时配合中脘、足三里、阿是穴等以增强补养气血之功。

近年来，因脱发而就诊的患者越来越多。考虑与现代工作压力大，精神紧张致神经内分泌紊乱、营养代谢障碍有关，也有的继发于慢性疾病或妊娠后。可分为脂溢性脱发、广泛性脱发和斑秃三种。临床表现如下：斑秃起病突然、头发呈斑块状脱落，患处呈圆形或不规则形状，其范围、大小、数目均不相等。脂溢性脱发是由于皮脂腺分泌亢进引起头发营养不良，脱落稀疏。广泛性脱发一般无自觉不适，毛发普遍稀疏，多有家族倾向。

中医认为肾精亏虚，发失所养或因病后、产后，心脾损伤，气血生化无源，加之劳累、情绪紧张，头发失于滋养所致。

贺老认为气血不足，气血失和，经气阻滞，不能上荣于发而致本病。治疗本病以补肾健脾、养血和血为治则。

【典型病例】

（1）王某，女，27 岁。毛发稀疏 3 年余。3 年前觉头发开始脱落，逐渐头发越来越少，几见头皮，余无异常感觉，纳食、睡眠均好，二便正常。望诊：头发稀少，苔白腻。脉象：脉沉细。辨证：肾气不足，发失所养。治则：补肾益气，健脾养血。取穴：中脘、上廉、足三里。经 3 次治疗后，停止脱发，洗发时仅掉少量头发。针 12 次，已有毛发新生。1 年后随访，发长如初。

（2）张某，女，36 岁。头部脱发 10 年余。患者素日睡眠不好，易做噩梦，精神紧张，每遇心中有事，则反复思考，夜眠更差。脱发处，小者如黄豆大小，大者如 5 分硬币，形状不规则，曾外用某生发精两瓶，未见效果。近半月来工作紧张，夜眠差，头顶和枕部各有一块脱发处，请求诊治。现纳可，二便调。望诊：舌体胖大有齿痕，苔薄白。切诊：脉细。查体：头顶脱发处约2分硬币大，枕部脱发处似黄豆大。辨证：劳伤气血，血不养发。治则：调补气血，养血生发。取穴：上廉、阿是穴（头部脱发处）。刺法：以毫针刺上廉1寸深，密刺阿是穴。患者针治10次长出细发。

（3）王某，女，40岁。主因右侧面瘫8年而就诊。在治疗过程中，患者诉有慢性脱发病史多年，每次梳头或洗头时即掉头发一大团，贺老在原有面瘫取穴的同时，加用上廉穴，约5次后，脱发明显减少。

9. 百会

百会属督脉，为督脉与手足三阳足厥阴之交会穴，又名三阳五会。具有息风潜阳，醒脑安神，散邪通督，益气升阳之效，临床常用于治疗头痛、眩晕、中风、失眠等症。因其可升提固摄，贺老常用之于脱肛的治疗。必要时，可配合应用长强穴，则效果更佳。操作时，可毫针刺，用补法，也可采用艾灸和火针治疗。

脱肛是指肛管、直肠，或直肠黏膜、乙状结肠脱出肛门之外，多见于老年、妇女和儿童。病始仅在大便时肛门坠胀，时有脱出，可自行回纳，继而则回纳无力，稍加压力如行走、咳嗽等即脱出。多因久病、体虚等原因，以致中气不足，气虚下陷，升举摄提无力而发病。治宜补中益气，升阳举陷。

【典型病例】

（1）张某，男，2岁半。肛门脱出3个月。3个月来，因消化不良而经常腹泻，致使肛门脱出，不能回纳。望诊：面白无华，舌淡，苔薄白。切诊：脉沉细。治则：补阳益气。取穴：百会。刺法：毫针点刺，补法，不留针。治疗1次后，肛门上收，但大便时仍下脱。共点刺百会6次后痊愈。

（2）刘某，男，26岁。主诉：脱肛20年。患者幼时身体健康，6岁时患痢疾久泻不止，导致肛门脱出多方治疗未愈。工作后，脱肛渐渐加重，大便带血，用力后肛门脱出不能回纳，疼痛严重，不能下蹲。食欲一般，大便正常，常带有鲜血。面色黄，身体消瘦。舌苔白，脉细。辨证：脾阳不振，中气下陷。治则：升阳举陷。取穴：百会、长强。刺法：以艾卷灸百会，每次30分钟，补法。中等火针速刺长强。治疗4次脱肛消失，至今未再复发。

10. 长强

长强位于尾骨尖端与肛门之中点凹陷处，为督脉之经穴、络穴、督脉与足少阴经之交会穴。关于其主治，《灵枢·经脉》曰："实则脊强，虚则头重，高摇之，挟脊之有过者，取之所别也。"《备急千金要方》："赤白下痢，五痔便血失屎，病寒冷脱肛，历年不愈。"《胜玉歌》：主"痔疮、肠风"等。

摇头风多为气血阴阳亏损，血虚风动所致。督脉"上至风府，入脑上巅"，又别走任脉，与足少阴经相交，可以调和阴阳，益阴息风。长强为督脉所起之源，从而治疗摇头风。又因其解剖位置，可调整大肠功能，临床用以治疗脱肛、痔疮、腹泻等症。

（1）裴某，女，56岁。主诉：头部不自主摇动数年。病史：数年前原因不清，出现头部轻度摇动，不能自制，病情时轻时重，多在恼怒以及情绪波动时加重。曾在某医院神经内科诊断为"脑动脉硬化症"。近几个月加重，终日头摇不停，不能自制。曾服用平肝息风类中药治疗无效，时常伴轻度头晕，稍有烦躁。一般情况良好，纳佳，二便正常。舌质正常，舌苔白，脉弦滑。辨证为：肾阴不足，水不涵木，督脉失畅，虚风内动。治则：滋阴涵木，养阴息风，通达督脉。取穴：长强。刺法：以4寸毫针沿尾骨端前缘刺入，行以捻转补法，不留针，得气即出。初诊后患者感到头部摇动次数明显减少，精神集中时，自己可以控制发作程度。2诊后症状继续减轻，每天仅摇动2~3次，且摇动幅度明显减轻。继续治疗，取穴、刺法不变。5诊治疗后，头摇停止，临床告愈。

（2）张某，女，55岁。便溏不爽，每日大便数次，每次大便量少，又总有排不尽感。精神紧张时加重。食欲不好，小便正常。面黄无华，声息正常。苔白，脉沉细。辨证为：操劳过度，脾肾阳虚。治则：补益阳气，以奏收摄之功效。取穴：长强。刺法：中等火针，速刺法。1次火针治疗后，便溏次数减少，排不尽感减轻。2次火针治疗后，便溏又有好转。3 次火针治疗后，大便基本成型，日 1 次。4 次后大便正常，带团到国外访问演出。

11. 中脘

中脘位于脐上 4 寸，为手太阳、少阳、足阳明脉所生，任脉与手太阳、少阳、足阳明经交会穴，胃之募穴，腑之会穴。

中脘能振奋阳气、温经散寒，除可以治疗胃脘痛等消化道疾患以外，还可以治疗很多其他疾病。因其鼓舞中焦之气，可以灌溉四旁，使四肢得以温煦，从而治疗四肢无力、肌肉萎缩等症。

冻疮常取中脘治疗。冻疮是由于受寒冷刺激，引起局部血管痉挛、瘀血所致。多发生于手足、耳鼻及面部等部位。初起疮伤表浅，为局部性红斑，自觉痒痛，遇热尤甚，继则皮肤肿胀，破溃，疮伤深重，甚至损及筋骨。冻疮多由体内阳虚生寒，与外寒相合而引发，故治疗重在振奋阳气，灸中脘穴温暖中焦，补益气血而荣养肌肤，故为冻疮所常用。以火针或灸法治疗。

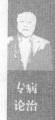

任脉循行至头面，"上颐循面入目"，任脉总任一身之阴，可以燥湿化痰，中脘用于治疗痰湿头痛、前额头痛，穴简而力专。

【典型病例】

（1）韩某，男，30 岁。上下肢活动无力 10 余年；10 余年前因受凉劳累后，发现双侧下肢不能活动，经输钾治疗后好转。此后经常发作，同时出现两上肢无力，软弱，经医院化验仍诊断为"低钾"，近来发作间隔时间越来越短，几乎每周发作 1 次，食眠尚可，二便正常。望诊：舌质红，舌苔白腻，切诊：脉滑。辨证为：脾胃不足，经气不利，筋骨关节失于濡养。治则：健运中焦，通行气血以达于四肢。取穴：中脘。经过 2 次治疗后，可以骑自行车，追访至今未复发。

（2）林某，男，40 岁。逢冬季必犯，两手肿胀、裂口、疼痛、不能参加活动，需穿大棉手套休息，已连续数年之久。食欲不振，大便不调，小便正常。望诊：面黄、舌苔白。脉象：沉细。辨证：中阳不足，不能温煦四肢所致。治则：温中散寒，通经活络。刺法：取中脘，艾盒灸 30 分钟。每周治疗 2~3 次，坚持灸治 1 个半月，两手冻疮愈合。次年嘱患者自购艾盒灸中脘，随访，冻疮未复发。

（3）范某，男，22岁。两手肿胀、裂口、疼痛，每逢冬季必犯，不能参加劳动，需要穿大棉手套休息，已经连续数年。食欲不好，大便不调，小便正常。望诊：面黄，舌苔白。切诊：脉沉细。诊断：冻疮。辨证为：中阳不足，不能温煦四肢。治则：温中散寒，通经活络。取穴：中脘。刺法：中等火针，留针20分钟。共治疗5次后痊愈，恢复工作。

（4）许某，男，45岁。主诉：头痛多年，以前额为主。严重的时候满头作痛，并有胀感，恶心。曾多方治疗，未见效。食欲可，大便干，小便黄，血压不高。舌苔薄黄，脉弦数。辨证：阳明蕴热，夹气上扰，气血阻滞。取穴：中脘。1次显效，4次痊愈。

12. 条口

条口穴属于足阳明胃经，阳明经多气多血，如其平调，内外得养，五脏皆安。针刺条口穴，能鼓舞脾胃中焦之气，令其透达四肢，祛除风寒湿邪，促使滞涩之经脉通畅，濡养筋骨，通利关节。

肩周炎又称"漏肩风"、"五十肩"，历来的治疗大多比较重视外邪，而贺老提出该病的病机首先是正气虚弱，结合《素问》中"背为胸中之府，背曲肩随，府将坏矣"的论述可以看出如果失去正常的生理功能基础，外邪才会乘虚而入，由表及里，阻滞经络气血的通畅，导致不通则痛的病理表现。采用条口穴治疗本病效果满意，轻证、重证均适宜，重证可配合火针点刺。轻者针到病除，短期可愈；重者隔日或每日1次，10次为1个疗程，5～10个疗程可愈。

针刺时可深刺，条口直透承山，《医学举要》曰："若外邪为患，当从太阳经治……"承山穴属足太阳经穴，透刺后，加强了祛除外邪之力。

【典型病例】

（1）王某，女，50岁。右肩部疼痛，抬举不便，逐渐加重，阴天疼痛更甚，背部畏寒，有沉重感，后项部僵硬，连及右偏头，肘关节作痛，并右手指发紧感，痛处按之尤甚，心烦，睡眠欠佳，食欲尚好，大便干，小便正常。舌苔薄白，脉弦，沉取无力。诊断：

漏肩风。辨证：正气不足，风寒湿三邪侵入肌肤，阻于经络，流于关节，血气不通而致肩痛。治以祛风寒，通经络。取患侧条口穴，深刺，不留针，平补平泻手法。针1次后减轻，同法针7次后痊愈。

（2）肖某，女，47岁。自述右肩臂疼痛已4个月之久，阴天及夜间疼痛加重，不能抬举，臂外展、后伸尤为困难。右手拇、食二指有时发胀而痛，伸屈尚可，不红不肿。曾在某医院进行针灸及烤电等治疗，症未显著减轻。食纳尚可，二便调。月经正常。舌尖红，苔白略腻，脉细弦。辨证：体质素虚，卫外不固，感受风寒湿之邪，稽留经络、关节之中，阻滞气血运行，以致肩臂作痛，抬举困难。治则：先补后泻，在补正气的基础上，祛除风寒湿三邪，以达到通经活络，宣通气血之目的。取穴：条口、压痛点（阿是穴）。刺法：条口，深刺，不留针。压痛点（阿是穴）火针点刺。针3次后症稍减轻，经几十次治疗，约3个月，终告痊愈。

（3）麦某，男，54岁，2002年4月20日初诊。左肩疼痛8个月。初起因搬重物致左肩部拉伤，局部疼痛，后去滑雪时又局部拉伤，渐出现左肩部活动功能受限，疼痛渐加重，呈烧灼样疼痛。1个月前在美国华盛顿某医院做手术，术后症状无明显改善，仍疼痛，程度略有减轻，活动仍受限，向前平举幅度小于45°，后伸小于30°，故来就诊。纳眠可，二便调。诊断：肩痹——肩周炎。辨证：气滞血瘀。治则：行气活血。治法：条口，缪刺右肩相应部位。并嘱患者活动患侧肩关节。留针过程中患者即感疼痛减轻，活动范围明显增大。向前平举约70°，后伸约30°。

13. 膏肓

膏肓属于足太阳膀胱经穴，善治诸虚百损。贺老常取膏肓治疗肩周炎之顽症。患者发病多在半年以上，症见：肩痛、沉重连绵不已，局部畏风怕凉，活动受限，不能高举，且多伴全身乏力、气短、食欲不振等。此时最宜取膏肓穴治疗。

在治疗肩周炎的病人中对那些比较顽固的情况贺老选用膏肓穴，沿着肩胛骨后缘下方向肩部斜刺，局部配合火针点刺。实际上该穴治疗肩周炎在针灸文献中的记载并不多，贺老主要是根据膏肓俞有治疗"诸虚百损"的道理在刺法上加以改进，在临床实践中取得了满意的效果。膏肓俞既有很好的扶正作用，还有祛邪的功能，因此对正虚感受外邪的肩周炎最为适宜。

刺膏肓时，用3寸28号毫针，进针前医生用手指揣摩，重按之局部有酸楚欣快之感时，方可进针。刺时沿肩胛骨，向肩头部刺入2～3寸深，使肩周产生酸麻胀感。得气后行捻转补法，留针30分钟。隔2日1次，15天为1疗程，一般要治疗1～10个疗程。

【典型病例】张某，男，45岁。患者右肩关节周转疼痛，已达10余年之久。疼痛时作时止，时轻时重，阴天和气候变化时，疼痛加剧。曾经中西医多方治疗，疼痛未愈。肩部疼痛，疼重时连及肘关节，局部怕风并有凉感，抬举困难，穿脱衣服受限，当臂外展时疼痛尤甚。食欲欠佳，眠可，大便每日1～2行，小便清长。舌苔薄白，脉象沉细。辨证：正气不足，脾胃虚弱，卫外不固，邪入经络，留于关节，阻滞不通，气血失和，不能祛邪外出，导致不通则痛。阳气亏虚，故畏风发凉。取穴：膏肓。刺法：从肩胛下向肩部斜上刺，补法。待得气后行捻转术。局部发凉处，火针点刺数针。该患者经过40次治疗后，疼痛虽未完全消失，但明显减轻。

14. 肺俞

肺俞为肺脏之气转输、输注之所，穴在肺之分野，可宣肺解表，补益肺气，化痰祛浊，是治疗哮喘、咳嗽的常用穴。关于其主治，《针灸大成》云："肺气热，呼吸不得卧，上气呕沫，喘气相追逐。"《备急千金要方》曰："肺寒，短气不得语，喘咳少气百病。"

【典型病例】汪某，女，37岁。哮喘1年。1年前的春天开始出现哮喘，发作时胸闷气短，呼吸急促，喉中有少量痰。经检查与花粉过敏有关。纳食可，夜寐安，二便调。望诊、闻诊：呼吸略促。舌淡红，苔薄白。切诊：脉沉弦。辨证：肺气不足，气机上逆。治则：补肺益气，通调气机。取穴：肺俞。刺法：火针速刺法，每日治疗1次。2诊后胸闷、喘憋等症减轻，喉中清爽无痰。治疗5次，诸症消失。

15. 肾俞

肾俞为足太阳膀胱经穴，为肾脏之气输注之所，可益肾填精，强壮元阳，适用于肾气亏虚，肾阳不足之证，是治疗肾脏疾患的重要腧穴。关于其功效，古籍中有如下记载，《针灸大成》："虚劳羸瘦，耳聋肾虚，水脏久冷，心腹腹满胀急，小便淋……腰寒如冰，洞泄食不化，身肿如水……"《胜玉歌》："肾败腰疼小便频。"现代研究证实，针刺肾俞穴对肾脏有调整作用，使尿蛋白减少，酚红排出量增加，泌尿功能加强，血压下降，浮肿减轻，调节内分泌等，并经动物实验所验证。临床常用于治疗慢性肾炎、肾病综合征等。

久病或过于虚弱的患者可配合应用关元穴，关元为任脉经穴，是任脉与足三阴经之交会穴，具有鼓舞肾气，充盛气血的强大功效，凡久病沉疴，痼疾顽证均可取其治疗，二穴配伍应用，更强化了补肾壮阳之效。除用针刺补法外，可并用灸法。

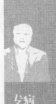

165

专病
论治

慢性肾炎、肾病综合征等表现为腰痛腰酸，乏力倦怠，面部下肢或周身浮肿，纳食不佳，尿量异常等，属中医"腰痛"、"水肿"、"虚劳"等范畴。本病的发生与肺脾肾三脏相关，病初起多为外邪侵入，肺失宣降，脾失健运，久则肾气亏耗，肾阳虚损，命门火衰，治宜补益肾脏，健运壮阳。

【典型病例】

（1）郑某，女，4岁。家长代诉：因周身浮肿伴腰痛，1984年去某医院检查治疗。化验结果：尿常规：蛋白（＋＋），白细胞0～2个/HP，红细胞1～3个/HP。血常规：血红蛋白130g/L，白细胞6.6×10^9/L，中性粒细胞59％，嗜酸性粒细胞0，淋巴细胞56％，单核细胞5％。诊为肾炎，收入院治疗。入院1周后尿蛋白（＋＋＋＋），重度浮肿，确诊为"肾病综合征"，服用强的松治疗。45天后浮肿开始消退，出院继续门诊治疗。查尿蛋白（＋），强的松减量服用。两周后尿蛋白（－）。半年后又感不适，复诊。化验尿蛋白（＋＋＋），病情忽轻忽重，服用激素类药物病情无明显改善，来针灸科求治。望诊：面色黄，舌质淡，舌苔白。切诊：脉沉细。辨证：先天不足，肾虚水泛。治则：益肾行水。取穴：肾俞。刺法：双侧肾俞施用补法，不留针。每周治疗2～3次。医嘱：注意饮食，免食辛辣咸盐，多食清淡食品，不可过多食用高蛋白食品。注意保暖，避免感冒。坚持针灸治疗，有计划减少激素用量。经过半年治疗，已完全停用激素、尿蛋白阴性，虽患感冒、咽炎等，肾病未再复发。

（2）李某，男，23岁。主诉：腰痛、浮肿5年。病史：5年前因感冒引起腰痛剧烈，头面、下肢浮肿、尿血。经查血压140/100mmHg，尿蛋白（＋＋），红细胞成堆，白细胞2～3个/HP，管型多见。诊为急性肾小球肾炎，予利尿、降血压、抗感染等治疗。经治疗未能根除，其症经常反复发作，每遇劳累、寒凉之后症状加重，诊断为慢性肾炎，经服用中药后症状在一段时间内较稳定，最近旧病复发，求治。患者腰痛如折，下肢轻度浮肿，纳食偏少，食无味，不喜饮。周身乏力，少言嗜卧，自觉精力不支，四肢冷。尿黄、夜尿2～3次，寐安。望诊：面色黄白无泽，精神委靡，唇淡，舌苔薄白。切诊：双手凉，脉沉细，双尺弱。查：血压140/100mmHg，下肢浮肿Ⅱ°。尿常规：蛋白（＋＋），红细胞3～5个/HP，颗粒管型。血常规：血红蛋白100g/L。辨证：肾阳不足，损及脾阳，阳虚水泛。治则：温补肾阳，行气化水，固本求真。取穴：肾俞、关元。刺法：肾俞、关元均用毫针刺法，施用补法，留针30～40分钟。关元加艾条灸法，每次灸30～40分钟，每周治疗2～3次。经20余天治疗后，病人精神好，纳食好转。四肢冷凉明显好转，腰痛等症均减。下肢浮肿Ⅰ°，血压120/85mmHg，尿蛋白（＋），未见尿中红细胞，有少量颗粒管型。血常规：血红蛋白120g/L，原方原法不变继续治疗。约2个月后，患者症状明显减轻，下肢浮肿消失，血压大致正常，尿常规正常，血红蛋白稳定在13g。继续间断治疗巩固疗效。

16. 环跳

环跳为胆经穴位，常用于半身不遂、坐骨神经痛等症。其皮下深浅层有多条神经分布，针感可向多个方向放散，如针刺时，针尖偏向于外阴，提插刺激，针感可传至阴部，用于治疗阳痿、遗精、早泄、尿潴留等生殖系统疾患。本穴的取效关键在于针感。针刺时以4寸毫针刺入环跳3.5寸深，向内上方刺。

【典型病例】孙某，男，28岁。自24岁起开始遗精，最近新婚

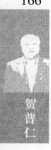

发现阴茎不能勃起，难以完成性交。纳食可，二便调。望诊：面黄，舌淡红，苔薄白。切诊：脉滑，两尺脉弱。辨证：肾气不足。治则：益气补肾。取穴：环跳。刺入一定深度时，出现触电样感觉，向阴茎放射。针刺当晚阴茎勃起，性交成功，治疗 2 次收功而结束治疗。

17. 足临泣

足临泣是足少阳胆经的穴位，常用于治疗目赤肿痛、胁肋疼痛、月经不调、瘰疬等症。足临泣是八脉交会穴之一，通于带脉。妇女的经、孕、产、乳与冲、任、督关系密切，而带脉"起于季胁，回身一周"，约束全身纵行的经脉，带脉出自督脉、行于腰腹，腰腹是冲、任、督三脉脉气所发之处，因冲任督皆起于胞中，所以带脉与冲、任、督三脉的关系极为密切，故亦能影响乳汁的分泌，可以治疗溢乳、乳痛等。贺老单取足临泣治疗溢乳，取穴独特，疗效显著，明显优于其他治疗方法。

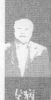

溢乳是指乳汁不经婴儿吸吮而自然流出，其病机为气血虚弱，阳明胃气不固或肝经郁热，疏泄失常，迫使乳汁外溢。足临泣疏泄肝胆，从而调节乳汁的分泌。

【典型病例】

（1）陈某，女，30 岁，工作单位：电管局。2002 年 5 月 29 日初诊。患者自 2000 年 3 月发现月经量少，每次持续 2 天，伴溢乳，挤压乳房时乳汁便从乳内溢出，色白，无乳房疼痛，到协和医院就诊，查泌乳素正常，作乳房红外线扫描，除发现双侧轻度乳腺增生外，未见其他异常，行头部 MRI 检查，未见异常，考虑为内分泌失调，未予药物治疗。2000 年曾发现血压高，近 2 年体重增加近10kg。取足临泣，仅治疗 1 次后，溢乳量已明显减少。

（2）张某，女，23 岁。右侧乳房肿块 3 月余。3 月前，洗澡时发现右侧乳房有肿块 2 个，如枣大。近来工作紧张，常有胸部不适感，乳房胀痛，尤以月经前明显，有时气急胸闷。纳可，眠安，二便调。外院诊断为"乳房纤维腺瘤"，因惧怕手术而就诊。查体：乳房内可摸到肿块 2 个，约 1.5cm×2cm 大小，表面光滑，可移动。望诊：乳房外观无异常。舌淡红，苔薄白。切诊：脉细。辨证：肝郁气滞，气血凝结。治则：疏肝解郁，行气活血。取穴：足临泣。刺法：以毫针刺，施泻法，留针30分钟。隔日治疗1次。患者针后，自觉胸部舒畅针刺3次后，肿块减小。共治疗10次，肿块消失。

18. 中渚

中渚为手少阳三焦经腧穴，渚是江中小洲之意，三焦水道似江，脉气至此输注留连，犹如江中有渚，故名中渚。手少阳之脉，其支者从耳后入耳中，出走耳前，本穴可清宣少阳经气，祛邪散滞，善于治疗耳部疾患。《针灸大成》言其治疗"耳聋"。《备急千金要方》："颔颅热痛"。《外台秘要》："头痛耳鸣"。临床还常用于治疗落枕、腰扭伤、眩晕、呃逆及咽喉、眼部、肩背部等疾患。

【典型病例】杨某，男，35岁。右耳聋1周。1周前，无明显诱因，突然出现右耳听力下降，发堵，伴有头晕、恶心。次日右耳完全听不到声音，左耳听力也有下降，并觉两腿走路不稳，失去平衡。诊断为"突发性耳聋"。食欲尚可，二便正常。望诊：舌质两边紫，舌苔薄黄。切诊：沉弦。辨证：肾阴亏耗，虚火上炎，气血阻滞，耳窍闭塞。治则：泻虚火，调气血，利耳窍。取穴：中渚。刺法：以毫针刺入1寸深，用泻法。针后即觉听力有所恢复。治疗5次而痊愈。

19. 少泽

少泽为手少阳小肠经穴，少为小，泽为润，小肠主液，其穴可润泽身体，井穴脉气始出而微小，故名少泽。关于本穴主治，历代医籍这样记载：《铜人腧穴针灸图经》："目生肤翳覆瞳子"。《针灸大成》："喉痹，舌强，口干，咳嗽，口中涎唾，颈项急不得回顾。"《针方六集》："疟疾、妇人无乳及乳痈痛，乳汁不通，鼻衄不止。"临床上常取之用于循经病症及角膜炎、红眼病等眼疾、缺乳等，也有指压少泽治疗呃逆的报道。手太阳经起于少泽，止于耳前，作为井穴，少泽有通接经气，开窍启闭之功，善于治疗耳疾。下面的这例患者年过40，阴血已亏，水不涵木，肝火时旺，胆与肝相表里，胆络于耳，肝火循胆经灼于耳，故出现耳痛。治疗此病，选取少泽、阿是穴以滋液息火、通络止痛。

【典型病例】鲍某，女，59 岁。主诉：右耳痛 5 月余。病史：5 月前无明显病因出现右耳内部疼痛，呈阵发性，尤其急躁时疼痛加剧，呈放电样，纳眠可，二便调。病人痛苦异常，曾多方求治未见效果，经他人介绍才来求治。望诊：舌质淡暗，苔白。切诊：脉弦。西医印象：无菌性中耳炎。辨证：肝阴不足，肝胆火旺，灼伤耳络。治则：滋阴平肝，通络止痛。取穴：少泽、阿是。刺法：毫针。疗效：患者后来介绍他人来治病时说，针刺 1 次后耳痛即明显缓解，针 3 次后症状完全消失。

20. 少商

少商为手太阴肺经井穴，行泻法可醒脑开窍，清诸脏之热，点刺出血则有清热泻火，活血消肿，利咽止痛之效，常用于治疗扁桃体炎、咽炎、喉炎等。《针灸资生经》云其主"咽中肿塞，谷粒不下"。

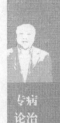

贺老用其治疗鼻出血，中医称之为"鼻衄"。风热犯肺，饮酒、过食辛辣致胃中蕴热或肝郁化火等原因，使热灼阳络，可致鼻部出血。肺开窍于鼻，"病在脏者，取之井"，取少商可宣肺散邪，疏风清热而止血。

【典型病例】刘某，女，42 岁。昨日突然感到心中不适，继而鲜红的血液从鼻中衄出，当即用冷水淋头而血止。下午稍活动后衄血复出，出血量多，不止，感头痛头胀，烦闷，大便干燥，小便黄赤，月经正常。望诊：声息正常，面苍黄，舌质稍紫，无苔。脉象：弦数。辨证：肝郁不舒，郁久化热上冲，迫血妄行。治则：平肝泻火，清热凉血。取穴：少商。刺法：以中等火针，用速刺法，点刺少商穴。热盛者可挤出少量血液。

21. 委中

委中为足太阳经合穴，"合治内腑"，泻本穴或放血，可清泄里热，凉血解毒，可用于治疗皮肤科和外科疾患。《针灸大成》中有委中治疗"痈疽发背"的记载。湿热内蕴，热毒壅盛，外发于肌肤、肌肉、筋脉，可致湿疹、疔疮、乳痈、丹毒等，均可取委中治疗。热邪、瘀血壅盛时，可配合耳背青筋应用，耳背静脉此时多会青紫瘀滞，与委中合用，采用三棱针缓刺放血之法，能加强凉血解毒之功，常应用于各种皮肤病的治疗，如过敏性皮炎、湿疹、银屑病等。

曲泽、委中分别为手厥阴心包经和足太阳膀胱经合穴，二者常配合应用于急性胃肠炎、中暑、霍乱等病症，有和胃降逆，凉血解毒之效。

【典型病例】

（1）张某，女，20岁。腹部起脱屑丘疹3年余，并逐渐扩大到全身多处，以腹部和腋下为重，稍痒。纳食尚可，夜寐欠安，二便调畅。望诊：舌质红，苔黄。全身多处丘疹、鳞屑。切诊：脉滑。辨证：风邪侵袭，气滞血瘀。治则：祛风止痒，行气活血。取穴：委中、耳背青筋。以三棱针缓刺放血。治疗3次后，痒感明显减轻。6次后鳞屑减少。12次后，痒止，丘疹完全消失。

（2）薛某，男，7岁。呕吐、腹泻2天。患者无明显诱因突然出现恶心、呕吐、腹痛、腹胀、腹泻，大便呈水样，不能进食。伴有精神委靡，周身乏力，低热。已用消炎药静点，效果不明显。望诊：面色萎黄，舌淡红，苔白稍腻。切诊：脉弦细数。辨证：感受时疫，胃肠积滞。治则：除湿逐疫，升清降浊，调和肠胃。取穴：曲泽、委中。刺法：三棱针缓刺法放血。治疗当日，未再呕吐，腹泻次数减少，治疗2次而愈。

22. 四缝

四缝位于手第2~5指掌面之1、2指间关节横纹中，一侧四穴，故名，是导滞化痰，消积健脾之经验效穴。最早出于《奇效良方》，用于治疗"小儿猢狲劳"。目前临床常用于治疗小儿疳积、腹泻、百日咳等。据临床实验观察，营养不良小儿合并佝偻病者，针四缝后可升高血清钙、磷值，有助于患儿的发育和成长。

贺老常用此穴治疗小儿厌食、消化不良、疳积等证。疳积包括积证和疳证两部分，《证治准绳》云："积为疳之母，有积不治乃成疳。"积证为病之始，较轻。疳证为积之渐，较重。小儿脏腑娇嫩，脾胃功能薄弱，饮食失节，则脾胃受损，积滞内停，日久则出现食少、腹胀、便溏等症，形成疳证。取四缝治疗，效果显著，应提早进行治疗，疳积已成则取效困难，且影响生长。现在疳积在城市已很少见到。

【典型病例】

（1）王某，男，1岁。厌食半年。家长代诉：患儿半年来厌食，食后腹胀，易哭闹，不爱玩耍，右手经常挖鼻孔，夜寐欠安，大便不调。望诊：面色萎黄无华，形体干瘦，毛发稀疏发黄直立。舌淡，苔薄白。手指关纹色淡。切诊：脉细数。辨证：食滞内停，脾胃虚弱。治则：消积化滞，调理脾胃。取穴：四缝。刺法：以细小三棱针，速刺，挤出黄白色黏液。每周治疗1~2次。治疗2次后，食欲好转。共治疗7次，饮食增加，大便调畅，毛发、面色恢复正常。

（2）田某，女，6岁。不欲饮食3个月。3个月前一次食下大量冷饮，后患儿一直食欲不振，正餐进食很少，不喜油腻，每日靠少量零食充饥。乏力倦怠，以前贪玩而现在不爱玩耍，体重下降，夜寐尚可，大便有时偏干。望诊：面黄无华，身体瘦弱。舌淡，苔薄白。切诊：脉沉细。辨证：饮食不节，运化失调。治则：调理脾胃，健运中焦。取穴：四缝。刺法：以细小三棱针，速刺，挤出黄白色黏液。每周治疗1~2次。治疗1次后，食欲即有所增加，有饥饿感，共治疗4次，面色渐丰润，体重上升。

23. 四神聪

四神聪为经外奇穴，出自《太平圣惠方》，有宁心安神，明目聪耳之效，《银海精微》言其治疗"眼疾，偏正头痛"。贺老常取之治疗眩晕、中风、失眠等症，针刺放血后可迅速改善头晕等症状，使血压降低。如肝风内动较明显，伴有肢体麻木、力弱、抽搐、震颤等症的，应加用"四关穴"，即合谷、太冲，二穴分别为手阳明大肠经、足厥阴肝经之原穴，配伍应用有开窍醒神，息风平肝之效。

【典型病例】

（1）宋某，男，41岁。患高血压病数年之久，经常头晕、目眩，时轻时重，发作重时感头重、脚轻，经医院检查血压达200/100mmHg，不能用脑，每劳累后必加重，曾服降压药，疗效不巩固。饮食正常，大便干，小便黄。望诊：体胖，面色黧黑，舌质红，苔薄白。脉象：弦滑。辨证：肾阴素亏，肝阳上亢。治则：滋阴平肝，息风降逆。取穴：四神聪。刺法：以锋针，速刺放血。当日收缩压下降 20mmHg，舒张压下降 10mmHg。继续治疗数次，血压维持正常（140/90mmHg）。

（2）张某，女，56 岁。头晕、力弱 1 天。昨晚入睡较晚，夜寐不安，晨起即觉头晕、恶心，右半身无力，手麻，走路不稳，双腿发软，稍感语言謇涩。测血压 220/100mmHg。望诊：体胖，面赤，舌质红，苔白腻。切诊：脉弦滑。辨证：阴虚阳亢，水不涵木，肝风内动。治则：平肝息风，降逆通络。取穴：四神聪、合谷、太冲。刺法：四神聪以三棱针放血，合谷、太冲毫针刺法。治疗 1 次后，头晕、恶心减轻，治疗 3 次后，诸症均有缓解。共治疗 6 次，症状消失，血压 120/80mmHg。

24. 背部痣点

经络有一定的循行部位和脏腑络属，它可以反映所属脏腑的病证。皮部是十二经脉功能活动反应于体表的部位，是十二经脉之气散布的所在。在某些疾病过程中，在经络循行的通路上，或在经气聚集的某些穴位上，常发现明显的压痛、结节，或斑痕、突起等，颜色或青或红或褐，这就是痣点，也就是临床上所称的反应点，即脏腑疾病在皮肤上的反映。在胸、腹、背部出现的痣点上放血，可以起到治疗脏腑病变的作用。

五脏俞位于背部，所以五脏病变多在背部有反应，而背部又适合拔罐。临床上常采取背部痣点放血拔罐的方法，治疗多种病证，如白癜风、痤疮、皮炎等，效果甚佳。

【典型病例】

（1）谢某，女，19 岁，面部痤疮 4 年，背部痤疮 1 月。自 15 岁，面部开始起疙瘩，发痒，月经前加重，进食肥甘后加重。舌苔白，脉滑。辨证：青春发育，情志不畅，气血郁滞。治则：通经络，调气血。取穴：背部痣点。刺法：用锋针，速刺放血，辅以拔罐。治疗 10 次，面部痤疮消失，月经来潮时也未有反应。

（2）王某，女，35 岁，主诉：双侧面部散发黄褐斑 20 余年。

20 余年前，月经周期不准，时来时停，经量时多时少，当时学习较紧张，并未曾治疗，后发现面部有小块色斑，持续几年后消失，结婚生育后面部色斑又起，不规则，双侧颊部较多，双鼻旁互相融合，似蝴蝶样，斑呈黄褐色，或呈咖啡色。现月经尚可，二便调。望诊：舌暗有瘀点，苔薄白。切诊：脉沉细。辨证：气血失和，经络不通。治法：通经祛滞。取穴：背部痣点（肺俞、肝俞附近）。刺法：以锋针挑刺痣点出血后拔罐。患者每周治疗 1 次。共治疗 7 次，面部色斑消失，肤色恢复正常。

（3）王某，男，52 岁。背部、四肢、双侧腋下及小腹有小红疹，奇痒，夜不成眠，心烦、纳差、二便正常，已数月，曾在多处治疗，服中、西药无效。诊断为过敏性皮炎。望诊：面黄无泽，舌苔白腻，背部、四肢、双侧腋下及小腹均有抓痕，并有褐色痂。脉象：滑。辨证：脾失健运，复受风邪，风湿相搏。治则：祛风利湿，活血通经。取穴：耳背青筋（静脉）、背部痣点。刺法：耳背青筋以锋针用缓刺法，背部痣点用挑刺法。共治疗 20 余次，两个月后痊愈，至今未复发。

25. 魂门

魂门，为足太阳膀胱经腧穴，位于第 9 胸椎脊突下，旁开 3 寸。穴名之意为肝魂出入之门户，主治肝之疾患。贺老取之治疗痹证，关于其相关主治，医籍有如下记载，《针灸甲乙经》："背痛恶风"。《针灸大成》："胸背连心痛"。《针方六集》："浑身筋骨痛"。

【典型病例】赵某，女，49 岁。全身酸痛半年余。无明显诱因出现全身酸痛，尤其颈项部，脊柱旁，腰背疼痛，无力明显，口渴，大便干，性情急躁，无低烧。有低血压病史。检查：白细胞高，类风湿因子阳性。望诊：舌暗红，舌苔薄白。切诊：脉沉细弱。辨证：风痰阻络，经脉失养。治则：祛风化痰，活血通络。取穴：魂门。治法：艾盒灸。25 次后基本痊愈。

26. 风府

《素问·热论》云："巨阳者诸阳之属也，其脉连于风府，故为诸阳主气也。"督脉主一身阳气，太阳为诸阳之首，是藩篱之本，通于督脉，风府为督脉穴位，为邪气易于出入之所。《素问·疟论》云："言卫气每至风府、腠理及发，发则邪气入，入则病作……中于手足者，气至手足而病。卫气所在，与邪气相合则病作"，可见关节疼痛、肿胀、变形等，常与卫气不行、邪闭经脉，最后阳亏阴耗、关节失养有关。风府可鼓舞阳气，散风祛邪，对外邪侵袭、阳气不足之肢体关节疼痛等症有很好效果，常法所不易取效的风湿顽痹，能显示出神奇疗效，如能配合火针点刺局部，则效果更加。

【典型病例】

（1）杨某，男，20岁。主诉：双膝关节疼痛、肿胀3个月。3个月前，可能因受凉引起双膝关节轻度疼痛，时有麻木感，未加重视。数周后，疼痛加重，行走困难。经外院检查类风湿因子呈阳性，诊断为"类风湿性关节炎"，服用抗风湿药物后疼痛减轻。现双膝关节疼痛，压痛明显，关节活动自如。纳可，夜寐安，二便调。望诊：双膝关节肿胀，皮色正常。切诊：脉弦滑。辨证：风寒湿邪侵袭，气血不通，经脉不畅。治则：壮阳祛邪，调畅气血，疏通经脉。取穴：风府。刺法：毫针刺法，平补平泻，针感以酸胀为度。留针30分钟，隔日治疗1次。可火针点刺膝关节局部，因患者畏惧火针，故只取风府穴。2诊后，双膝疼痛有所减轻。原法治疗10次后，疼痛已减大半。20余次治疗后，已无疼痛、肿胀，可自如行走。

（2）夏某，女，42岁。双膝疼痛2个月。2个月前曾趟水过河，水没膝盖且冰凉，后一直双膝疼痛，怕凉，畏风，遇冷痛甚。纳食可，夜寐安，二便调。望诊：舌淡，苔薄白。双膝关节无变形。切诊：脉沉细，肢冷。辨证：寒邪内蕴，阳气不足。治则：振奋阳气，散寒逐邪。取穴：风府、阿是穴。刺法：风府以毫针刺，平补平泻。阿是穴以火针点刺。隔日治疗1次。治疗2次后，双膝疼痛已明显减轻，怕冷、畏风等症状也有所好转。治疗6次后，膝部已不觉疼痛。

27. 天枢

枢，指枢纽，此穴在脐旁，脐上应天，下应地，穴有连通三焦，职司升降之功，故名天枢。天枢属足阳明胃经，为大肠募穴，可升降气机，调整肠胃，其治疗消化道疾病的作用已在临床得到确切验证，这里不再赘述。足阳明经循颜面而行，天枢可治疗面部病证，《备急千金要方》有其治疗"面肿"的记载，临床可用于治疗脾胃不足、邪滞阳明之面痛。

【典型病例】刘某，女，44岁。主诉：左侧面痛3年。3年前无明显诱因开始出现左侧面部疼痛，疼痛呈烧灼样、电击样窜痛，说话、刷牙等均可诱发疼痛发作。诊断为"三叉神经痛"。纳差，夜寐不安，小便可，大便干，面部扳机点明显。望诊：面色萎黄，舌淡，苔薄白。切诊：脉沉细。辨证：脾胃虚弱，阳明壅滞。治则：调和肠胃，清利阳明。取穴：天枢、面部扳机点。刺法：天枢毫针刺法，补法。面部扳机点用细火针点刺，不留针。隔日治疗1次。2诊后，疼痛程度有所减轻。4诊后发作次数明显减少。治疗15次后，疼痛消失。

28. 曲池

曲池属手阳明大肠经，其经起于食指桡侧，行于上肢外侧，经肩胛颈项至鼻旁，可治疗其经脉循行处的病变，所谓"经脉所过，主治所及"。阳明为多气多血之经。气血充盛，加之与手太阴肺经相表里，肺主气，可输布精微，如灌溉雨露，故手阳明大肠经之穴功擅宣气行血，散结逐瘀，化腐生肌。曲池为其合穴，尤以活血化结见长。《类经图翼》记载："曲池，主治瘰疬、喉痹、不能言。"贺老常取曲池治疗淋巴结炎、淋巴结核等疾患。针刺时，向上透刺。必要时，可配合肩井穴，肩井为胆经穴，可加强曲池疏通气结，调和气血之功。

已故名医王乐亭采用六寸金针曲池透臂臑治疗瘰疬，临床观察治疗200例，取得满意效果。坐位，刺前，沿曲池与臂臑之间的连线，顺经络循行的方向，抚摩皮肤，揉按肌肉，使经络舒展。消毒后，将针尖蘸少许甘油，医生用右手中指、食指夹住针柄，拇指顶住针的尾端，将针尖触及患者曲池穴，使金针与上臂延长线呈45°角，刺入皮下0.5~1cm，然后用拇指、食指握针，缓缓旋转退针至皮下，并将针卧倒，沿皮下透刺，速进缓退，以利进针。针刺时，要将针尖对准臂臑的方向，不可偏移，针体紧贴皮下，深浅适宜。患者会出现发胀和沉重感，可配合刮针柄的方法，以引气、催气。运用捻转补泻法。局部红肿热痛用泻法，局部肿硬无红肿者用补法，针体约旋转180°。隔日治疗1次。

《类经图翼》曰："臂臑主治臂痛无力，寒热瘰疬，颈项拘急"，"五里主治寒热瘰疬"。《百证赋》云："臂臑，兼五里，能愈瘰疬。"采用透穴的方法，一针可担曲池、五里、臂臑三穴之功，而各穴都有主治瘰疬的功能，故可收速效。

曲池常配合血海治疗皮肤疾患。血海为脾经穴位，脾主裹血，温五脏，穴为足太阴脉气所发，气血归聚之海，故名血海，又名血郄，具有活血化瘀，健脾利湿之效，多用于妇科月经不调等。皮肤病多与风、湿、瘀有关，和血海化湿、活血的穴性相符，"血行风自灭"，瘀除则风散，因此为皮肤疾病所常用，《胜玉歌》云："热疮臁内年年发，血海寻之可治之。"加之手阳明大肠经合穴曲池清肺散风，理肠活血，二穴配用对风疹、湿疹、丹毒、疔疖、疥疮和皮肤干燥等均有很好疗效。

【典型病例】

（1）赵某，男，26岁。左侧颈部淋巴结肿胀、疼痛3天。3天前开始出现左淋巴结肿胀、疼痛，伴咽部不适，头胀痛。食欲减退，眠可，小便调，大便偏干。望诊：咽红，舌边尖红，苔黄略腻。辨证：邪热内蕴，毒热聚结。治则：清热解毒，软坚散结。取穴：曲池。刺法：以4寸毫针，刺入穴位后将针卧倒，针尖向上沿皮刺入4寸，留针30分钟。每日针刺1次。治疗过程中，疼痛逐渐减轻，肿胀减退，3次而愈。

（2）田某，女，8岁。除面部外，全身皆有神经性皮炎已6年之久，两肘、两膝、两臀部、后颈部均有皮疹，瘙痒，后颈部及两肘部呈苔藓样改变，有搔痕，为此，经常啼哭。纳一般，二便正常。望诊：面黄，苔白，四肢躯干均有苔藓样皮疹。脉象：沉细。辨证：情志不遂，气血郁滞，血虚生风。治则：祛风利湿，通经络，调气血。取穴：曲池、血海。刺法：以毫针刺入穴位1寸深，用补法，

贺普仁

留针 30 分钟。1 诊后刺痒明显减轻。2 诊后皮疹停止新生。共诊治 15 次，诸症消失。

29. 至阴

至阴穴在足小趾端，为足太阳膀胱经之井穴，膀胱经循头后部而行，因此至阴穴可治疗后头部疼痛。

至阴也是治疗胎位不正的特效穴位。至阴为足太阳膀胱经井穴，《针灸经纶》云："治横逆难产，危在顷刻，符药不灵者，灸至阴穴三炷，炷如小麦，下火立产，其效如神。"《医宗金鉴》云："妇人横产，子手先出，诸符药不效，灸此，灸三壮……"

【典型病例】

（1）李某，女，46 岁。右后头痛 5 年，时轻时重，近来因工作劳累发作频繁。伴头晕，低头时加重，食欲不振，二便正常，舌苔白，脉沉细。辨证为操劳过度，气血阻滞太阳经所致。治以疏风散寒，调和气血，通达经络。针刺至阴，治疗 4 次而愈。

（2）齐某，28 岁，怀孕 31 周，产前检查为横位。无特殊不适。治疗前，让患者排尿，松解裤带，取双侧至阴穴，同时艾条悬灸，调整与皮肤的距离，以局部潮红而患者不感灼痛为度，约 20 分钟，每日 1 次，灸治 6 次后，产前检查，胎位已恢复正常。

30. 阴廉

阴廉为足厥阴肝经穴位，位于曲骨穴旁 3 寸，直下 2 寸，常用于治疗妇科疾病，尤其是不孕症的治疗。《针灸甲乙经》曰："妇人绝产，若未曾生产，阴廉主之。"《针灸大成》云："阴廉主妇人绝产，若未曾生产者，灸三壮，即有子。"

【典型病例】华某，女，37 岁。结婚 7 年未孕。月经周期 35 天左右，经量中等，经色黯，夹有血块，经前胸胁胀满，平素性情急躁，食欲尚可，容易出现腹胀、便溏。患者形体较胖，舌淡暗，苔薄白，脉弦细。妇科检查未见明显异常。中医诊断为不孕症，辨证为气虚气滞，血瘀痰湿，闭阻胞宫。大艾炷直接灸阴廉穴，5～7 壮，泻法，灸完一侧，再灸另一侧，每日 1 次，10 次 1 疗程，疗程间休息 5 天。灸 8 次后，患者月经来潮，色泽转好，且经前症状减轻，

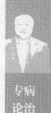

继续灸至下一个月经周期，月经未至，经检查，患者已经怀孕，停止治疗。后足月顺产一男婴。

31. 神庭

头为诸阳之会，脑为元神之府，神庭为督脉穴位，是督脉与足太阳、阳明经交会穴，贺老常灸之用于治疗各型眩晕，取得满意疗效。轻者只灸神庭即可见效，重者与辨证取穴针刺疗法相结合，留针期间灸神庭。《备急千金要方》曰："主头风眩，善呕烦满。"《玉龙歌》云："头风呕吐眼昏花，穴取神庭始不差。"神庭曾作为禁针穴记载于不少文献中，如《针灸甲乙经》："禁不可刺，令人癫疾，目失睛，灸三壮。"《针灸逢源》："灸七壮，禁针，针令人发狂，目失睛"等，目前神庭已成为针刺常用穴位，并无特殊禁忌，但这些记录至少提示我们神庭穴作为灸穴使用的时间已很长，疗效甚至可能优于针刺。

眩是眼花，晕是头晕，二者常同时出现，故并称。西医的内耳性眩晕，高血压病，动脉硬化症，贫血，神经症以及某些脑部疾患等可出现眩晕。

【典型病例】陈某，女，54 岁。头晕两月余，阵发性加重。两月来头晕沉，劳累则加重，重时头晕目眩，如坐舟车，不能行走，耳鸣，恶心欲吐。纳差，大便溏薄。舌淡胖，边有齿痕，脉沉细。血压 90/60mmHg。证属脾虚，气血化源不足，头窍失养之眩晕。手持艾条，温和悬灸神庭穴，以局部灼热感为度，灸 30 分钟，配合针刺中脘、风池。治疗后，自觉头目清爽。每日 1 次，连治 10 天，眩晕未再发作。

32. 阳池

阳池为手少阳经之原穴，可通利三焦水液，使之输布如常，有生津止渴润燥之性。古医籍中记载了如下适应证：肩痛不能自举，汗不出，颈痛，手腕提物不得，消渴、口干、烦闷等。有报道，在阳池施用灸法可治疗子宫脱垂。贺老选用阳池治疗失眠，取其疏通少阳，调理气机，输布津液之意，气血、津液得调，则心神可安，失眠可愈。

【典型病例】郭某，女，31 岁。失眠半年。半年前因家务事争吵后出现失眠，不能入睡，辗转不安，常服安眠药。伴口干，大便干，纳食尚可。望诊：舌淡红，苔薄白。切诊：脉弦滑。辨证：阴亏液耗，津不上承，心神失荣。治则：益阴安神。取穴：阳池。刺法：毫针刺法，行平补平泻法，每次留针 30 分钟，每日治疗 1 次。3 诊后，患者感心中舒畅，已能入睡，但夜间仍睡眠不实，口干稍有好转。6 诊后，夜间睡眠较实，口干已不明显，大便干结好转。约经10 余次治疗，口干、大便干结等症状消失，大便每日 1 次，夜眠安好。

33. 内关、足三里

内关为手厥阴心包经的络穴，又为八脉交会穴，通于阴维。心包经"下膈，历络三焦"，心包经与少阳经相表里，少阳为气机之枢纽。阴维主一身之里，故内关可以治疗胃、心、胸的病变，如对呃逆有很好效果，有调气降逆之效。

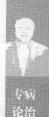

足三里为胃经的合穴、下合穴，阳明亦属土，故本穴为土中之真土，具有强壮脏腑，补气养血，疏通经络之功用，《灵枢·五邪》言："阴阳俱有余，若俱不足，则有寒有热，皆调于三里。"可见其不仅善治吐泻等脾胃疾患，还可作为调节全身的强壮穴使用。内关和足三里二穴常作为主穴用于胃脘痛的治疗中，止痛迅速。

【典型病例】

（1）王某，女，25 岁。主诉：呃逆 1 年半。无明显诱因 1 年半前开始出现呃逆，经常发作。伴嗳气、腹胀。纳食可，但食后胃脘不舒，大便干，3 日 1 行，月经后错 3 天。望诊、闻诊：舌淡暗，苔薄白。呃逆声频。切诊：脉弦滑。辨证：肝郁不舒，胃气上逆。治则：疏肝理气，和胃降逆。取穴：内关。刺法：毫针刺，平补平泻法，留针 10 分钟。每日针治 1 次。初诊术者将针刺入内关，施用手法后，患者呃逆停止，留针 10 分钟内，呃逆未再发作。2 诊时患者诉当天呃逆复发，但次数和程度均有所减轻。取穴、刺法不变。3 诊时，患者诉呃逆已减过半。共治疗 5 次，呃逆消失，临床告愈。

（2）牛某，男，45 岁。主诉：放射反应性呕吐，泄泻 3 周。病史：4周前行脑垂体肿瘤手术，术后行放射疗法，1周后出现放射反应，头晕、恶心、呕吐、不能进食、食入即吐。严重时吐黄绿色苦水，周身无力，痛苦不已。约3周放射治疗结束后，仍呕吐不止，伴有腹泻，卧床不起，白细胞4×10^9/L，血小板3×10^9/L以下。望诊：面色苍白无华，舌苔薄白。切诊：脉沉细。辨证：不内外因所致脾虚胃弱，水谷运化失常，精气亏耗，气不化津。治则：补益正气，降逆止吐，健脾止泻。取穴：内关、足三里。刺法：均用毫针刺法，行捻转补法，每次留针30分钟，隔日治疗1次。2诊后患者自觉呕吐、恶心明显减轻，腹泻有所减轻。3诊后呕吐、腹泻完全消失，精神好，食欲增加，体力有明显恢复。

（3）王某，男，30岁。胃脘痛两年，不能进食，食后则吐，经治好转，近1年胃脘痛复发，以夜间为重，进食则痛减，反酸胀气，大便不爽，经消化道造影诊为十二指肠球部溃疡，现胃脘疼痛不能工作，进食不能缓解，服用普鲁本辛等药物无效，纳呆、尿黄、大便溏。舌质淡，舌苔薄白，脉弦细。辨证为素体阴盛，中焦虚寒，肝气横逆，发为胃痛。治以调补中土，疏达厥阴，通经止痛。以针刺内关、足三里，施以先补后泻法，每次治疗留针20分钟，每天治疗1次。针刺10分钟后，胃脘痛大减，第2天复诊时疼痛较治前明显好转，第3诊时诉疼痛基本消失，反酸、胀气均有好转。

（4）庞某，男，28岁。胃脘痛1年，伴大便稀，经胃镜检查后诊为浅表性萎缩性胃炎，常服各种药物效果不佳。表现为胃脘隐痛，嗳气频频，腹胀明显，不欲饮水不欲进食，尿少而黄，大便不成形，面黄消瘦，舌苔白，脉弦细。辨证为肝失条达，木郁克土，中焦气滞，发为胃痛。治以疏肝理气，调理中土，通经止痛。以针刺左内关，右足三里。泻内关，补足三里，留针20分钟，每日治疗1次。针刺后痛止，嘱继续来诊。2诊后患者诉回家后胃痛复发，但疼痛程度明显减轻。针穴不变。3诊后疼痛消失，嗳气、腹胀均有好转。纳食可，大便已成形。经10余次治疗，患者诸症消失，纳可，二便调，临床告愈。

（5）贺某，女，54岁。胃脘经常疼痛、不适3年。自年轻时发生胃脘不适，后发展为胃痛，经常发作，每次发作时胃脘胀痛，不能进食，恶心呕吐，大便 3~5 日一行，尿少而黄，舌苔白稍厚，脉弦。辨证为胃热于内，升降失司，气机不畅，发为胃痛。治以清泄胃热，调理气机，镇静止痛。针刺内关、足三里。用泻法留针 20 分钟，每天治疗 1 次。2 诊后其疼痛减轻，恶心消失。3 诊后疼痛完全消失，能正常进食，继续治疗。

34. 内关、郄门

内关为手厥阴心包的络穴，为八脉交会穴之一，通阴维脉。因阴维脉也过胸部，故内关穴可通畅心络，理气行血。是治心、胸病变的有效穴位。早在《难经》中就有"阴维为病苦心痛"的记载，《拦江赋》云："胸中之病内关担。"《备急千金要方》曰："心实者，则心中暴痛，虚则心烦，惕然不能动，失智，内关主之。"实验证明：针刺内关穴后，可以改善心肌供血，调整心率。

郄门为心包经的郄穴，郄穴长于止痛。二穴相配，可以缓解胸痛、憋闷、心慌等症状，治疗多种急、慢性心脏病，如冠心病、心绞痛、房颤、心律不齐、心脏神经症等。心包是心的外膜、外卫，附有络脉，能代心受邪，有保护心脏的作用。手厥阴心包经起于胸中，出属心包络，故常取心包经的内关、郄门等穴治疗心、胸病证。

针刺时，用 3~4 寸长针透刺，由内关透向郄门。

【典型病例】

（1）孟某，男，34 岁，胸闷、憋气多年，加重 2 日。近 2 日来胸部不适加重，出现喘憋，靠吸氧度日，经检查为"心尖息肉"，纳差，二便正常。舌苔白腻，脉细略数。辨证为：心阳不振，气血郁滞。治则：温阳通络，活血化瘀。取穴：内关、郄门。刺法：以 4 寸毫针针刺内关，沿皮向上透郄门，用补法。经过针刺 4 次后，症状消失，回原籍。最近一直很好，可以参加体力劳动。

（2）赵某，女，78 岁。主诉：胸闷、胸痛 10 余年。病史：患者于 10 余年前开始出现心前区疼痛，胸闷，时有喘憋，夜间时有咳嗽，咯吐泡沫痰，曾于门诊服中药治疗，效果不显，现仍时胸痛、胸憋闷，夜间时常喘憋，咳嗽、咯吐泡沫痰。纳可，眠差，二便调，伴气短，双下肢浮肿。望诊：舌质暗、苔白。切诊：脉沉细。既往史：高血压病史。西医：冠心病。辨证：气滞血瘀。治则：益气活血通脉。取穴：内关透郄门。刺法：毫针。2诊：症情有所好转，仍感胸痛、胸闷、夜间时咳嗽，咯吐泡沫痰，针取内关透郄门、筑宾、天突、膻中（毫针）。刚针完觉胸闷减轻。

（3）于某，男，39岁。胸闷半年余。半年余来，患者经常感到胸闷、憋气，休息后可缓解，紧张、劳累时加重。行心电图检查，诊断为"心肌缺血"。纳差，眠安，二便调。望诊：舌淡暗，苔薄白。切诊：脉弦细。辨证：心阳不振，气虚血瘀。治则：振奋心阳，补气活血。取穴：内关透郄门。刺法：毫针刺，行补法，内关向斜上方刺。针刺后，患者自觉周身舒适，胸部豁朗。治疗5次，已未再发作胸闷等症，劳累后亦未觉不适。

35. 劳宫、照海

劳宫为手厥阴心包经荥穴，心包经起于胸中，最后进入掌中，出于中指端，并从劳宫分出支脉，与手少阳三焦经相接，劳宫位于掌心，可治疗掌部疾患。荥主身热，善于泻热，《针灸甲乙经》言劳宫主"掌中热"，对手掌的痛痒、起疹等有很好疗效。

照海为肾经穴，足少阴之脉入肺，循喉咙夹舌本。若肺肾阴虚，虚火上炎，可致咽喉疼痛、干咳、咳血。照海又为八脉交会穴之一，肾经脉气归聚于此而生发阴跷，通阴跷、阳跷脉，合于膈喉咙，可滋肺肾之阴，清降虚火，故可治疗上述诸症。《拦江赋》言其治疗"噤口喉风"。《标幽赋》云照海主治"喉中闭塞"。因其益阴清火，滋水涵木，还可用于治疗瘿瘤、瘿病等疾患。

劳宫、照海配伍应用，可治疗口腔溃疡。口舌为心之苗，故劳宫可泻心清火，止口舌疼痛，《针灸大成》云：劳宫主"大小人口中腥臭、口疮"。有补肾滋阴之效，取照海益阴填精，引火下行而口疮可消。心包经五行属火，肾经五行属水，水克火，两穴相配既滋肾水，又清心火，这组穴有补有清，刚柔相济，相辅相成，充分发挥了协同作用。

口腔溃疡，俗称口疮，中医又称为口疳。其特征是口腔黏膜上出现黄白色如豆大的溃疡点，数目不等，有剧烈烧灼痛，具有周期性复发的规律。口腔溃疡是主要表现为口舌疮疡或溃烂的一种病症，常反复发作，久久不愈。外感风热之邪或过食肥甘厚味，心脾积热或思虑过极，心脾两虚或肾精亏损，虚热内生，虚火上炎，均可致本病发生。偏热者，伴有发热口渴、便结溲赤，舌红苔黄，脉滑数。偏虚者，伴有五心烦热，失眠盗汗，舌红苔少，脉细数。一般来针灸科求治的患者大多为已经治疗过一段时间，但效果不太明显者。很多人治疗本病大多采用清热泻火之法，殊不知本病看似症状单一，但如若不抓住根本也很难奏效。本病不仅仅是局部病变，与脏腑也有密切联系，因此在治疗时应注意调整全身，局部与全身并重。《内经》病机十九条明确指出"诸痛痒疮皆属于心"。明代《景岳全书·口疮》曰："口疮……虽久用清凉，终不见效，此当察其所由，或补心脾，或滋肾水。"《寿世保元·口舌》言："口疮者，下焦阴火也。"这些著作中对于口疮的虚实证治进行了详明的阐述。选用心包经劳宫穴、肾经照海穴治疗本病针对了病因病机，故可奏速效，还可配涌泉等一起应用。患者应注意口腔卫生并少食辛辣等刺激食品，戒烟戒酒，保持充足睡眠。

【典型病例】

（1）张某，男，59岁。双手掌起疹16年，加重2个月。16年来，手掌经常起小湿疱疹，奇痒难忍，时有溃烂流水，时好时发，近2个月来加重。纳食可，二便正常。望诊：双手掌潮红，掌面起满小疱疹，流黄水。舌淡红，苔薄白。切诊：脉沉。诊断：湿疹。辨证：湿毒浸淫肌肤。治则：化毒解肌。取穴：劳宫。刺法：以1寸毫针，刺入5分深，行泻法。经16次治疗，湿疹消退，不痒，不流水，双手掌皮肤基本正常。3年后追访，一直未再发作。

（2）马某，女，13岁。主诉：扁桃体肥大已4、5年。病史：患者4、5年来扁桃体肥大，常常感冒，咽喉肿痛，发热，每次均需注射青霉素方能奏效。近3日来自觉咽喉略有疼痛，口干不欲饮。望诊：舌红苔薄黄。切诊：脉细。查体：咽两侧扁桃体肥大，略红。辨证：体内蕴热日久，耗伤阴液，壅滞经络。治则：泻热护阴，通经利咽。取穴：照海、阿是穴（肿大之乳蛾）。刺法：以毫针刺照海穴，以火针点刺肿大之乳蛾，有恶血流出时，将其咯出，后以净水漱口。患者每周治疗两次，共治疗 3 次，肿大之乳蛾消失，咽痛缓解。

（3）藏某，女，32 岁。颈部肿大半年余。半年余来，患者出现颈前甲状腺结节肿大，伴有心悸、烦躁、手指抖动，周身乏力。纳食可，二便调。望诊：面黄，舌体胖，有齿痕，舌质淡，苔薄白，切诊：脉细。辨证：肝郁不舒，气失条达，气血瘀滞。治则：疏肝理气，条达气机，活血化瘀。取穴：照海。刺法：以毫针点刺，不留针。共治疗 10 次，不适症状消失。

（4）王某，女，45 岁。主诉：口腔溃疡反复发作 7 年。病史：7 年前，因为发热而出现口腔溃烂，经治疗后症状好转，但反复发作，且日渐加重，近来整个口腔呈黄白色溃疡面，因疼痛不能说话，不能进食，身体日渐消瘦，二便正常。望诊：面黄无华，舌质红，苔薄白。切诊：脉沉细无力。辨证：素体虚弱、虚火上炎，耗损阴液。治则：养阴清热，泻火祛腐。取穴：劳宫、照海。刺法：以毫针刺入穴位，刺入 5 分深，先补后泻，先针照海穴行九六之补法，后针劳宫穴行九六之泻法。留针 30 分钟。针后 4 小时，病人疼痛大减，可进食水，次日，已能说话。2 诊后，溃疡面缩小，疼痛轻微。6 诊后，溃疡面痊愈。

36. 丘墟、照海

丘墟为足少阳之原穴，具有清宣少阳郁热，清泻肝胆火热，疏利肝胆之功，临床应用范围广泛。贺老用本穴主要治疗肝胆疾患和少阳经分布区域内的病变，如：胆囊炎、胆结石、带状疱疹、疝气等病，同时治疗因肝胆功能失调所致的胸胁胀满疼痛、目痛、耳鸣耳聋等症。本穴的临床应用在古代医籍中已有很多记载，《针灸甲乙经》："目视不明……目翳……两胁痛，脚废转筋，丘墟主之"，"寒热颈肿，丘墟主之"，"大疝腹坚，丘墟主之"。《备急千金要方》："丘墟主腕不收，坐不得起，髀枢脚痛。"《医宗金鉴》："胆原主治胸胁满，痛不得息，牵引腰腿……足胫难行等症。"该穴为原穴，

184

贺普仁

《灵枢·九针十二原》云："五脏有疾也，应出十二原，而原有所出，明知其原，睹其应，而知五脏之害矣。"原穴可以反映脏腑气血的变化，脏腑出现病理变化后在原穴出现反应，根据这个特点我们不仅可以用该穴进行治疗，还可以用于诊察，贺老在针刺前经常触压患者的丘墟穴，以感知病情变化。

治疗时，贺老多取透刺的方法。照海为足少阴肾经穴位，阴跷脉所生，八脉交会穴之一，与丘墟分别位于内、外踝下。由丘墟向照海方向透刺，以在照海穴处触摸到皮下针尖为宜。采用先泻后补的手法，具有疏肝解郁，调气止痛的作用，达到少阳经气疏通以利转枢、阴经气血充濡的效果。一针刺二穴，可减少患者疼痛，又可增强穴位作用，事半而功倍。

【典型病例】

（1）国际友人，女，70岁。主诉：左胁痛数年，咳嗽或深呼吸时加重，曾检查肝功、肝胆 B 超以及十二指肠引流均未见异常，西医治疗无效。舌苔白，脉弦滑。证属肝郁气滞，经气阻塞不畅，法当条达肝气，通调经络气血。取穴：丘墟透照海（患侧）。手法：捻转补泻，先补后泻。针后即刻疼痛减轻。

（2）周某，男，50岁。主诉：参加劳动时，突然感到左侧肩胛缝隙处疼痛，5~6 日后痛势加剧，继之波及左侧胁部，疼痛不已，呼吸加剧，咳则更甚，经服药物后无效，舌质紫暗，脉弦紧。辨证：劳动时用力不当，致使气滞，阻塞经络。证属气机不畅。治以通经活络，行气止痛。取穴：丘墟透照海、曲池（患侧）。手法：行捻转手法，先补后泻。留针 30 分钟。起针后，气舒而痛止，欣然而去。

（3）李某，男，56岁，主因"右侧胁肋部疼痛 1 年"就诊，发作重时向右侧后背部放射，经超声检查示：胆囊炎、胆结石。取穴：丘墟透照海。手法：并行九六捻转补泻法，治疗 10 余次，症状消失。

37. 大椎、腰奇

大椎为督脉腧穴。腰奇为经外奇穴，位于督脉下部，当尾骨端直上 2 寸，骶角之间凹陷中。此二穴常作为治疗癫痫的主穴使用。

癫痫，中医称痫证，是一种发作性神志失常的疾病，俗称"羊痫风"。发作时突然昏仆，不知人事，口吐涎沫，双目上视，四肢抽搐，或喉间有痰鸣声，醒后如常人。中医辨证多由肝脾肾等脏器失调，导致一时性阴阳紊乱，阳升风动，痰阻清窍所致。大椎为诸阳经之交会穴，具有协调阴阳、平降逆乱的功能。腰奇是治疗痫证的经验穴。临床也常配合四神聪共同使用，以增强开窍醒脑之力。

针治时，用3寸毫针，大椎针尖向下，腰奇针尖向上，沿皮刺，酸胀则止。

【典型病例】 张某，男，24岁。主诉：阵发性抽搐，口吐白沫，牙关紧闭，间断发作数年。病史：数年前突然昏倒，全身抽搐，口吐白沫，小便失禁，每日发作1~2次，每次发作约2分钟，醒后头痛、乏力，诊断为癫痫大发作。数年来，间断服用苯妥英钠以及中药涤痰剂，效果甚差。至今每日发作10余次，不能工作。舌苔白，脉细滑。辨证为：情志不遂，督脉失调，气机逆乱。治则：通调督脉，调理气机，疏导情志。取穴：大椎、腰奇。刺法：以上法先刺大椎，后针腰奇，施以对刺。留针30分钟，隔日治疗1次。2诊时病人诉针后精神好转，发作症状程度减轻。5诊后诉精神好，症状明显减轻，发作次数减少，每次欲发作时的痛苦感受明显减轻。9诊时诉大发作已经停止，仅有瞬间而过的小发作，发作次数明显减少为3~4天发作1次，自述精神好，纳佳，心情舒畅。治疗1个月后，病人诉已经有近1周癫痫未发作，精神较好。效不更方，穴法不变。巩固治疗2个月痊愈。2年后随访，未再复发，已胜任工作。

38. 中封、蠡沟

中封为足厥阴之经穴，善主前阴、泌尿、生殖之症，是通达厥阴气血的常用腧穴。蠡沟为厥阴之络穴，别走少阳，可通利三焦，具有疏调气机，化气行滞之功效，两穴合用可疏调经脉气血，常用于治疗前阴疾病。

此处前阴疾患主要指前列腺肥大、慢性前列腺炎、外阴白斑，及部分月经失调、泌尿系结石等。经言："经脉所过，主治所及。"足厥阴经脉循行是"循阴股，入毛中，过阴器，抵小腹"，其病候所主为"丈夫癫疝","妇人少腹肿","遗溺","癃闭"等，均以少腹、前阴疾患为主，因此，治疗此类疾患多选用肝经穴位。

【典型病例】

（1）王某，男，38岁。主因"右下腹疼痛3天"于2004年5月15日就诊，患者右下腹疼痛，向会阴部放射，伴血尿，在外科住院，作尿路造影发现右输尿管近膀胱处结石，直径约7mm大小，经外科消炎止痛等治疗后，症状缓解，但结石未排出。取穴中封、蠡沟，用毫针刺法，施用龙虎交战手法，先补后泻。留针20～30分钟，配合应用关元、水道、归来、三阴交。并嘱多饮水。次日排出结石1枚。

（2）郭某，女，40岁。主因"外阴部色白、瘙痒4年余"就诊，曾在妇科诊为"外阴白斑"，贺老局部用火针点刺，配合毫针针刺中封、蠡沟穴，取得了一定的疗效。

（3）杜某，女，58岁。主诉：外阴色白，瘙痒15年。病史：15年前，患者外阴部颜色变白，瘙痒，起小水泡，破后则疼痛难忍。曾用激光、胎盘组织浆注射液、针灸、中药外洗、内服中药等多方医治，病情略有好转，白斑颜色变深，去年因爱人患病，情志刺激又诱发外阴瘙痒加重，夜不能寐。既往患十二指肠溃疡，至今未愈。望诊：舌淡红，苔薄白。切诊：脉沉细。辨证：肝肾不足，气失条达。治则：温通肝肾经脉，调达气机。取穴：中封、蠡沟、阿是穴。刺法：以毫针平刺蠡沟穴，行九六补法，留针30分钟。以粗火针速刺局部皮肤色变白处。2诊后，患者瘙痒减轻。3诊时，症如前述，加刺血海穴，用补法。4诊时，白斑减小，皮损处变粉色，瘙痒已除。10诊时，患者近日吃羊肉多，瘙痒又作，治同前法。16诊时，患者已2周内无瘙痒及疼痛。24诊后，患者外阴颜色已变深，诸症消失，临床治愈。此患者每周针治1次，前后共治疗半年。

39. 章门、合谷

章门为肝经穴位，是脾之募穴，八会穴之脏会，足厥阴、少阳之会。章指彰盛，章门为脏气出入之门之意。常用之治疗胁肋痛、积聚痞块、腹痛、泄泻、食积不化等病证。关于其主治，医籍这样

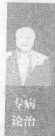

记载，《针灸甲乙经》："奔豚，腹胀肿，腹中肠鸣盈盈然。"《类经图翼》："主一切积聚痞块。"肝脉夹胃，若气郁伤肝，肝气横逆犯胃，胃气壅滞，气失和降则可发生呕吐、呃逆，章门可疏肝利胆，和胃降逆，故贺老常选用期门治疗呃逆。合谷为手阳明大肠经之原穴，"五脏有疾，当取十二原"，可清泻阳明，调中理气，治疗胃肠疾患，与章门配伍应用，对呃逆有较好效果。

【典型病例】 孙某，男，60岁。呃逆3天。3天前生气后出现呃逆，发则持续几小时，声高，不知原因地偶有缓解，旋即再发，入睡后可自行停止。3天来有逐渐加重倾向。伴有胃脘胀满，胁肋不舒，烦躁，无法正常进食，大便偏干。望诊：面色萎黄。舌质淡红，苔薄白。切诊：脉弦细。辨证：木郁乘土，胃气上逆。治则：疏肝解郁，和胃降逆。取穴：章门（左）、合谷（右）。刺法：毫针刺，平补平泻，留针30分钟。第1次治疗，针入呃止，但走后再发，频率、程度有所改善，2次治疗后，呃逆基本平息，再巩固治疗1次而愈。

40. 心俞、譩譆

心俞穴为心脏之气输注之所，可补心气，宁心神，治疗心悸、心烦、失眠、健忘等症。贺老常取之治疗癫、狂、痫证。思虑过度，劳伤心脾，阴血暗耗，神无所主，神明逆乱，可发癫、狂。心脾气结，郁而生痰，痰蒙心窍，则发痫证，都与心和神明有关，故选用心俞治疗。《针灸大成》言其主"心气乱恍惚，狂走发痫"。

譩譆为膀胱经穴，常配合心俞应用，治疗精神、神经疾病。

【典型病例】

（1）王某，女，29岁。经常自言自语，骂人已有多日。患"精神分裂症"已2年，经住院治疗已趋平稳出院。出院后不足1年，频繁发作，语无伦次，经常骂咧，食欲尚可，二便正常。望诊：舌苔白、有齿痕。脉象：沉细数。辨证：情志长期抑郁，气血耗散，致成癫证。治则：清心开窍，补益气血。取穴：心俞、譩譆。以毫针刺入5分深，用补法，留针30分钟。每周针治1次。针刺治疗共40余次，精神逐步恢复正常。经随访，见患者精神正常，并结婚已孕。

（2）范某：男，31 岁。就诊日期：2004 年 3 月 6 日。主诉：急躁 10 年余，伴幻听、幻觉 2 个月。病史：自 10 余年前开始出现性格暴躁，易思，爱出风头，自命不凡，曾服奋乃静等药近 2 个月，易出现幻听、幻觉、动作无目的，记忆力减退，反应慢、梦多、眠差、二便调。望闻切诊：舌淡苔白，脉细弦。处方：心俞、谚谑、百会、上星、本神、听宫、鸠尾、神门、内关、三阴交。

41. 阳溪、后溪

肛门与肠道相连，因此肛门疾病常取大肠、小肠经穴位治疗。阳溪为手阳明大肠之经穴，有清利大肠湿热，通腑行气之功，《铜人腧穴针灸图经》言其治疗"痔疾"。

后溪为手太阳小肠经之俞穴，亦可清热利湿，《针方六集》中也有后溪治疗"痔疾"的记载，二穴配合，常用于治疗肛门瘙痒。

引起瘙痒症状的原因多与风邪有关，如外风侵袭，湿热浸淫等。瘙痒可发生于身体各个部位，风邪袭上，湿热犯下，因此肛门瘙痒多由湿热下注而引发，大肠湿热之人易感染病虫，本病的治则为清热利湿，杀虫止痒。

专病论治

【典型病例】金某，男，56 岁。肛门周围瘙痒 6 年。病初起时肛门周围轻微刺痒，经用高锰酸钾坐浴，服用多种维生素治疗数月，未见好转，且日渐加重，发作时必须用热水烫洗方觉舒适。近 1 年来，瘙痒尤甚，每发作时必烫洗，每日少则 5~6 次，多则 7~8 次，否则瘙痒难忍。纳食尚可，夜寐不安，二便尚调。望诊：舌淡红，苔薄白。切诊：脉滑。辨证：湿热下注。治则：清热利湿，止痒。取穴：阳溪、后溪。刺法：毫针刺入穴位 1 寸深，留针 30 分钟。1 诊后肛周瘙痒明显减轻，当晚只烫洗 1 次。2 诊后症状继续减轻，不烫洗也可忍受。3 诊后基本不痒，可正常入睡。共治疗 6 次，症状消失。

42. 承山、孔最

承山是足太阳膀胱经穴，膀胱经别自腘至尻，别入于肛，承山通过这条入于肛门的膀胱经经别，可治疗肛门疾患，《玉龙歌》言其主治"九般痔漏"。肛门与大肠相连，肺与大肠相表里，郄穴善于治疗急证和血证，因此肺经郄穴孔最可通腑止血。二穴配合应用，可治疗痔疮出血、肛裂等症。

【典型病例】陈某，女，50岁。肛门裂痛2年，加重3天。2年来，无明显诱因出现肛门裂痛，时轻时重。3日前开始疼痛明显，大便时出血较多。伴有乏力、纳少、夜寐欠安、小便调、大便干。患者信奉针灸，要求针治。望诊：舌淡，苔薄白。切诊：脉沉细。辨证：气血不足，肠道失濡。治则：补气润肠，养血止血。取穴：承山、孔最。刺法：毫针刺法，留针30分钟。针1次后疼痛减轻，2次后出血减少，但仍未能止血。到肛肠科检查后，诊断为"肛裂"，一处血管破裂未愈合，经缝合痊愈。

43. 四花

四花指胆俞与膈俞，左右各2穴，共4穴，主治五劳七伤，尪羸瘤疾。贺老常用之治疗低热。

胆俞穴为胆气转输、输注之所，又因少阳为枢，故针灸胆俞，可使气机条达，枢转得利。凡低热日久，必有气血耗伤，瘀血内存，膈俞为血会，可养血益阴，活血通络，二穴相配使用，气机畅，瘀血消，阴血盛，故低热可退。临床上能改善各种原因所致的骨蒸潮热等症状，对于一些因体弱、自主神经功能紊乱而引起的低热，更有良好效果。另外，大椎、气海、脾俞等也作为治疗低热的穴位，常与四花穴配合使用。大椎能通达周身阳气，阳泄而热解。元气不足者配用气海、脾俞可增强荣养气血之力。

【典型病例】

（1）王某，女，52岁。自觉身热年余。1年前手术后，不思饮食，周身无力，心悸，失眠，时血压高，二便正常。舌尖红，苔薄白，脉细数。辨证：术后大伤元气，阴液亏耗，虚热低烧。治则：大补元气，滋阴退热。取穴：大椎、四花、气海。刺法：以一寸毫针刺入穴位5~6分深，气海刺入一寸至一寸五分深，均用补法。针治8次痊愈。

（2）王某，女，32岁。午后低热3个月，体温37.5℃。3个月来，午后低热，颧红，体倦，心悸，夜不成寐，不思饮食，·面色无华，月经不调，带下，二便正常。舌体胖，苔薄白，脉细弦。辨证：思虑劳倦伤脾，气血无生化之源，以致阴虚发热。治则：健脾胃，退劳热。取穴：大椎、四花、脾俞。刺法：以一寸毫针，刺入穴位五至六分深，均用补法。针后饮食稍增，体温由 37.5℃ 降至 37℃，继用前穴治疗，共针刺治疗 10 次，低烧退至 36.5℃，饮食正常，心悸除，体倦消失，痊愈，恢复工作。

44. 大椎、攒竹

大椎属督脉，与手三阳交会，关于其主治，医籍这样记载：《伤寒论》："太阳与少阳并病。"《针灸甲乙经》："伤寒热盛。"《医宗金鉴》："满身发热。"

攒竹属足太阳膀胱经，太阳主表，主一身之藩篱，风邪侵袭，先犯太阳，可出现发热、恶寒、头痛等症，此时常取大椎、攒竹合用，放血以疏风散邪，泻热解表。

【典型病例】王某，男，17 岁。主诉：高热 3 天。3 天前出现周身冷，肌肤发热，头痛，在外院诊断为"上感"曾服用复方阿司匹林等药物，发热不退。伴有倦怠乏力，纳差，小便黄，大便干。望诊：面赤，咽部充血。舌红，苔薄白。切诊：脉浮数。辨证：风寒束表，入里化热。取穴：大椎、攒竹。刺法：大椎拔罐放血，攒竹点刺放血。

45. 金津、玉液

此 2 穴为经外奇穴，位于舌下静脉，常配合放血应用，用于治疗舌肿、中风语言不利等，有泻火解毒，活血化瘀，通利舌窍之功。

据临床观察，金津、玉液放血后，可有效地降低血压，对收缩压、舒张压都有作用，15 分钟后，收缩压降低 10～30mmHg，舒张压降低 10～20mmHg，可持续 2～3 周时间不等。放血前后利用聚光光源 450° 落入甲皱放大 60～80 倍下对比观察发现，放血后迂曲管襻减少，开放管襻增多，血液淤滞改善。

【典型病例】王某，男，46 岁。舌肿痛 1 天。舌部无明显诱因出现肿胀、疼痛，影响讲话和进食，自服银翘解毒丸未效，且咽部也出现不适感。纳差，小便黄，大便2日未行。望诊：舌红肿苔黄。切诊：脉弦滑。辨证：心胃之火上炎，气血阻滞不通。治则：清热泻火，调畅气血。取穴：金津、玉液。刺法：三棱针缓刺放血。第1次放血时，流出较多暗色血液，出血后自觉舌头活动较前灵活，疼痛减轻。每日1次，每次选择舌下静脉的不同点。共治疗4次，临床痊愈。

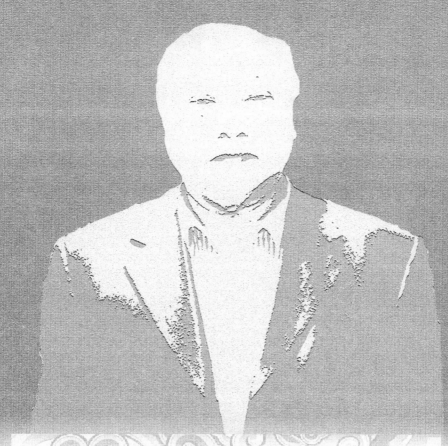

诊余漫话

贺氏针灸三通法

贺普仁从 1940 年从事中医针灸事业至今 60 余年，通过孜孜不倦的潜心钻研，在长期的医疗实践中创造的"贺氏三通法"——微通法、温通法、强通法，是他经过 50 余年的理论探讨和临床实践相结合而提出的针灸学术思想，博采众长，疗效显著。现将针灸三通法的内容简介如下。

针灸三通法的理论依据

1. 病多气滞，法用三通

病因是多样的，病机是复杂的，然而贺老体会尽管致病因素有六淫、疫疠、七情、饮食不节、劳累过度、跌打损伤等多种，其病理变化又有表里上下、升降出入、寒热虚实、气血阴阳的失调等，而这几方面的变化过程，都是机体抗病能力与病邪交争，以及脏腑经络自身功能失调的种种表现，因此各种疾病的病理变化，都必然影响到脏腑经络之气的运行，从而导致脏气、腑气、经络之气的阻滞，即气滞。气滞是大多数疾病发生发展的重要环节，气滞则病，气通则调，调则病愈。贺老把中医繁多的病理机制归结为气滞，从而提出了"病多气滞"论。在这一理论的指导下，贺老逐渐将传统针灸疗法提纲挈领为针灸三通法，使用各种不同的针具针法，刺激穴位，疏通经络，激发人体正气来复，祛邪外出，以期脏腑经络之气通畅，从而恢复人体正常的机能活动，即"法用三通"。贺老"病多气滞、法用三通"的针灸学术思想正是三通法的立论依据。

2. 三通法的治病机理

（1）针灸的法则在于调气：针灸之法，即通经调气之法。《灵枢·九针十二原》："欲以微针通其经脉，调其血气。"《灵枢·刺节真邪》："针刺之类，在于调气。"《灵枢·终始》："凡刺之道，气调

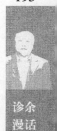

而止。"由上可见，针灸的通经调气作用是治疗各种疾病，祛除各种气滞的有效大法，也是针灸治病的根本道理。贺老认为，中医"气"的概念，是指人体一切脏腑组织器官的机能作用，如果人体脏腑组织发生气机不调，就会出现疾病，调气实质上就是调理脏腑经络的机能。

（2）三通法旨在通经：三通法是采用各种针灸方法，通过调气以通经，或通经以调气，达到疏通经络、调和气血、治愈疾病的目的。微通法重在调，温通法取其温，强通法在于决血调气，根本宗旨就是通。这正如虞抟《医学正传》所说："通之之法，各有不同，调气以和血，调血以和气，通也；下逆者使之上行，中结者使之旁达，亦通也；虚者助之使通，寒者温之使通，无非通之之法也。"

针灸三通法渊源于《内经》，是对传统针灸疗法的归纳与升华，并较好地阐明了针灸的作用机理，贺老的这一学术思想得到了国内外同道的高度赞赏，并被广泛传播采用。

临床上根据病情不同，三通法既可单独使用，又可互相配合应用，往往能收到较理想的疗效。

腧　穴

腧穴是人体脏腑、经络之气输注于体表的部位，为"脉气所发"、"神气游行出入"之处。"腧"与"输"通，有转输的含义，"穴"有孔隙的意思。腧穴在历代文献中又称"砭灸处"、"气穴"、"骨空"、"孔穴"、"腧穴"以及"穴位"等。

腧穴的发展经历了无定位定名阶段、定位定名阶段以及定位定名归经阶段。经穴的发展是随着医疗经验的累积而逐渐由少到多，不断整合而成，腧穴的归经是人们对穴位性能深化认识的结果，腧穴是形成经络理论的重要依据之一。《内经》时期经穴很少，往往只举经名而不及穴名，载有穴名者仅有160穴左右，到《针灸甲乙经》

增至 349 个穴，《铜人腧穴针灸图经》记载了 354 穴，《针灸资生经》、《针灸大成》为 359 穴，《医宗金鉴》为 360 穴，清代李学川的《针灸逢源》将总数扩展到 361 穴，目前针灸应用的人体腧穴 361 个，即是以此为据。

经穴是经脉线上的反应点，与经脉一样伏于分肉之间，经络与腧穴密不可分地联系在一起，经络以穴位为据点，穴位以经络为通路，经络的功能主要是由腧穴的反应来体现的。

人体的腧穴很多，大体上可归纳为十四经、奇穴、阿是穴 3 类。贺老认为全面地看，应分 3 大类，一为人体腧穴，它又分为经穴、奇穴和阿是穴。二为气功腧穴，如丹田之类。三为武术上的腧穴，如点某些穴后人体就不动了。

腧穴中有特殊称号及有特殊作用的重要腧穴称为特定穴。特定穴是将十四经中占有特殊地位、特殊性质，又有独特治疗作用的腧穴，赋予有代表性的称号，究其实质，是腧穴的不同分类。它们除具有经穴的共同主治特点外，还有其特殊的性能和治疗作用。特定穴包括五输穴、原穴、络穴、俞穴、募穴、八会穴、郄穴、下合穴、八脉交会穴和交会穴。

1. 穴位的本质

《灵枢·九针十二原》："节之交，三百六十五会，知其要者，一言而终，不知其要，则流散无穷。所言节者，神气之所游行出入者也，非皮肉筋骨也。"明确指出穴位是神气游行出入的部位，并不是指皮肤、肌肉等可视见、触摸到的有形物。现一般认为，"神"是中枢神经系统的机能表现，穴位似应是反映中枢神经系统功能——神经递质出入的部位，即言游行出入，自身是能感觉体验到的，这可能即是神经递质的释放降解过程或神经兴奋产生的电脉冲。鉴此，现教材将腧穴命名为脏腑、经络之气输注于体表的部位，似有妨于对穴位本质的认识。

2. 穴位的位置

（1）穴位居于经线上：经典所载脉气所发 360 余穴，均是分布于经脉循行线上，数目与位置是一定的，与生俱来即如此。

（2）穴位有一定的深度：《素问·刺要论》："病有浮沉，刺有浅深，各至其理，无过其道。过之则内伤，不及则生外壅，壅则邪从之。浅深不得，反为大贼，内动五脏，后生大病。"说明针刺浅深必须根据穴位的深浅来确定，否则有害无益，不同的穴位其浅深度是有区别的。

（3）穴位处在分肉间：针刺取穴是遵循循经取穴的原则，由于经脉伏行分肉之间，所以《素问·调经论》主张"守经隧"、"取分肉间"的取穴方法，穴位是处于分肉之间的经脉上，其深浅即由分肉间隙来决定，穴位并不是皮肤表面的一个点。

3. 穴位是反应点、治疗点

《灵枢·九针十二原》："五脏有六府，六府有十二原，十二原出于四关，四关主治五脏。五脏有疾，当取之十二原，而原各有所出，明知其原，睹其应，而知五脏之害矣。"《灵枢·背俞》："五脏之俞，出于背者……欲得而验之，按其处，应在中而痛解，乃其俞也。"以上说明穴位是脏腑机能状态的反应点，当然亦是刺灸治疗部位。经脉连属于脏腑，穴位是经脉的据点，穴位与脏腑机能是息息相通的，外在的穴位可影响调节内在的脏腑。还有在经穴—脏腑相关方面，《内经》尤其强调原穴的重要性，由此必须重视对原穴的探究。

4. 穴位的定位

我看贺老取申脉、照海等穴就与教材有异，并说悬钟应在腓骨前缘等。对穴位的定位我曾请教贺老，他说：这个问题实际上比较复杂，穴位可以说遍布全身，其定位不能照本宣科地套用，有确定性的一面，也有不确定的因素。

贺老认为穴位的确定性是指：①按骨度分寸取穴。②穴位处在分肉之间、骨缝之间、溪谷之间。③穴位处在凹陷处。④穴位常在脉动处。⑤穴位有一定的深度。而穴位的不确定因素包括：①男女差异。②人体体质差异，如高矮肥瘦。③体位的变化。④与练功、气功有关。

5. 穴名与功效

腧穴的名称均有一定的含义，《千金翼方》指出："凡诸孔穴，名不徒设，皆有深意。"它是历代医家以其所居部位和作用为基础，结合自然界和医学理论等，采用取类比象的方法而定的。这里试就依据穴位功效命名的腧穴作一小结。大致有如下穴位其功效与命名直接相关：

手太阴肺经：云门、侠白、孔最、少商。

手阳明大肠经：商阳、迎香。

足阳明胃经：下关、头维、不容、承满、水道、归来、气冲、条口、冲阳。

足太阴脾经：漏谷、血海、腹结、大横、腹哀、周荣。

手少阴心经：灵道、通里、神门、少冲。

手太阳小肠经：少泽、后溪、养老、支正、秉风、曲垣、听宫。

足太阳膀胱经：睛明、眉冲、承光、通天、天柱、风门、承扶、魄户、神堂、魂门、意舍、志室、飞扬。

足少阴肾经：然谷、太溪、交信。

手厥阴心包经：间使、内关、劳宫。

手少阳三焦经：液门、外关、四渎、消泺。

足少阳胆经：听会、本神、目窗、正营、风池、风市、中渎、光明。

足厥阴肝经：太冲、期门。

督脉：长强、命门、筋缩、灵台、神道、哑门、风府、上星、神庭。

任脉：关元、气海、神阙、水分、建里。

释义探讨举例如：关元——关住元气。交信——交换信息，可调经。养老——养生延老，可治老年性骨关节病、眼花。光明——带来光明。外关、内关——主外感、内伤……不一而足，有待更全面深入地探讨。

6. 腧穴主治的普遍性

腧穴主治的普遍性包括：①腧穴所在，主治所在，也就是通常所说的近部取穴；②经脉所过，主治所及，指的是以穴位的归经确定其主治的病证。

7. 腧穴主治的特殊性

腧穴主治的特殊性包括：①特定腧穴特定主治，主要指特定穴的独特主治内容。②同一腧穴双向主治，即双向调节作用，如天枢又止泻又通便，足三里又解痉止痛又增强蠕动等等。③主治相同、疗效有别，这主要指很多穴位都有相同的作用，但其中必有疗效显著者，了解和掌握了以上内容才能正确配穴。

8. 腧穴的相对特异性

腧穴的相对特异性包括：①性能的相对特异性；②补泻后效应的相对特异性——双向调节作用；③配穴效应的相对特异性；④针灸处方治疗病证的相对特异性。

特定穴

贺老针刺时选穴精专，甚至有时只取一个穴位治疗。他善用特定穴，对其发展源流和应用特点有深刻认识。特定穴包括五输穴、原络穴、俞募穴及下合穴、郄穴、八脉交会穴、交会穴及八会穴等，特定穴也经历了不断得以补充和完善的发展过程。

五输穴首见于《灵枢·九针十二原》："经脉十二，络脉十五，所出为井，所溜为荥，所注为输，所行为经，所入为合，二十七气所行，皆在五输也"。《灵枢·本输》则详细地分述了除手少阴心经外的所有经脉的五输穴的名称和具体位置："肺出于少商，少商者，少大指端内侧也，为井木溜于鱼际，鱼际者，手鱼也，为荥……"但此篇中只记载了十一条经脉的五输穴，无手少阴心经的记述，原因是当时认为："少阴，心脉也。心者，五脏六腑之大主也，精神之所舍也，其脏坚固，邪弗能容也……故诸邪之在于心者，皆在于心之包络，包络者，心主之脉，故独无输焉。"近代的皇甫谧突破常规，填补了手少阴心经的空白，补充了少冲、少府、神门、灵道、少海，使五输穴发展为 66 穴，完备了五输穴的内容。

由于五输穴在主治上的重要性，历代多有论述。《灵枢·邪气脏腑病形》云："荥输治外经，合治内腑。"《灵枢·顺气一日分为四时》归纳为"病在脏者取之井，病变于色者取之荥，病时间时甚者取之输，病变于音者取之经，经满而血者，病在胃，及饮食不节者，取之于合。"《难经》对五输穴有全面发挥，在临床论述方面更具意义，《六十八难》补充了五输穴的主治作用："井主心下满，荥主身热，输主体重节痛，经主喘咳寒热，合主逆气而泄。"《六十四难》认为阳为刚，阴为柔，阳经配阳干，阴经配阴干，阴阳相合，刚柔相济，将五输穴与五行相配，形成了本经五输穴子母补泻法、十二经五输穴子母补泻法、补南泻北法。何若愚所著《子午流注针经》也是通过应用五输穴发展而来，元代杜思敬所著《云岐子论经络迎随补泻法》中记载有"接经法"，是在《难经》基础上对五输穴的灵活应用。王好古更为具体地运用五腧穴，在《此事难知》中有天元例、地元例、阴阳例等，如天元例是根据五脏的色、气、味、呼、液而配以五输穴治疗等。明代高武把五输穴的主治作用分别纳入十二经病证的治疗中。清代廖润鸿则将其主治作用与病机统一起来。

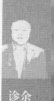

五输穴的分布和排列是标本、根结理论的体现。《灵枢·根结》、《灵枢·卫气》两篇对这些有详尽论述。"根"是指各经的远段部位，是阴经、阳经相互交接之处。"结"是指各经的近端部位，是多条经脉汇聚归结之所。人体四肢末端是阴阳之气相互接通转化处，阳气由四肢末端向内脏流注，阴气由内脏向四肢末端流注。五输穴的井、荥、输、经、合起于肢体远端，以向心顺序排列，这就顺应了阳气由四肢末端流注于内脏的规律。经脉的"本"在四肢肘膝以下部位，"标"在头胸背，"标本"、"根结"反映了经络气血的流注情况，这给远端穴位主治的特异性和广泛性以理论上的说明。五输穴的排列还与卫气的运行、分布相当，《灵枢·邪客》："卫气者，出其悍气之慓疾，而先行于四肢末端分肉皮肤之间而不休者也。"《素问·阴阳应象大论》："阴阳发腠理"、"阴阳实四肢"。可见五输穴的所出、所溜、所注、所行、所入与卫气在四肢的运行有关。

原穴首见于《灵枢·九针十二原》，书中认为原穴为"五脏之所以禀三百六十五节气味也"，并指出了五脏之原穴的名称，《灵枢·本输》补充了六腑原穴，确定了各原穴的位置，至《难经》增加了心经之原穴之兑骨（神门），并将原来的心经原穴大陵归心包之原穴，《类经图翼》将阴经的输穴并于原穴，即"以输为原"。关于原穴的治疗作用，《灵枢·九针十二原》认为"五脏之有疾，当取之十二原。"《难经》一书非常重视原穴对脏腑疾病的治疗作用，认为"三焦者，原气之别使，主通行三气，经历于五脏六腑。原者，三焦之尊号，故所止为原。"张洁古采用"拔原法"，即用原穴或补或泻，也是治疗脏腑疾病的一种方法。

　　络穴见于《灵枢·经脉》，十二经脉及任督二脉各有主络一条，加上脾之大络，共十五络，络穴沟通了表里二经，有"一络通二经"之说，十二络穴分布在四肢肘膝以下，任督及脾之大络分布于躯干部，后世络穴多宗此十五络之说。明代《类经图翼》则增加胃之大络虚里为十六络。

　　俞穴首见于《灵枢·背俞》篇，曰："五脏之俞，出于背者。"但仅载有五脏之背俞名称和位置，"皆夹脊相去三寸所"，与目前取法不同。《脉经》明确了与脏腑相对应的背俞穴，即肺俞、肾俞、肝俞、心俞、脾俞、大肠俞、膀胱俞、胆俞、小肠俞、胃俞 10 个俞穴，《针灸甲乙经》增加了三焦俞，《备急千金要方》补充了厥阴俞而使背俞穴完备。

　　募穴首载于《素问·奇病论》，言："胆虚气上逆而为之苦，治之与胆募俞。"具体名称与定位则未提及，至《脉经》才明确了五脏六腑之募穴的名称与定位，《针灸甲乙经》补充了三焦经募穴石门，后人又补充了心包募穴膻中，自此募穴周全。俞穴在背属阳，募穴在腹属阴，《难经·六十八难》中这样阐述俞募配穴："阴病行阳，阳病行阴，故令募在阴，俞在阳。"二者气相通应，常配伍应用。《针灸大成》中则运用了大量俞、募穴治疗脏腑疾病。

　　下合穴的名称主要是为了有别于五输穴之合穴，其理论依据见于《灵枢·本输》"六腑皆出于足之三阳，上合于手者也。"《灵枢·邪气脏腑病形》以"合治内腑"的理论提出了六腑之下合穴，至今仍为临床常用。

郄穴出于《针灸甲乙经》，书中记载了郄穴的名称和位置。郄穴表示各经气深集的部位，十二经脉及阴阳维、跷脉各有一郄穴，共十六郄，在治疗经脉与脏腑的急性病证中的作用表现突出。《玉龙经》、《外台秘要》、《针方六集》、《类经图翼》等书中都有很多郄穴治疗疾病的记载。

交会穴在《灵枢》中已出现，如《寒热》篇中这样记载关元穴："三结交者，阳明、太阴也，脐下三寸关元也。"《针灸甲乙经》中共有 80 多个交会穴，后世文献又稍有增加，至百余个，这些交会穴大多分布于头面躯干部，而四肢仅有三阴交、居髎、臂臑等几个，交会穴的理论扩大了腧穴的主治范围。

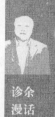

八会穴的理论首次在《难经·四十五难》中提出："腑会太仓（中脘），脏会季胁（章门），筋会阳陵泉，髓会绝骨，血会膈俞，骨会大杼，脉会太渊，气会三焦外一筋直两乳内也（膻中）。热病在内者，取其气之会穴也。"它以脏腑筋骨气血髓脉等精气会聚而成，提出八会穴与其所属的八种脏腑组织的生理功能的密切关系，而当相关的组织出现疾病时，可用相应的腧穴来治疗，目前八会穴的治疗早已不局限于《难经》所言的热病范围了。

八脉交会穴始见于宋子华《流注八穴》，后被窦汉卿收入《针经指南》。《针灸甲乙经》中提及照海和申脉分别为阴跷、阳跷脉所生，窦氏则认为八脉交会穴是指奇经八脉与十二经脉气相通的八个腧穴，即公孙和内关、足临泣和外关、后溪和申脉、照海和列缺，书中列举了各穴的主证，认为"先刺主证之穴，随病左右上下所在取之，仍循扪导引，按法祛除"，由于八脉交会穴配伍精当，效果确切，临床应用非常广泛。窦汉卿除重视八脉交会穴外，也总结出其他特定穴的选穴方法，他认为"八脉始终连八会，本是纲纪，十二经络十二原，是为枢要。一日刺六十六穴之法，方见幽微，一时取十二经之原，始之要妙。"

现代研究认为，五输穴位于肢体远端，是动作最灵活、感觉最敏锐的部位，若受到同等量的刺激，五输穴比其他部位的穴位传入的冲动要强，对高级中枢大脑皮层的影响也大，神经调节就更广泛和活跃。从大脑皮层的投射关系来看，五输穴所在部位在大脑皮层投射区最大，刺激作用较强，能激发脑部分泌内啡肽，可调整体内的各种机能紊乱，抑制疼痛。

现代实验针灸学利用先进的仪器设备对经络实质、针灸作用特点、针灸对机体的调整等多方面进行研究，其中人体及动物模型的穴位选择中，以特定穴为多，而且在大量穴位与非穴位、特定穴与非特定穴的筛选、比较中，进一步证实了特定穴的特殊作用，如在脏腑有病时，其相应或相关经脉的井穴、原穴、郄穴、募穴或五输穴上出现皮肤电阻或导电量的变化，以此可以确定病位，判断病情轻重进退和疗效的好坏，从而指导临床治疗。古籍中只记载了原穴有此作用，现代研究则证实了很多特定穴都具有这种功能，如脾胃虚弱者的脾俞、胃俞、肝俞穴处出现松弛后凹陷，并且发现了穴位局部组织的病理变化和生物物理特性的变化。又如郄穴，有研究者发现，半数以上的慢性肝炎患者的肝经郄穴有病理反应，而健康人则无反应。对于部分特定穴的功能特异性，实验研究也作出了证实，如针刺绝骨后，红细胞生成增加，造血系统功能增强，正符合"髓会绝骨"理论。至于心包经络穴内关调整心率、胃经下合穴足三里改善胃肠运动等穴位特异性，早已耳熟能详，深植针灸工作者心中。

选穴思路

大凡临床疗效较好的医家都是灵活地运用腧穴，合理配穴，而不是受某穴治某病的局限而墨守成方，呆板地配穴。虽然前人对于腧穴的功能及临床应用积累了很多宝贵而丰富的经验，但是如果我们不去研究腧穴的功能，不掌握腧穴的特性只是机械地照搬，死记某穴治某病，某病取某几个穴，孤立地认识疾病，就会使我们在临床上受到限制。特别是遇到复杂疑难病证往往会束手无策，即便是治疗也是取穴不清，治疗不明，病轻不知何因，病重不知何故。

贺老在临证治疗中，取穴方法非常灵活，一般以循经取穴为基础，但绝不是简单的头痛医头，脚痛医脚，而是严格按照经络学说来辨证，分析疾病是属于哪一经或哪几经。

1. 循经取穴

在众多的穴位中，如何进行选穴是比较关键而又有一定难度的，贺老一般以循经取穴为基础。要做到这一点，首先必须按照经络学说来辨证，分析疾病是属于哪一经或哪几经。清代的《琼瑶神书》中说"医人针灸，不知何经受病，妄行取穴"是针灸疗效不好的重要原因之一，因此针灸选穴的一个重要依据就是要按受病部位来分析病位在何经。对此早在《标幽赋》中就有"既论脏腑虚实，须向经寻"之说。明代张三锡在《经络考》序中也指出："脏腑阴阳，各有其经……明其部以定经，循其流以寻源，舍此而欲知病之所在，犹适燕而北行，岂不愈劳愈远哉。"这实际也是强调针灸治病必须按病变部位来分析，才能顺藤摸瓜，选出正确的穴位，真正做到"有的放矢"，这是循经取穴的基本原则。

205

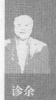

诊余
漫话

2. 随症选穴

针对某一主要症状取穴称之为随症选穴。关于随症选穴我理解有两方面的含义：一是根据疾病的病因病机来选取穴位，既要考虑病所与经络的联系，又要根据经络、脏腑的理论酌情选用针对病因的穴位，此时的选穴就要注重辨证取穴与辨经取穴相结合。二是根据疾病过程中出现的症状来选取穴位。实际上针灸史上比较有代表性的对症取穴大多见于特定穴中，其中五输穴最为突出，从贺老的治疗中可以看出，相当多的穴位属于特定穴的范畴，因此深入细致地研究特定穴的应用对提高针灸疗效是非常有意义的。

3. 性能选穴

补气：太渊、气海、百会、膻中。

补血：血海、膈俞、中脘、绝骨。

滋阴：三阴交、阴郄、太溪、照海。

壮阳：命门、关元、太溪、肾俞。

舒肝：丘墟、太冲、内关、期门、蠡沟。

健脾：太白、建里、章门、脾俞。

解表：合谷、外关、大椎、（五输）经穴。

祛风：风字穴位。

温里：荥穴、壮阳穴。

通行穴：支沟、手三里、天枢、曲池、三焦俞、条口、环跳、归来。

利水：太溪、四渎、三阴交、阴陵泉、水分、水沟、水道。

祛痰：络穴，邪随络穴而出。

镇静安神：神字穴。

升举穴：百会、冲字穴，加补气穴。

活血祛瘀：郄穴、局部放血、补血穴。

醒脑开窍：人中、井穴、四神聪、会阴、百会、内关。

退热：大椎、膏肓俞、阴郄、劳宫、尺泽、耳尖放血、曲池、清冷渊。

治汗：合谷、复溜、阴郄、尺泽、气海、劳宫。

扶正祛邪：原络配穴。

4. 部位选穴

半身：听宫。

上半身：合谷。

下半身：太冲、环跳。

头顶：太冲、涌泉、合谷。

头两侧：足临泣、外关、中渚。

枕部：至阴、后溪、长强。

前额：解溪、丰隆、合谷。

面部：合谷、冲阳、气冲、条口。

眉棱骨：肝俞。

目：肝俞、臂臑、养老、光明、目窗、风池、行间。

鼻：通天、列缺、上星、孔最、肺俞、膻中。

口唇：脾俞、太白、丰隆。

牙齿：太溪、曲池、合谷、偏历。

舌头：通里、照海、风府、哑门、滑肉门。

耳朵：太溪、外关、悬钟。

颈项：列缺、支正、昆仑。

咽喉：通里、照海。

肩：条口。

肘：冲阳。

手：大椎、中脘。

脊柱：后溪、人中、大钟。

背：合谷、养老。

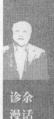

胸部：内关、足临泣、梁丘、太渊、孔最、大陵。

乳房：足临泣、梁丘、内关、肩井、少泽。

胃口：内庭。

胁部：丘墟透照海。

胁下：内关。

胃脘：足三里、梁丘、丰隆。

腹部：支沟、手三里、三阴交、足临泣。

少腹：蠡沟。

腰部：委中、太溪、合阳。

前阴：大敦、水泉。

后阴：承山、二白。

大腿：腰阳关、秩边、环跳。

腿部：风府、腰夹脊。

脚底：关元、气海、命门、肾俞。

脚趾：百会、中脘、章门。

腋窝：内关、蠡沟。

5. 病因选穴

外感：合谷、外关、大椎。

内伤：伤食：足三里、天枢。

外伤：局部放血、循经郄穴。

总之，选穴思路是多方面的，需要基础全面，才能灵活运用。还可以考虑依据时间（子午流注）、体质、辨证、经验、微刺系统、现代医学认识等来选穴，根据上述思路，按君臣佐使组合成处方，才能更好地为临床服务。

贺老认为，现在年轻中医在临床中存在的问题是穴位使用太多、不专，治疗的重点不突出，所以临床效果欠佳。另一方面重视文献不够，就如同木匠工具不齐全，是不可能做好手艺的。

他认为研究腧穴可以从五方面进行：①位置变异；②功能作用；③穴位的配伍；④针刺的深浅；⑤手法的不同。要取得好的疗效，就必须全面考虑这五方面问题。

贺普仁

选法思路

1. 普通选法

外感——拔罐。

瘀血——放血。

里寒——艾灸。

顽疾——火针。

强壮者——针刺。

2. 灵活运用三通法

针灸三通法即微通法、温通法、强通法，是贺老经过50余年的理论探讨和临床实践相结合而提出的针灸学术思想。微通法是以毫针疗法为代表，温通法是以火针疗法为代表，强通法的典型方法是放血疗法。三通法较好地阐明了针灸的作用机理，"病多气滞、法用三通"的针灸学术思想是三通法的立论依据。

跟师以来运用三通法于临床，确有比较理想的疗效。现在我在临床上结合具体实际情况，已确立了一套自己较熟用的三通法方案，有执简驭繁的妙处，即：

（1）微通——毫针——内伤：一般的内伤疾患，如脏腑功能失调、气滞等，即用毫针通调为主，虚则补之、实则泻之。

（2）温通——火针——顽疾：对于顽固性疾患，如骨质增生、中风后遗症、面瘫后期等，多加用火针疗法以温通之，其效果才能较为理想。火针也有强通的意思。

当然对于阳虚外寒明显者，也用艾灸或烤灯温通。

（3）强通——拔罐——外感：而对于外感类疾病，如感冒、痹证，或内虚易外感者，多用拔罐法以祛风邪等强通。

当然，对于瘀血明显者，如静脉曲张等，也用放血疗法以强通。

针灸治则

1. 补虚泻实

《灵枢·九针十二原》："凡用针者，虚则实之，满则泄之，菀陈则除之，邪胜则虚之。"

《灵枢·经脉》："盛则泻之，虚则补之……不盛不虚，以经取之。"

补虚，就是扶助正气泻实，就是祛除邪气。在疾病过程中，正气不足则表现为虚证，治宜补法。邪气亢盛则表现为实证，治宜泻法。

《素问·通评虚实论》说："邪气盛则实，精气夺则虚。"《灵枢·经脉》说："盛则泻之，虚则补之。"这是针灸补虚泻实的基本原则。如果违反了这个原则，犯了虚虚实实之戒，就会造成"补泻反则病益笃"的不良后果。正确地运用这一原则，除正确地掌握针灸补泻的操作方法外，还要讲究经穴配伍，才能取得较好的疗效。

本经补泻。在一般情况下，凡属某一经络、脏腑的病变，而未涉及其他经络脏腑者，即可在该经取穴补泻之。这就是"不盛不虚，以经取之"的本经补泻法。

异经补泻。假使经络发生了彼虚此实，或彼实此虚的病理变化，那么，针灸处方就不局限于采用某一经的穴位。

2. 热疾寒留

《灵枢·经脉》："热则疾之，寒则留之，陷下则灸之。"

《灵枢·九针十二原》："刺诸热者，如以手探汤，刺寒清者，如人不欲行。"

"热"是指邪热亢盛，或为外感风热引起的表热证，或为五脏六腑有热的里热证，或为气血壅盛于经络局部的局部热证。"疾"是快速的意思，即疾刺快出针。

寒证应当用久留针的方法进行治疗，以激发其经气，使阳气来复，散其寒邪。并可酌加艾灸以扶正壮阳，温散寒邪。

3. 治神调气

《素问·宝命全形论》："凡刺之真，必先治神……经气已至，慎守勿失。"

《灵枢·九针十二原》："粗守形，上守神。"

神，泛指整个人体生命活动的表现，是对人的精神意识、思维活动以及脏腑、气血、津液活动外在表现的高度概括。所谓治神，一是在针灸施治前后注重调治病人的精神状态。二是在针灸操作过程中，医者专一其神，意守神气，病人神情安定，意守感传。可见治神贯穿于针灸治病的全过程。

《灵枢·刺节真邪》："用针之类，在于调气。"

针灸疗法所言之气，主要指经气。经气即经络之气，是经络系统的运动形式及其功能的总称。经气的虚实是脏腑经络功能盛衰的标志。针灸治病，十分注重调节经气的虚实，也就是发挥对脏腑、经络的调节作用。经气在针灸疗法中的体现有得气、气行、气至病所等形式。而得气的快慢，气行的长短，气至病所的效应，常常又与病人的体质，对针刺的敏感度，取穴的准确性，针刺的方向、角度、深度、强度，补泻手法等因素密切相关。在这些众多的因素之中，医者的治神调气，病人的意守感传对诱发经气，加速气至、促进气行和气至病所起着决定的作用。

4. 标本缓急

《素问·阴阳应象大论》："治病必求于本。"

《素问·标本病传论》："黄帝问曰：病有标本，刺有逆从，奈何？岐伯对曰：凡刺之方，必别阴阳，前后相应，逆从得施，标本相移，故曰有其在标而求之于标，有其在本而求之于本，有其在本而求之于标，有其在标而求之于本。故治有取标而得者，有取本而得者，有逆取而得者，有从取而得者。故知逆与从，正行无问，知标本者，万举万当，不知标本，是谓妄行。夫阴阳逆从标本之为道也，小而大，言一而知百病之害，少而多，浅而博，可以言一而知百也。以浅而知深，察近而知远，言标与本，易而勿及。治反为逆，治得为从。先病而后逆者治其本，先逆而后病者治其本，先寒而后生病者治其本，先病而后生寒者治其本，先热而后生病者治其本，先热而后生中满者治其标，先病而后泄者治其本，先泄而后生他病者治其本，必且调之，乃治其他病，先病而后生中满者治其标，先中满而后烦心者治其本。小大不利治其标，小大利治其本。病发而有余，本而标之，先治其本，后治其标。病发而不足，标而本之，先治其标，后治其本。谨察间甚，以意调之，间者并行，甚者独行。先小大不利而后生病者治其本。"

（1）治病求本：治病求本，就是要找出致病的根本原因来进行治疗。总的来说，病因有外感、内伤、体质、时代、环境等诸多因素。

（2）急则治标：一般情况下，治病求本是一个根本法则，但在紧急情况下，标病急于本病，如未及时处理，可能危及生命或影响本病的治疗，这时应按照"急则治标"的原则，先治标病，后治本病，治标是在紧急情况下的一种权宜之计，而治本才是治病的根本目的。急则治标缓解了病情，就给治本创造了更有利的条件，其目的仍是为了更好地治本。

（3）缓则治本：在一般病势不急的情况下，病在内者治其内，病在外者治其外，正气虚者固其本，邪气盛者祛其邪。治其病因，症状可解，治其先病，后病可除。

（4）标本兼治：临床上，当标本俱急，已不允许单独治标，或单独治本，必须标本兼顾，标本同治。

当标病与本病处于俱缓状态时，也可采用标本兼治法，单纯地扶正或祛邪都是片面的。

总之，审因施治是根本，辨证论治为纲领。

5. 三因制宜

（1）因时制宜——时间：因时制宜，是根据不同的气候与时间特点，来考虑制定适宜的治疗方法。四时气候的变化，对人体的生理功能、病理变化均可产生一定的影响。此外，在临床上还应注意针刺的时机问题，才能取得好的效果。

"因时制宜"的具体运用还有典型的时间针法。时间针法是古代医家观察到自然界的日月、星辰、四时、时辰的变化与人体十二经脉气血的流注有密切的关系，因此而创立的按时间取穴治疗的子午流注针法和灵龟八法、飞腾八法。

（2）因地制宜——空间：因地制宜，是根据不同的地理环境特点，来制定适宜的治疗方法。由于不同的地理环境，不同的气候条件和生活习惯，人的生理活动和病理特点也不尽相同，所以治疗方法也不尽相同。

（3）因人制宜——体质：因人制宜，是根据人的年龄、性别、体质等不同特点，其生理机能及病理特点也不相同，制定适宜的治疗方法。

针刺手法怎样练

针刺手法是怎样练就的呢？为此，贺老专门制订了一套修炼方法：

1. 练针先练指

针刺手法是针灸治疗学中的重要组成部分。左手循按揉切腧穴，右手为刺手是针灸法中的重要手法。疗效好坏皆在于两手手法及功力。且主要功力又在于拇指、中指及食指，其运力在于指节，并借助腕臂之力，甚至运全身之力于指端，才能使针体轻了无痛。所以必须先将拇、中、食三指练出一番好功力，方能在临床施术中获得良效。练此功夫宜两手同时练习，若单习一手三指，则不能随心所欲左右手同时进针。

指力努劲与针刺手法有密切之关系，不学针灸则已，欲学针灸必须练习手指努劲，仅就拇、中、食三指而言，其中以拇、食指为主，中指为辅，只要把拇、食指功力练好，其功成矣。练指功有四步：

第一步，二指禅。贺老自幼练习八卦掌，在此基础上练习二指禅功，练习此法，首先于桌案之前站稳，吸气使气下沉入丹田，然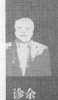后两手臂向前抬起伸直，随之弯腰向前，双手拇指指腹搭桌案边上，自觉丹田之气上贯两肩、臂、肘、腕乃至指端，初练时必觉甚为费力，不能耐久，此时可调换食指，按于桌案边上，如此交替习之，练习日久之后，则不觉其苦，至此可以增加练习时间，一般要循序渐进，不可急于求成。初练时每次5分钟，每日1~2次。根据习者的身体素质不同，以后每日练习时间可增至15分钟。大约100天后即可取得功效。入门后不可间断，仍需平日习之，大约习3年后大功告成。

第二步，顶指法。初练时空手习之，紧并中、食二指，屈成钩形，而以拇指屈置中食二指之间，使三指尖相顶，紧紧扣牢，虎口成圆形，猛力扣5分钟，每日有空即练，不限次数。

第三步，夹木锥。此法用两小木锥，夹于右手拇、食、中指肚之间紧捏之，木锥长约3寸，粗约1寸，根粗尖细，以花梨紫檀质地坚硬者为佳。每日有暇则练，半年功可成矣。练习以上诸法不仅有助于提高针灸疗效，对强健身体也有裨益。

第四步，捻线法。练习捻线法不用任何工具，具体做法是，拇、食、中指肚紧贴，虎口呈三角形，三指肚相贴之处，以三指的第一节为限，指肚相贴之后，乃贯全臂之力于指，拇指徐徐向前捻若干次，然后拇指再向后捻转若干次，其捻转数前后相等。每日不限次数，有暇即练，非常便利。

2. 练针须练气

贺老针法是将针灸、气功融为一体的方法。他常说："搞针灸不练气功，等于医生白费劲，病人白受苦。"针灸医生指功不可不练，而坐功又不可不行，初行功时，应谨守规矩，调息坐功时，正其心身，巍然竖直，胸硬腰挺，不可伛偻，左腿抱右腿，两手翻置于膝上，眼观鼻，鼻观心，徐事吐纳，由浅入深。先徐徐将胸中之浊气吐出，再吸入新鲜空气，取其微细，采天地之灵秀，取日月之精华，吐胸中之恶浊，纳自然界之清气。每吸一口全部集中精神吸入，经过胸中然后纳入丹田，丹田即气海，在脐之下小腹之上。初练时气随入随出，不能收留，坚持打坐终能存于丹田，气满而道成。针者以有形的练习之功，加无形调息之气，用于针刺则能事半功倍。

针灸疗效不外乎取决于选穴和手法，而手法是比较容易被人忽视的，实非如此，其实手法同样无比重要，运用得好，患者感觉舒适，病也好得快，而手法的关键当然是进针的速度。

进针快实际上是贺老的一大特色，且是长年累月历练出来的绝招。对于进针的速度要求，我也时常跟我的学生说："进针就像划火柴一样，没有速度，火柴是点不着的，进针如果没有速度，就不可能有好的感觉，并且会给病人增加痛苦。"

而将武术气功运用于针灸学之中，更是中国针灸有史以来的一大亮点。据笔者分析，结合了气功与武术的针法之所以能更加快速明显地取效，就在于其较之一般针法更具振动荡击力，作用于人体的经络气血，更能迅速激发人体的自然潜能和免疫能力。"刺之要，气至而有效"，所以，加强我们针灸医师自身"内功"的修炼也显得尤为必要。

针刺手法

针灸疗效不外乎取决于选穴和手法，而手法比较易被人忽视，其实手法同样无比重要，运用得好，患者感觉舒适，病也好得快。贺老重视针刺手法，《灵枢·九针十二原》云："言不可治者，未得其术也。"可见针刺手法的重要性。贺老对刺法和补泻手法的历史沿革很有研究，各种文献资料了然于胸，取其精华，去其糟粕，在临床实践中反复应用，在操作中得心应手，逐渐形成了自己的针刺风格。

《内经》总结了上古以来的针刺手法，内容丰富，为后世针法的发展奠定了基础。《灵枢·官针》记载了应不同病变的"九刺"、应十二经的"五刺"和应五脏的"五刺"，讲解了针刺的深度、留针、出针以及补泻手法、针刺禁忌等内容。在补泻手法方面，提出了"徐疾补泻"，"呼吸补泻"，"迎随补泻"，"开阖补泻"。《难经》继承《内经》的传统手法，又有所发展创新。如重视爪切，强调双手协作的重要性，善用迎随补泻，并说明不论补或泻，根本方法在于调气，调节阴阳气血。在《难经》中提出了"虚者补其母，实者泻其子"的利用五行生克关系的补泻方法。

《琼瑶神书》著于宋代，贺老推崇此书，认为其作者刘党比任何一位针灸学家都重视和倡导针刺手法，是继《内经》之后，创造针刺手法的先驱，全书始终贯穿着多种多样的针法，是目前发现的手法名称最多的一本针灸书，当时针灸学仍笼罩在刚刚经历了的唐代"轻针重灸"的学术氛围下，因此显得尤为可贵。

书中内容对后世影响颇深，书中有"赤凤摇头"、"苍龙摆尾"等名。但其文字简单扼要，无手法操作的详细说明，不容易理解。除讲究手法，本书还重视配穴，《琼瑶七星针》中的用穴很精准，"项强头疼痛不禁，指针须使后溪寻"、"两肋阳陵痛更悠，腰膝疼痛委中瘳"等用穴方法至今仍在指导临床。

针刺手法得到昌盛发展的是在金元明时期。窦汉卿是较早应用"手法"二字来概括针刺操作手技的，提出"十四字手法"，他主张"补泻之法非呼吸而在手指"，提倡寒热补泻和手指补泻。《标幽赋》云："循扪弹努，留吸母而坚长。爪下伸提，疾呼子而嘘短。动退空歇，迎夺右而泻凉。推内而进搓，随济左而补暖。"这段经文是后世

"一进三退"、"三进一退"法操作的渊源，简言之，由浅而深搓进针为补，由深而浅提退针为泻。

徐凤所著的《针灸大全》中收录了明初泉石心的《金针赋》，本书在窦汉卿的"十四字手法"基础上加以总结，也以十四字来概括，即爪、切、摇、退、动、进、循、摄、搓、弹、盘、扪、按、提。作者提出"治病八法"和"飞经走气四法"。治病八法包括烧山火、透天凉、阴中隐阳、阳中隐阴、子午捣臼、进气、龙虎交战、留气、抽添等手法。

贺老善用龙虎交战法，简言之，即左捻九而右捻六的操作手法。这里所谓的龙，是指补的作用，所谓虎，是指泻的作用。龙虎交战法，即是补泻交替施用的意思。操作时，以捻转补泻为主。手三阳、足三阴及任脉先捻针左转九数，行补法，称之为"龙"，继而捻针右转六数，行泻法，称之为"虎"。手三阴、足三阳与督脉施术，操作手法与上述相反，先右后左，如此龙补虎泻交替施用，故名龙虎交战法。此法的作用是通行营卫，疏调经气，目的是移疼住痛，止痛效果显著。

《金针赋》和《标幽赋》对针刺手法的发展作出了重要贡献。金元时代产生了子午流注按时取穴的时间针法，其中以何若愚为代表，著有《流注指微论》、《流注指微赋》，并创立了"按气通经法"，即令患者呼吸不同次数来配合不同经脉长短和循行的速度。他认为"针入贵速，既入徐进，出针贵缓，急则多伤"，这一进出针方法，仍应用于临床。其后杨继洲在《针灸大成》中收载了多家针法，集诸家之大成。

现代研究证明，不同的针刺手法对血管运动、某些生化成分含量、胃电、胃运动、皮肤电位等都有不同影响，如有人用自动搏记法记录涌泉、足三里两穴的电位差，看到泻法较补法产生的电位差要快而大。从20世纪60年代起，就有学者用仪表测量针刺补泻前后人体温度的变化，大多数结果表明，施行补法后可使受试者体温升高，施行泻法后可使受试者体温下降。如有人以口腔温度为指标，观察到烧山火手法可使口温上升者占70%，最高可升0.5℃。透天凉手法可使口温下降者占60%，最低可降0.8℃。也有人观察到迎随补法可使针刺局部皮肤穴温上升0.2℃～1.2℃，泻法则下降0.1℃～0.5℃。徐疾补法可使局部皮肤穴温上升0.4℃～3.5℃，泻法则下降0.3℃～1.5℃。

提到针刺手法，就要关系到针感。针感为针刺得气时的感觉，包括受试者主观针感与施术者手下针感，主观针感为酸麻胀重等感觉，手下针感为沉紧感。对手下针感，《内经》有明确记载，《灵枢·邪气脏腑病形》："刺此者，必中气穴，无中肉节，中气穴则针游于巷，中肉节则皮肤痛。"指出针刺必须中穴位，并描述刺中穴位的手下感觉，因穴位处于分肉间隙，组织疏松，故有游于巷的指下针感。

关于循经感传，《灵枢·九针十二原》："为刺之要，气至而有效。效之信，若风之吹云，明乎若见苍天。"这是描述得气及产生循经感传、气至病所的效应，说明针刺得气与否是取得疗效的关键。而《素问·宝命全形论》曰："静意视义，观适之变，是谓冥冥，莫知其形，见其乌乌，见其稷稷，从见其飞，不知其谁，伏如横弩，起如发机。"则更形象地描述了针刺气至及循经感传的情形。经脉能出现循经感传，是因为分肉之间是管状通道，而循感的"气"，过去由于时代原因"不知其谁"，现代通过仪器测试，已经证明经气是一种能量流，包括热能、各种频率的波谱等等，并且常人还存在着隐性循经感传现象。这也说明经脉是人体的第三循环系统——能量通道。

应该知道，针感与循感是既相关联又不同的，针感是针刺穴位产生的感觉，循感是得气后经气循沿经脉运行激发周围感受器所形成的感觉。

为了减少患者在治疗中的痛苦，贺教授创造了"贺氏飞针法"，在一二秒内完成针灸治疗。此针法主要在用气，要求技术纯熟，对穴位的掌握、进针深浅，成竹在胸，且要有深厚的气功根底。

手法的第一感关键是进针的速度，患者都说贺老进针快，痛苦小，旁人看他进针，觉得有轻描淡写之感，毫不费力，却看不出门道。

进针快实际上是贺老的一大特色，且是长年累月历练出来的绝招。对于进针的速度要求，他常说："进针就像划火柴一样，没有速度，火柴是点不着的，进针如果没有速度，就不可能有好的感觉，并且会给病人增加痛苦。"他在进针时发力，聚精会神、手如握虎，看似轻描，实非淡写，快捷无比，非同寻常。

由于贺老武术、气功的功底深厚，针灸时腕力强，手指稳，手上有一股巧劲，进针顺畅无阻，力度恰到好处。手指上的气感强，气通过针的媒介作用直达穴位。扎针速度极快。

贺老扎针，可说是胸有真识，腕有真劲，手有真气，投之所向，无不如意。既灵活自如，轻妙绝伦，又蕴涵着一种实实在在、巧发奇中的力量，使针入肌肤时，轻而不浮，实而不拙。病人接受贺老的治疗，不仅疗效显著，而且可从此消除"怯针"的心理障碍。

针灸的针刺手法基本有两种：提插和捻转。提插法是由浅入深，或由深出浅，捻转法为左右旋转。《备急千金要方》中说："凡用针之法，以补泻为先。"使正气功能恢复为补，使邪气减弱，或使亢盛的功能下降为泻，针刺补泻效果是根据针刺时机体的状态决定的。要达到补泻的目的，进针以后，往往需要一定的手法，手法虽然形式不同，但对机体产生的都是一种效应，这种效应，通过对机体产生的治疗作用表现出来。临床中要选择适当的手法，注意针刺方法、刺激强度、持续时间等各方面，以达到最佳效应。

针刺治疗的过程也可以说是信息交流的过程。针刺者不能心浮气躁，应心静、气沉，《灵枢·官能》曰："语徐而安静，手巧而心审谛者可使行针矣。"具体操作时还要强调重"神"，即精神集中，全神贯注，做到心手相合、眼心相合。这里所谓的"神"，可理解为一种信息，强调"守神"的目的是集中信息，传递给患者，充分发挥其调整作用以取效。针刺效果部分取决于施术者给予患者施加的信息量，施术者情绪饱满，认真细致，则易取得好的疗效。操作时应遵循《素问·宝命全形论》所言："经气已至，慎守勿失，深浅在志，远近如一，手如握虎，神无营于众物。"

贺氏针灸手法犹如蜻蜓点水，进针无痛且针感犹如潮起，渐至隆盛至减弱。经过针治后病人皆有痛苦消失、轻松自如之感，痛苦小而疗效高。作为学生，只有时时揣摩、模仿、练习他的进针手势、用力技巧，才能逐渐掌握，而非一日之功就能一蹴而就的，必须要有正确的方法，勤学苦练，持之以恒。

针刺补泻

关于针刺手法，贺老认为要把握以下几个要领：①稳准轻快。②得气为度。③适当使用补泻。而针刺取得疗效主要要把握好刺激量、刺激度与刺激效应的关系。

尽管施术时是一针一穴地完成，而刺激效应则综合反应在临床实践中。机体的状态在施术前是稳定的，根据八纲，其治疗原则是"虚则实之，满则泻之，菀陈则除之，邪盛则虚之"，腧穴处方基本是多个腧穴共组成，也就是说是若干腧穴总的刺激效应，使机体状态逐渐趋于六经调和。因而刺激形式不单纯地表现在一针一穴上，而且更要重视其全身的综合刺激效应。例如阴虚证，需滋阴，也应潜阳，以使阴阳平衡，对于全身来说应该是"补"，但对于某些穴位来说则不同，其中滋阴的腧穴应用"补"法，而潜阳的穴位则应用"泻"法，但对机体的刺激综合效应主要应该是滋阴。

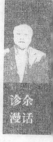

诊余漫话

另外，腧穴本身可变性很大，基本上都具双向性治疗作用。由于刺激形式的不同，使腧穴可表现为"补"，也可以表现为"泻"。这是很好理解的，因此我们称之为双向性治疗作用。例如，天枢穴在脾不健运，大便溏泄时用"补"法，可以止泻。又如阳明燥结，大便干燥时用"泻"法，可以通便。关元既能治尿闭，又可治遗尿。还有，腧穴在配穴处方中还具有相对特异性，即同一穴位在不同的疾病中，不同症状里，可表现出不同的治疗作用，因而认为其治疗作用对于某一种疾病或某一临证具有相对特异性，而处方中腧穴与腧穴相互配伍后，构成综合的相对特异性。例如，我们在临床中多次体验到听宫穴就具有很明显的相对特异性。听宫穴可主治中风、肢体肿胀，也可以治疗多种情况的耳聋，还治疗失音、斜视等等。虽然上述情况在病因方面有内因、外因、不内外因，在病的性质方面有实证、虚证、热证、寒证，在病位方面有表证也有里证，但是听宫穴都表现出很好的治疗作用。因而可以认为穴位与药物不一样，它的性质不是固定不变的，相反，穴位的性质可变性很强。总之，由于腧穴具有双向性治疗作用和相对特异性，这样使出现综合刺激效应有了必然性，又由于经络体系的互相影响，腧穴与腧穴之间的联系密不可分，这样又给引起综合刺激效应提供了可能性。使得我们观察到的临床实践应该认为是综合刺激效应的结果。

从临床实践的角度看，综合刺激效应是每一针一穴的刺激效应的全面反映。因而我们在施术时，不能只见树木，不见森林，必须在全局观念、整体观念的指导下，重视一针一穴的刺激形式。针灸治病的作用机制是诸因素的综合体现。它包括患者的机体状态，患病的时间，选取的腧穴，针刺手法和医者的技术水平等因素。它是密切结合的一个高度复杂的治疗体系，是协调一致的连续过程，在某一个环节上出现误差，都会影响治疗效果。因此，效果的出现，反过来又调整上述诸因素。使治疗过程成为一个不断发展，不断改善的认识这程。

针刺采用不同的手法其目的是产生大小、快慢、久暂、多少等不同的刺激量，而刺激量是否恰当，影响着刺激效应。那么，正确的刺激量从何而来？在此之前，应首先明确什么是刺激量。所谓刺激量是在辨证施治、取穴准确的基础上针刺，使机体产生一定反应，改善机体病理状态所需要的强度。既包括施术者刺法娴熟的程度，也包括患者的机体状态和敏感性、反应性。个体对刺激量的反应差别极为悬殊，同一针刺法，对某甲可能合适，但对某乙可能不足，而对某丙又嫌太过。因而正确的刺激量一定是从临床实践中来，从具体的分析中来。主要有以下几个方面：

1. 临床症状的分析

临床上每一位病人都要按照四诊八纲进行辨证施治。根据病情久暂，气血的虚实，以明确轻重缓急，确定扶正祛邪的方案，配选好适当的穴位处方。

凡新病证实者，以攻邪为主，用泻法，尽快挫败病势。因此，取穴相对要多，针具较粗大，手法相应要加强，以期邪去而正自安。

若病延日久，正气已虚，邪气不去，酿成痼疾者，用补法。此时用针要稳，不能急于求成，少取穴，轻手法，步步为营转弱为强，才能得到满意的疗效。千万不可不顾一切轻举妄动，给病人造成不应有的痛苦。如临床上有一中风闭证，应该以祛邪为主，相反见到脱证，就应该扶正为先。还有高血压患者大多数是上实下虚，就应该攻补兼施，配穴可以多些，但对肝经的腧穴手法宜轻，肝亢于上也应该用轻刺激，因为肝为将军之官，其性刚暴，体阴而用阳，主升，主动，如手法太重更能助其升动，而血压越高。只能用柔和手法，以缓其上升之势，血压亦随之而下降。

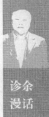

221

诊余
漫话

临床上还有一些病适合用泻法重刺激，如炎症、痉挛、抽搐，以及各种疼痛。反之，一些麻痹、麻木、肺痨、心脏病、消化不良、遗尿，以及一切机能衰退之症，则适合用补法轻刺激。

2. 年龄的大小

幼少青壮老是人类生命发展的自然规律，在其生存活动过程中，一般说，体质的发育是由小到大，由弱到强，然后由强到衰。思想活动也是由简单到复杂、由低级到高级。由于机体智慧的发育各个阶段不同，体质和胸襟都有差别。故所患之病，亦不完全一样。如儿童多患停食着凉外感病，同时必须注意儿童皮肉脆嫩，故刺激宜巧，多不留针，青年人以饮食所伤居多，其证多虚实，用泻法，刺激量宜大。壮年人以起居失宜独胜，其证多虚实夹杂，刺激量居中。老年人以七情所伤为主，其证多虚，用补法，刺激量宜轻。

3. 工作的性质

社会一刻不停地向前发展，社会的分工亦随之日益精细。不同性质的工作，即有不同性质的劳动与强度。四肢百骸、五脏六腑等所承担的任务，亦因工作性质的需要而各有差异。各行各业的人其临床症状，因人而异变化多端，对针刺总量的耐受程度也大不同。

因此，在治疗时，应给予不同的对待，千万不可千篇一律。

一般来说，从事工农业生产的人，皮坚肉厚，肢体粗壮，气盛血充，其病实证较多，虚证少见，故对这样的患者针刺时，只有用泻法加大刺激量，才能起到立竿见影的效果。反之，则往往杯水车薪，轻描淡写，无济于事。而从事文教工作的脑力劳动者，其皮肉单薄肢柔体弱，所患之证，虚多实少。针治时用补法，刺激量宜小。反之，不但无益，反增其症。从事商业者，介于两者之间，宜中刺激，用平补平泻手法。《灵枢·根结》云："刺布衣者，深以留之，刺大人者，微以徐之"，也讲职业不同，对待不同。

4. 性别的关系

男女性别不同，生理上各有特点，所患之病亦不完全一致。妇女因受胎产经带的影响，体质多虚，男子一般较妇女健壮。在治疗时二者相比较，相对的刺激量男子用泻法宜重，妇女用补法宜轻。这些都是辨证论治的依据，针刺时不可忽略。但也不是绝对的，女子亦有用泻法之证，男子亦有用补法之时。

5. 胖瘦的区别

同一种刺激量对于胖瘦之人，可以产生完全不同程度的反应，临床上也不能忽视。例如：我们常说的"结核质"，即瘦人，用补法，刺激量宜轻。而中风质类型的病人，用泻法，刺激量则宜大。

6. 季节及气候的影响

自然界的变化，首先是寒来暑往的大自然规律，对人的影响极大。在治疗时亦应循着时令节气的次序推移进行诊治，例如：春夏之季，阳气上浮，针刺时宜轻而浅。秋冬之时，阴气下沉，人之气亦然，故针刺宜重而深。

7. 水土习惯

所谓水土习惯，是指某一地区的气候变化、地理环境、生活习惯等。宇宙之大，天涯海角都有人烟，但由于地土方宜各不相同，因而人们的体质发展亦不一样。《素问·异法方宜论》云："东方之域……鱼之地……其病皆为痈疡，其治宜砭石。"又云："南方者，天地所长养（长养：谓南方法夏，气候水土，适应于'长养'万物）……其病挛痹，其治宜微针。"这段经文出自两千多年前的记载，但到现在仍有参考价值。这就告诉我们，在针刺治病时，必须因地制宜，不能机械地、一成不变地给予同等程度的刺激量，应当区别对待。一般南方人体质多瘦弱，因而多用补法，刺激量较小，北方人体质强壮，所以用泻法，刺激量较大，特别是内蒙古一带。

8. 部位的不同

全身穴位不计其数，有的靠近脏腑和器官，由于所在部位的不同，它的知觉敏感与迟钝，亦有所不同。因此，在针刺时，必须根据部位的不同而给予不同的刺激量。一般的头面部，靠近脏腑器官以及四肢远端（腕踝以下）的穴位，应采用中等量的刺激。肌肉丰满的部位刺激量宜大。

以上这些属于一般规律，特殊情况，仍应灵活掌握，适当处理。特别是在错综复杂的情况下，尤其是这样。

因此，针刺手法在临床应用中，不仅需要有熟练的手法技巧，需要有一定水平的辨证配穴理论，还需要有比较丰富的临床应用经验，才能较好的应用针刺手法，使其达到提高疗效的目的。

诊余
漫话

精研古籍

针灸学术发展源远流长，其著作浩如烟海。但我国针灸古籍的收集、保持、整理、研究等工作却颇为欠缺，图书馆收藏条件较差，日本、韩国等又以重金从中国大批购买、复制中医古籍，为使这些历经沧桑才得以保存下来的珍贵古籍免遭重新散失的厄运，贺普仁教授从年轻时起即萌生了出版一套《针灸宝库》的想法，他本人收集了大量医籍，包括一些稀缺的古版书籍，为此付出了大量的心血和财力。

贺老 1948 年开始行医，1949 年已小有名气。取得这样的成就，源于贺老勤奋读书，勇于实践的不懈奋斗，特别是大量阅读专业书籍。说起看书，贺老说："每日看书夜一点，多年成习惯，我们从少年随师学习，起得早，老师养鸟、出去遛弯，我们早起扫地，擦桌子，做准备，那时每天几十病人，上午门诊，下午学习念书，晚上是挑灯夜读，几十年已习惯。"

贺老认为，现在年轻的中医应多看书，尤以《灵枢》为主，应反复揣摩。对古代的有关针灸书籍，要加以分析，最主要的是要有个人的见解。他还推荐《针灸甲乙经》，认为《针灸甲乙经》是学习针灸的必读书，这本书是我国现存最早的一部针灸学专著，也是收集和整理古代针灸资料最早最多的文献之一。《针灸甲乙经》是由3部书组成，即《黄帝内经》、《针经》、《明堂孔穴针灸治要》。它保存了亡佚的古代针灸医籍《明堂孔穴针灸治要》的精华，此书虽然源于《内经》，但"若网在纲，披寻既易"，因此《针灸甲乙经》一书，是承前启后的重要医籍，《四库全书总目提要》认为它"至今与《内经》并行，不可偏废，盖有由矣"。

每一本医书，他都仔细研读，也督促弟子加强学习，整理各书的特色，以求深入地理解古籍，提高学术水平。下面以几部特色鲜明，但大家不太熟悉的著作为例，通过分析、介绍和总结其学术思想，来萃取其中的精华。

以《简明中西汇参医学图说》为例，这本书似乎在医籍史上名不见经传，但细读之，很有特色。

作者王有忠，字荩臣，浙江鄞县人，清末医家。光绪年间（1875～1908）名医，研究医著20余年，精脉理，审骨性，治疗内外诸证屡获效。壮年精求理化之学，自言："精求西国格致之学，于医学一道，更觉隐合鄙意，观其解剖之法及绘画之图，悉皆毫发不爽。"乃聘人绘成人体分合图50余幅作为插图，"每幅系以医药针灸之法，令人见之一目了然，则人之所以生所以病与夫所以治者，病家之原委、医家之理由，当不难取之于是书。余初编是书，亦只为自勉之计，非敢问世也。其友见之谓是书大有裨益于世，盍付石印以公同好"，编撰本书。

它成书于1906年（清光绪三十二年），属基础理论著作。分上

224

贺普仁

下两编。以中医理论为基础，参照西医解剖图，着重阐述脏腑结构与功能，编绘出脏腑组织图、十四经穴歌、考正穴法、经脉主治、各经药物以及某些针法灸法等。

本书内容翔实，言简意赅，精究详考而归于简明。除西医内容外，中医内容更是囊括了中药学、方剂学、针灸学，涉及内、外、妇、儿、五官等多科疾病。备选方剂150余首。配有插图即"人体分合各图"50余幅，是聘请西医者绘成，有全身血脉筋肉及内脏配布位置图、神经图、周身血脉总管图等。

作者认为"病之有虚实寒热，药之有补泻温凉"，在每条经络、穴位等内容后，都记载了"药对"，总结了入各经的药物，并分补泻温凉、猛将次将，体现出用药如用兵之妙。以肺部药对为例，列出补肺猛将：黄芪、人参。补肺次将：党参、沙参、百合、燕窝、阿胶、山药、麦冬、冰糖。泻肺猛将：葶苈、麻黄、桔梗、升麻、胆南星、百部、白芥子。泻肺次将：苏子、牛蒡子、杏仁、前胡、紫菀、僵蚕、桑白皮、竹茹、贝母等。突出了中医辨证治疗的特色。

清代的针灸学经历了明代的鼎盛时期，已开始走向衰落，清代统治者于公元1822年废除了太医院的针灸科，针灸从业者不多，且存在重针轻灸的倾向。本书针灸内容详尽，针药兼备，介绍了经络循行、腧穴、下针八法及各种歌诀。且重视灸法，记载了用艾灸法、艾灸补泻、艾炷大小先后、灸疮要法、灸疮膏法、洗灸疮法、壮数多少、灸后调摄法等内容。为保护和发扬针灸作出了一定贡献。清代医家努力把前代医家将针灸神秘化、复杂化的倾向重新转向简单实用，本书也体现了这一特点，所载内容清晰明确，容易操作。

书中涉及现代医学的解剖学、生理学。如在《肾与膀胱合说》一篇中有这样的描述："肾者，作强之官，伎巧出焉，有左右两枚——大小肠夹膜之后，左右相对，右肾略大——凡茶水入血，运行遍体，乃由血管导津液齐纳入肾——汇流而达于尿囊——斜入膀胱。"简明扼要地说明了中医对肾的认识及肾脏解剖生理知识，中西医二者互为补充，使读者在寥寥数语中即对肾脏有了全面了解。作者云："阴阳生克气血运行有非西法剖验所能明者，则以中医论说为

225

诊余
漫话

定，盖取西人之详于形迹，取中医之详于功化也。"精练地总结出中医"详于功化"、西医"详于形迹"的不同特色，与现代医学对中西医的认识有异曲同工之妙。

在社会封闭、知识匮乏、信息闭塞的年代，西医知识传入我国不久，不被国人了解接受，甚至可能被误解、视为异端邪说，作者眼界开阔，见识高远，勇于接受新生事物，清醒地认识到西医的价值，以图文并茂的生动形式介绍给国人。在同时代的针灸医籍中，只有刘钟衡所著《中西汇参铜人图说》与本书类似，具有中西医结合雏形，开创了中西医结合先河。这两位作者可算得上是普及科学知识的先行者，体现出可贵的探索精神。

再介绍一部具有浓郁岭南地方特色的著作《采艾编翼》，这是一部以灸法为主、药灸结合的临床专著，约成书于清康熙五十年（1711），作者为广东新兴县人，姓氏、生平不详。该书主要介绍了灸法基础及灸法治疗，内容丰富，临床经验实用。现将其特色总结如下。

作者善于把握局部和整体的关系，十四经脉以分布图说的形式介绍，分为头前正面、头后颈项、胸腹、脊背、足膝外、足膝内等八部位来描述，使不同经络在各个平面上的相互关系非常清晰、直观，一目了然。每条经络在"图"、"说"后，都有"综要"来总结该经，并突出和强调重点。在经络腧穴部分采用五言、六言或七言歌诀形式，言简意赅，容易诵记，如卷一"经脉主治要穴诀"这样描述督脉穴位主治："长强痔痔根本，悬枢水谷不分，筋缩便能伸缩，神道抖擞精神……"

本书在论述任何一种病证之前，均先列出辨证内容，在辨证基础上，再描述证候，施以处方。把辨证作为治疗依据，突出了中医辨证论治的特色。卷一专门列出了标本辨证，书中具体的辨证涉及八纲、脏腑、经络、病因、病机等多项内容，辨证精细，重点突出，层次分明，针对性强，不忽略兼症。如卷二《治证综要》中的"伤寒"论治："本病恶寒、无汗。有汗无风为伤风。手足温为阳，手足冷为阴，手心热邪在内，手背热邪在外……寒则表寒，热则表热。

太阳：阴阳俱紧，头痛、鼻塞……"取穴分先后主次，如在"五痫"的治疗中云"先以证主穴择定，方参入总穴治疗之"。主张用穴"精"、"择"。

虚则补之，实则泻之，补泻原则是治疗的基本准则，本书对《内经》中针灸基本治疗法则进行了进一步发挥，具有一定的学术价值。确立了汗、下、升、降、温、凉、和、解八法："汗下之法，病在三阳则攻其表而发散之，在三阴则攻其里而平下之。升降之法，如诸阳之热先头部而畅越之，乃滋肾而降火如咽喉之疾先头部而疏通之，乃健脾以清金。温凉之温，即补而回阳，急于任脉温凉之凉，即泻而疏道，在乎三焦。和解之法，脏腑主于脾胃，此正法也。有如肺乘心则益肝以取火，肺借以暖肾乘心则清肺以安肾，心得以宁。"以这八法为原则，创立了诸多灸治处方，在理论指导下，于实践中灵活组合配用，形成了兼具原则性和灵活性的较为完整的灸法治疗体系。

《内经》确立了补虚泻实的针灸基本治则，在具体应用上，则多围绕针刺进行，而灸法少有论述。本书中提出了以下艾灸补泻法概念：①适应证不同："元气虚则补其母，如肾水虚则补肺金，艾炷行补法也，邪气实则泻其子，如肾有邪则泻肝木，艾炷行泻法也。"②操作程度相异："补火至肉，泻火不至肉。"③顺序先后有别："凡艾将尽即剔去，以口气吹之，吹后除加以炷，或无热邪则不必吹，剔后除加以炷，炷将尽用指甲一压，此为先泻后补，就本穴而并之。先补后泻则不然。本经虚而邪气未实，则先灸补穴而后泻穴，取他经而除疏之。"

特定穴不但能治疗本经络、本脏腑疾病，往往还因与经络脏腑有特殊联系而有广泛的适用范围。古今医家常喜用特定穴之，此书亦如此，共应用 170 余穴，特定穴占百余个，应用次数较多的为气海、三阴交、足三里、肾俞、太冲、百会、上脘、合谷、章门、曲泉、阳陵泉、中脘、列缺等。《灸法须知》云："凡会、募、俞、络，最为关窍。如中脘为百病要穴，此穴一灸，吐阿立止，是以灸一中脘而六腑已会，况又是胃募灸章门五脏已会，况又脾募而背俞

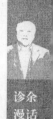

应于脏腑六络治及兼经，可以理悟。"本书注重特定穴的基本性能，所治病证多样，但都顺应穴性，如气海是应用频率最高的穴位，主要作用是补益元气，另外如回阳固本取神阙、化痰祛湿用丰隆等，突出了穴位的主治特性。

全书论述 119 个病证的治疗，涉及大人科、幼科、妇科、外科、救急科等诸科。书中用灸法治疗急证，如断肠草中毒，"活人甚多"。食断肠草后"痰壅咽喉，须臾气绝"，治疗应"先灸涌泉下痰，艾要坚实如黄豆，每三五壮，次灸劳宫退逆气，艾坚如绿豆大，每三五壮……次灸天突清气，艾坚如米，三壮。白羊血灌之亦效，但恐不便，则灸法为效速"，还记载了中风"不省人事"、"五痫"以及各种"厥"病等急证的治疗。采用灸法治疗"痈疽"，丰富了灸法在外科中的应用，如"马嘴疔，正生人中一日死，灸百会七壮即消"、"乳痈腋疮，灸手部而散之"、"鼻痔，通天消之"等，方法独特，实用简便。作者认为通过灸法可因势利导，使痈疽的位置移动而保护重要器官，如"诸疮相其经络部位，如在上下而关系官窍、隐曲者，可使移上下，如使毒在髀枢未甚，则灸下部而移之，将成则灸后顶而压之"。

《采艾编翼》是一部蕴涵了丰富内容的具有地方特色的专著，在灸法理论和临床应用上有所创新和发展，具有一定的指导性和实用性。

针灸歌赋的源流、处方特点及规律探讨

针灸歌赋，是针灸诗歌韵文的总称，是历代针灸学家临床实践的经验总结。"千载医籍浩如海，名家荟萃凝成歌，字字千金心血注，句句谙练功效卓"，这是后世医家对针灸歌赋的精练概括和高度评价。歌赋具有言简意赅、合辙押韵、运用方便、疗效显著的特点，因其脍炙人口而广为流传，备受推崇。医家为更好地将有效经验流传后世，结合自身的诊治心得，将针灸理论与实践中较为幽微、深奥、隐晦之处，用歌赋的体裁，综合阐述，彰而明之，从而形成了歌赋。这种形式可谓撷取了针灸治验的精华，是医家心血的结晶，是针灸学家对针灸理论及临床实践经验的概括和总结，取其行之有效，验之显著的部分，予以提炼集萃而成。

据现有的文献记载，周·秦越人所撰写的《子午经》是最早的针灸歌诀，其中论述了砭石的使用。随着针灸工具的发展，针灸经验日益丰富，歌赋也随之发展起来。唐代针灸歌诀处于萌芽阶段，孙思邈的《备急千金要方》、《千金翼方》中有不少针灸歌诀的内容，如《千金十六穴歌》、《孙思邈先生针十三鬼穴歌》等。

歌赋的流行始于宋代，许叔微对针灸歌赋的发展作出了重要贡献，他的《伤寒百证歌》是根据张仲景的《伤寒论》、《金匮要略》两书，结合后世文献和自己的学习心得编写而成，其中包含了针灸内容，其中的三首《可针不可针歌》、《可灸不可灸歌》、《可火不可火歌》则完全是关于针灸宜忌的，如《可针不可针歌》曰："大怒大劳并大醉，大饱大饥刺之逆。"《可灸不可灸歌》云："阴毒阴虚汗不止，腹胀肠鸣如雷吼，面黑更兼指甲青，速灸关元应不谬。"宋代刘党的《琼瑶神书》最早出现了针灸处方的内容，书中论述了经络、穴位、操作以及70余种病证的针刺取穴和手法，如"哮喘之证提摄忙，液门提摄气相当，天突一穴专提及，膻中一穴泻用深"。

诊余漫话

金代出现了"赋"，之前的针灸歌赋均以歌诀的形式存在。窦汉卿在《针灸指南》中创造性地应用了"赋"，用韵文体陈述，弥补了歌诀的不足。著名的歌赋有《标幽赋》、《通玄指要赋》等。此时期另一位针灸医家何若愚的《子午流注针经》描述了经脉流注的特点。

明代是针灸歌赋的盛行时期。徐凤的《针灸大全》收集歌赋24篇，影响广泛。其中详细论述了多种针刺手法的操作和适应证，如烧山火、透天凉、阴中隐阳、阳中隐阴、青龙摆尾、白虎摇头、苍龟探穴、赤凤迎源等。歌赋中还概括了虚实辨证的规律，介绍补虚泻实的技巧。《金针赋》蕴涵了大量的刺灸学内容，是针灸临床医师和研究者必读的文献。高武的《针灸聚英》所载歌赋65篇，如《百证赋》、《玉龙歌》、《行针指要歌》、《回阳九针歌》、《肘后歌》等。杨继洲的《针灸大成》中包含20余篇歌赋，如《胜玉歌》。《玉龙歌》是元代王国瑞收集他以前诸多医家的针法、腧穴、处方之精粹见解而写成的，杨继洲根据家传秘诀著成《胜玉歌》，之所以取名"胜玉"，是因其自认为水平超过《玉龙歌》。

清代的《医宗金鉴》中的《刺灸心法要诀》以歌诀的形式介绍刺灸法，通俗、简明、实用，广为流传。何第松的《针灸歌诀》是第一部针灸歌赋专书。李学川的《针灸逢源》、廖润鸿的《针灸集成》也收录了较多的针灸歌赋。

千余年来，有关针灸歌赋的书目有60余种，篇章180余篇，内容广泛，涉及经络循行、穴位选取、刺灸法、辨证等多方面内容，全面深入地研究歌赋，可促进我们进一步继承和发扬针灸学。

歌赋的形式多样，内容丰富，其中关于针灸治疗部分的歌赋有如下特征：

1. 突出辨证，强调补泻

辨证论治是中医治病的基本原则，这一原则在针灸歌赋中得到充分体现。如《流注指微赋》："疾居荣卫，扶救者针。观虚实与肥瘦，辨四时之浅深，是见取穴之法，但分阴阳而溪谷，迎随逆顺，须晓气血而升沉。"

"实则泻之，虚则补之"，《内经》确立的补泻基本准则，这一点贯彻于歌赋之始终。《席弘赋》云："凡欲行针须审穴，要明补泻迎随诀。"《拦江赋》："担截之中数几何？有担有截起沉疴。"其中的"担截"，即为补泻。《肘后歌》："四肢回还脉气浮，顺晓阴阳倒换求，寒则顺补绝骨是，热则绝骨泻无忧。"

2. 特色突出，各有所长

歌赋貌似相同，实则各异，不同的歌赋有其独自特色。首先治疗方法不同：《胜玉歌》擅长灸法治病，歌中用灸法治疗痰涎、咳嗽、霍乱、泄泻、气证、膝肿、踝骨跟疼等病证。《玉龙歌》推崇透针法，如丝竹空透率谷治头疼。歌云："偏正头风痛难医，丝竹金针亦可施，沿皮向后透率谷，一针两穴世间稀。"还提倡刺血疗法，如"眼痛忽然血贯睛，羞明更涩最难睁，须得太阳针血出，不用金刀疾自平，脚背疼起丘墟穴，斜刺关冲出毒血，口生津液病俱消，乳蛾之症少人医，必用金针疾始除，如若少商出血后，即时安稳免灾危"。《肘后歌》提出针药相配治某些疾病，这在针灸歌赋中非常少见。"狐蜃伤寒满口疮，须下黄连犀角汤，虫在脏腑食肌肉，须要神针刺地仓。"《标幽赋》首谈经络，递次为候气、论针取穴、标本论治、特定穴位、子午流注、补泻治疗、禁针禁灸等，堪称一部针灸学专著。

其次治疗病证有别：如《十三鬼穴歌》专治神志病，《长桑君天星秘诀歌》主要治疗以疼痛为主的病证，如胃疼、脐疼、脚转筋疼，手臂挛急等。《回阳九针歌》专治亡阳危笃病证，运用腧穴起死回生。

3. 施治广泛，涉及多科

针灸歌赋处方适应范围广泛，可治疗内、外、妇、儿、五官科、眼科等诸多常见病、疑难病。如《通玄指要赋》中"文伯泻死胎于阴交，应针而陨"，《胜玉歌》中"阴交针入下胎衣"等属于妇产科内容，现代医穴证明，刺足三阴交二穴，留针30分钟，在妊娠初期和后期使孕妇子宫收缩而达到催产的目的，可见歌赋的内容至今还对临床有指导作用，可被现代医学所验证。

除上文所述专治某一种疾病的歌赋，还有能治数十种疾病的歌赋，如治疗96种疾病的《百证赋》，包括常见病、疑难病证。该赋从头面五官、颈项、躯干、四肢全身，自上而下按顺序编写。其中，头面五官28证，咽喉颈项6证，肩背腰腿6证，妇科7证，儿科1证，诸风伤寒5证，其他43证。

4. 选穴有规律，善取特定穴

歌赋中涉及的穴位很多，《百证赋》为歌赋中用穴数量最多的篇章，共选用156个穴位。综合针灸治疗歌赋，从众多处方中反映医者选穴规律，有局部选穴，循经选穴，对症选穴三种方法。

（1）局部选穴：如歌云："打仆伤损破伤风，先于痛处下针

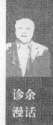

攻。" 又载："悬颅颔厌之中，偏头痛止。""颊车地仓穴，正㖞于片时。"这些均为医者运用了在病证的局部和邻近部位选取穴位的方法。

（2）循经取穴：这是歌赋处方中主要使用的方法。如："三里内庭穴，肚腹妙中央，曲池与合谷，头面病可撤。" 又如："头面之疾寻至阴，腿脚有疾风府寻。"即是选取距病变部位较远的腧穴。

（3）对症选穴：即是医家针对疾病的性质、程度、特点、结合腧穴的特殊作用而选穴的方法。如治伤寒无汗，《拦江赋》云："无汗更将合谷补，复溜穴泻好施针。"《百证赋》："发热仗少冲、曲池之津。"《标幽赋》："寒热痹痛开四关而已之。"

特定穴除有常规的穴位属性外，往往具有特殊性质，有独特的治疗作用，尤其对于久病顽疾，易见奇效，古今医家常用之，歌赋处方中的取穴也是如此，特定穴占歌赋处方用穴的大多数。《拦江赋》所用腧穴以奇经八脉交会穴为主，治疗全身疾病，其法精简，疗效肯定。如"心胸之病内关担，脐下公孙用法拦，头部须还寻列缺，痰涎壅塞及咽干……"另外如"刺偏历利小便，医大人水蛊"中用络穴"虚损天枢而可取"，用的是募穴。"风痹痿厥如何治，大杼曲泉真是妙"，用的是八会穴等。

5. 处方精简，配伍多样

歌赋中的针灸处方有一定规律性。处方是在选穴原则基础上，根据不同病证的治疗需要，选择具有疗效显著的一穴，或具有协调作用的两个以上的腧穴加以配伍应用的方法。针灸治疗歌赋中有以下几种处方规律：

（1）单穴独用：歌赋处方中大量存在着一个腧穴对某症有较好的疗效，如："曹操头痛难禁，华佗针脑空而立愈"，"高皇抱疾未瘥，李氏刺巨阙而后苏"等。

（2）表里相配：《百证赋》："天府合谷，鼻中衄血宜进"，"梦魇不宁，历兑相谐于隐白"。《杂病穴法歌》："腰连肚痛怎生医，环跳行间与风市。"以上处方均应用了表里经相配方法。天府为肺经穴，合谷为大肠经穴，肺与大肠相表里，二穴配伍，可充分发挥治疗作用。

（3）上下相伍：《百证赋》："半身不遂，阳陵远达于曲池"，"热病汗不出，大都更接于经渠"。处方中曲池、经渠为上肢穴，阳陵、大都为下肢穴，相伍运用。

（4）远近配穴："强间丰隆之际，头痛难禁"，"观其雀目肝气，睛明行间而细推"。处方强间、睛明为病变局部，而丰隆、行间远距病位。这种配穴方法，局部穴多位于头胸、腰背、躯干部、远端穴多位于四肢肘膝以下部位，故符合《内经》中标本根结理论，也即是标本根结理论的应用。

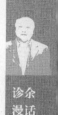

（5）多经配伍："哑门劳宫三阴交，涌泉太溪中脘接，环跳三里合谷并，此是回阳九针穴。"此歌共有九穴，分属八经，主治亡阳危笃病候，这是医家根据脏腑同病或多种复杂的病变而系用的一种方法。

（6）原络配穴："太阴多气而少血，心胸气胀掌发热，喘咳缺盆痛莫禁，咽肿喉干身汗越，肩内前廉两乳疼，痰结膈中气如缺，所生病者何穴求，太渊偏历与君说。"太渊为肺之原穴，偏历为大肠经之络穴，以本经原穴为主，配表里经之络穴，即本方法之特点，二穴相伍，治疗内脏及经脉病证。

总之，针灸歌赋以其独特的文学形式，丰富的针灸理论，显著的临床疗效，为历代医家所传颂，值得后世借鉴。贺老非常推崇歌赋，不仅自己烂熟于心，也要求学生熟读熟记，他认为对针灸医生而言，只有打好这一基础，才能"胸有成竹，临证不慌"。

八卦掌

贺老从业针灸，还擅长武术，练气功尤其是八卦掌已有50余年。现任北京市武术协会委员，北京八卦掌研究会副会长。贺氏针法是将针灸、气功融为一体的方法。在他进京学医的那一天，就向往在武林高手云集的北京，找到一位武术名师学些拳脚。18岁那年，他终于有幸结识了尹式八卦掌第二代名师曹钟升的高足张晋臣，张晋臣见他为人诚实厚道，且体强智聪，是可造之才，就力荐他到曹钟升先生门下学练尹式八卦掌。

尹式八卦在八卦掌中被认为是硬掌法的代表，掌法刚猛暴烈，其代表人物是尹福。尹福（1840～1909）字德安，号寿朋，河北冀县人。自幼习武，精于弹腿，后于咸丰年间带艺拜董海川为师学练八卦掌，将其所学弹腿、罗汉拳融于八卦掌中，苦练数年，名震京师，门下成名弟子众多。其特点是掌形呈牛舌掌，在劲力上以干、冷、直见长。外讲冷、弹、硬、脆、快，内讲缩、小、绵、软、巧。

至今贺老还非常怀念习武的时光，对这段经历，他进行了如下描述：

进了八卦门以后，经常耳闻目睹八卦先辈的神功绝技，曹钟升老师看上去像个老学究，瘦瘦的，文文的，根本不带练武的样。但是他的金刚揉球掌、双撞掌、腕打都非常厉害，爆发力大得很。他练金刚揉球掌看上去两手就像揉着玩一样，但别人不能碰，碰上就得出去。他的双撞掌是先捋后撞。动手时吸身往怀中一带，随即骤然放开双手一撞就能把人打出很远。

当年尹福先生非常喜欢曹师的老实勤快和练功刻苦，常常单独给他"吃小灶"，所以他得尹先生的东西可说是"多、纯、精"。曹师是干玉器行的，他说他一天到晚都处于练功状态，他在蹬大轮磨玉器的时候，都是在下意识地练功。

师伯马世清那功夫就更不得了。他平时练腕打，经常是身体直立，猛地向前一扑，两腕触地，再一用力又挺身而立，反复练习，非常自如，他用腕打曾经赢过不少名家高手。他的身体不能碰，碰上就像触电一样。当时有一个武师，在天桥开把式坊，请马世清师伯给站脚助威。散场后他请马师伯吃茶点，在上台阶时这位武师出于客气用手搀扶他，马师伯觉得有人摸他胳膊，不由自主地把手向后一挥，就是这么轻轻一挥，让这位武师的胸部黑了一片，据说好几年才退下去。

贺普仁

马世清是尹福的学生，但董先师却非常器重他，经常带他出去办事，经常单独点拨他，传他不少东西。所以他的功夫出众。据说有一次他和董先师去口外买马，他在马群里挑马的时候，一匹烈马踢他，他用掌向下一切就把马腿给切断了。

虽然马世清的功夫那么大，但是到尹福手里就不行了。一次他们爷俩比手，马世清刚一进招，尹福用两手向上虚晃了一下，突然向下一蹲，没等马世清反应过来，已被尹福抓住两脚腕子，一下子把马世清给端了起来。

八卦掌真是神掌，掌式简单，但只要按要求下苦功练，就能练出神功。

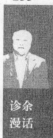

曹师很和气，但教掌却极为严格，开始学练先让站桩，就是八卦掌的转掌式，站住不动，左右换练，每天早晨一个多小时就是站桩，不教别的。晚上回到住处也还是练站桩。开始站桩，腰酸腿痛，心浮气躁难以坚持。曹师说，站桩是八卦掌的基础和精髓，必须过这一关。咬牙坚持下来以后，反而觉得身体特别舒服有劲，两脚如植地生根，站着站着觉得有一种顶天立地的气势和万夫不挡的勇气，越站越爱站。掌握站桩之后，开始练转掌。曹师教的转掌走小步，下中盘，出掌如牛舌，走转时掌指上翘为立掌，用时直掌前穿。穿掌时前手先压、后手再穿，练时穿掌在肘下穿，用时在小臂上面向前穿。理论上是顺其自然，因情设式。

曹师教的转掌共八路，每路八掌，共计64掌，但以前八掌为主，即前穿掌、磨掌、上穿转身反插掌、腕打撞膝靠身掌、进步前穿反臂掌、侧肩拧腕随势掌、鹞子穿林掌、上穿转身撩阴掌。这八个掌式，一式一式反复练习，反复纠正。一式规范合格了再教一式。这8个掌式曹师指导我练了3年。至于其他掌式，他说，你有时间练就练，没有时间也不勉强，但前八掌要求必须练好、练熟。这8年里曹师还给说了不少尹式八卦的秘传功夫、散手和器械。这些不作硬性规定，让我根据自己的情况和个人喜爱去选练。比如基本功的站桩，有好多种桩法，我就站了一个。锻炼筋骨有14种练法，我只选练了四五种练法，有上罐、插沙、拔钉、打井、扫桩、站梅花桩、抓泥馒头，摩铁球等 8 种功法，我只选练了上罐和抓泥馒头。上罐就是用一个大瓦罐（也可用布袋）里面装上细沙，系上一根老弦，上面挂一根一尺长、一寸五分粗的木棒，马步站立，两手平伸抓握木棒上下反复拧提拧降，以练两手的抓握力。罐内的沙子初时一二斤，每 10 日加 1 斤，加至 30 斤或 50 斤，则功告成。抓泥馒头也叫抓圆锥，是用黄土、青灰、麻刀用水合成两个圆锥体，形如馒头，五指张开抓捏其尖端留下指痕，晒干后两手一手抓一个，做前伸、侧伸、后伸等 10 余种动作，以练掌指之握力和腕臂之悬力。初时一个馒头重 3 斤，后逐渐增至 30 斤练轻功，有练气、跑桩、拔跳、跳坑、跑板等功夫，我只选择了练气、练眼耳。练眼耳即将两枚铜钱用细线拴紧，再用粗线将其吊在房梁上，与两眼同高，站在铜钱跟前，用手左右推动铜钱，使之在自己眼睫毛前擦过而不眨眼。练耳是转身听铜钱左右悠动之风，判别其来去。至于练身步之过闪和练进退闪躲的功夫，我都没有练。而练打法，我知道有打法 8 种，即拳、掌、腕、肘、肩、腿、膝、胯等。有手法 24 种，即捋腕、扣腕、穿臂、掩靠、托、搁、截、抄、领、带、劈、拐、晃、托扭、把拧、横拦、扳推、揉搓、滚压夺腕、掐嗉、夺腕、抵掌、撤闪、把看、称手。有身法 14 种，即正身、横身、侧身、斜身、坐身、仰俯身、进退身、闪身、窜身、长身、翻身、掉身、转身、拧身。有步法 23 种，即坐马步、丁字步、弓步、碾步、活步、圈扣步、虚步、横绕步、转身步、翻身步、催步、赶步、跟步、正身前驰步、正身后驰步、侧身前驰步、侧身后驰步、摆身、前进步、摆身后退步、连枝步、旋风步、旋飞步、箭步。以上这些我只重点选练了一部分。还有打穴，即 36 死穴，有斩、戳、拍、擒、拿 5 种方法，我都知道，但没有侧重练。另外还有木人练打、沙袋练打，我都没有练。器械方面，尹式的器械很多，我只练了无极棍和十八截刀。散手方面，我最喜欢练的是金刚揉球、带手、腕打等，这三招也是曹师的绝活。

如果概括起来说，曹师教练尹式八卦的程序是，学生来先站桩，这关不过不说掌法。站桩关过后开始教转掌。他教的和程派、梁派不一样，没有定式八掌、老八掌之说，就是八趟 64 掌，转圈练，有时间、有精力可以全练，也可以喜欢哪一掌就多练哪一掌。但是第一路的八掌，也叫前八掌必须反复练习，反复操用。至于其他散手、器械和各种绝技功夫老师教你什么你就练什么，师兄弟之间也可以互相交换，老师不反对，比较尊重个人的喜爱。一般把 64 掌都能练下来的不多，我们师兄弟中只有张晋臣师兄能全练下来。

下面简单介绍八卦掌的基础知识和练习方法。

八卦掌是以八卦图的原理作为基础理论，通过实践演化而成的独成一家的神秘妙术。八卦图是古代人民总结出来的朴素的辩证法，它由 9 个基本图形即：坎、离、震、兑、乾、坤、巽、艮和阴阳鱼组成，其中坎、离、震、兑、乾、坤、巽、艮分布在四正四隅八方，阴阳鱼居中央。在阴鱼的头部有一个阳眼，在阳鱼的头部有一个阴眼，阴中有阳，阳中有阴，阴阳结合，相生相克。

练习八卦掌的走圈就如同将八卦图平铺于地上，双脚踏圈而行。其 8 个方向每一个方向都有不同姿势的式子，各有各的练习方法。从锻炼身体的角度看，它们都有不同的锻炼部位，从体内到体外都可得到不同程度的锻炼。从技击的角度看，8 个方向如同 8 个阵地。各有各的打法。通过中心阴阳鱼将 8 个方向连接起来，按要求练习就可以达到穿行于众敌之间达到以少胜多的目的。

贺老积累了数 10 年的练功经验，总结出修炼八卦掌八字通。

第一字，特，即特点，八卦掌有别于其他功法的独特之处。

八卦掌的第一个特点就是"走圈"。这是它的根本大法，因为八卦掌所采用的是游击战术、运动战术。它的走圈是以"敌手处于中心"为设想，而我则从外侧向内进攻中心，不与敌手作正面之战，要进攻就走跨步，也就是左右闪展。以走圈配合运掌来完成"以斜取正"或"以正取斜"的战术要求。

第二个特点是"从外侧向内进攻中心（敌方所处地位）"。这是由走圈所决定。八卦掌采用的是游击战术，与敌人兜圈子，尽量不与敌人正面作战，这是里面有很多的奥秘，一是从侧面容易窥视敌人，寻找他的弱点或破绽而进行攻击，二是居于外侧可有把握地保

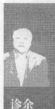

护自己。

第三个特点是"动的战略与动的战术"。所说战略，概括地说就是攻守。八卦掌的战略是："要动敌之将动，静敌之先静，敌劳我逸，敌刚我柔，敌退我进，敌动我先动，敌不动我也动。"由此可见八卦掌是辩证、主动进攻的拳术，在动中观敌、运变、取胜。一句话，八卦掌的走圈，是运动战略。攻与守的一切神机妙用都包括在这"不停地动"之中，既攻又守，亦守亦攻，具有连续作战的勇气，永不疲劳的精神。

第四个特点是"顺手自然法则"。人的生存是顺应生理自然发展规律的。练习武术，除为了自卫御敌，更重要的是促进身体健康，预防疾患。但练习武术，切记顺其自然。只有顺其自然才是合乎内功。所谓自然，指的是生理自然规律，如呼吸、脉搏、血液循环都有一定的速度和间隔时间。因此，人们练习内功或内功拳，为了健身的目的，就要按照人体生理规律而自然地练。

第二字，理。八卦掌的理讲究"练精化气，练气化神，练神还虚"。

练精化气是指练习拳术时要保持精神集中，排除杂念，气沉丹田，旁若无人。

练气化神是指练习拳术时精神面貌焕然一新，气血能随意而达于四梢，力举千斤而面不改色。

练神还虚是指功夫练到纯青时，人似返老还童，气血百脉畅通无阻，身体轻灵，外不动而有内功之感。

第三字，劲。练功人要明九节劲，明悟了九个节的功能，再加以掌法的运用，就精通了，有人总结出三劲，颇有道理。

明劲——练功时，身体各部动作协调和顺，不可僵硬，手足起落要整齐，不可散乱。拳轻云"方者以正其中"即此意。

暗劲——练习时，神气要舒展，不可拘泥，运用圆通活泼而不可滞。拳经云"圆者以应其外"，即此意。

化劲——练习时，四肢转动起落，进退皆不可着力，专以走神意运用，虽然周身转动不着力，也不能全不着力，总在神意贯通一气。

第四字，法。八卦掌有 3 种练习方法，即定式、活式、变式，3 种练习方法的目的不同，是学习八卦掌由浅入深，循序渐进的 3 个阶段。

练习活式的目的是增加四肢及躯干的灵活和连贯性。换式时步法、手法都较快，有时如飞洪瀑布汹涌而下，有时如小溪流水蜿蜒曲折，但要连绵不断。外形飘逸潇洒，内里包藏暗劲。

练习变式的目的是为了实际散手的应用，练习式子可以随意变化，凡是所学过的式子都可以相互穿插运用，模拟对方来攻，在瞬间已作出变化破彼之功或使对方跌出。

第五字，盘。八卦掌分上、中、下三盘。三盘的区分在于身体重心高低不同，上盘的练法是：身体直立，走转时重心与寻常走路一样，不向下坐胯或稍向下坐胯，重心的高低与走路时相同。

下盘的练法是：腿极力弯曲，使膝胯相平，重心下降的距离与大腿长度相等，走转时好似蹲着走一样。

中盘的练法是：腿弯曲，介于中、下两盘之间，走转时重心在上盘至下盘的中间过渡段。

三盘练习的意义各不同。老年人或体弱者以走上盘为宜，不用花费很大力气而又锻炼了身体。中盘则一般人都可以练习，也是现在最普遍采用的一种。下盘则是最困难的练习，而且需要较长时间的练习之后，才能从中盘走到下盘。如果能走到下盘，下肢就会有超乎寻常的力量，那时就可以体会到八卦掌腿法的奥妙了。

第六字，式。八卦掌的三式就是单换掌、双换掌、吸式掌。三式虽然简单，但却是八卦掌的基本功，如同形意的五行拳，太极推手中的绷、捋、挤、按一样。千变万化从基础而生，练好这三个式子对以后众多的式子将起到不可估量的作用。

第七字，步。八卦掌的三步是指练习时脚在空间行进的路线与脚的形状。

鸵形步——后脚向前迈步时脚掌平起，落下时平落，全脚掌着地，五趾抓地。

鸡形步——后脚向前迈步时，脚跟可以抬起，脚掌蹬力，落下时平落，全脚掌着地，五趾抓地。

鸵形步和鸡形步的脚高不过踝，低不擦地犹如泥中行走一般。

鹤形步——起脚时脚掌平起，过身体时向上提起与嘴平，然后从嘴向前平蹬起弧线下落，落地时全脚掌着地。

第八字，序。

1. 三节之序

（1）三肢三节：①足为梢节、扎根要稳；②膝为中节，活如车轮；③胯为根节，阴阳应变。

（2）上肢三节：①手为梢节，缠截勾挑；②肘为中节，掩拔顶退；③膀为根节，阴阳高低。

（3）躯干三节：①胸为梢节，收放涵容；②心为中节，坦荡中正；③丹田为根节，凝气含神。

（4）全身三节：①头为梢节，向上艮顶；②腰为中节，力量中枢；③腿为下节，进退抽搐。

人一身均有三节之说，总离不开起、随、催三个字。也就是梢节起，中节随，根节催，好似海浪，后浪推前浪。

2. 四梢之序

（1）舌为肉梢，属脾，脾醒舌灵。

（2）牙为骨梢，属肾，化精填骨。

（3）毛孔，盖发为血梢，属心，心怒气生。

（4）手、脚趾甲为筋梢，属肝，肝动火焰威。

此四梢有一动而牵动常态，四梢齐则内劲出，好似增加千斤之力。

3. 六合之序

内三合：①心与意合；②意与气合；③气与力合。

外三合：①手与足合；②肘与膝合；③肩与胯合。

内外如一称其为六合，一处动无处不动，一处合无处不合，连贯如一。

4. 身法之序

身法有8字，起落进退，返侧收纵。起为横，落为顺。进步低，退步高，返身顾右。侧身顾左，收敛为伏猫，纵出如猛虎。在一般情况下以中平为宜。身法之妙在于三节之法相贯，不可忽略。

5. 步法之序

步法有 7 种：寸步、垫步、过步、快步、剪步、转步、（摆步）、丁步（扣步、顺步）。

人在面前使寸步，二三尺远使垫步，四五尺远使过步，六七尺远用快步，前后有人使转步，闪躲转身用寸步。所说快步，是前脚起带后脚平飞而去，并非跳跃而往，如马之奔腾。此法最难练，只有长期练习才能练成。

6. 手足法之序

手法就是单手、双手的手法。手起如鹞子钻林，须束翅束身而起，手落如燕子抄水。单手起钻时身往上翻，长身而落。双手起时两手同时起，起如举鼎，落如分砖，似直非直，似曲非曲，时常护住心口，发手从阴而起，其势如虎扑人，其落如鹰捉物，所说足法就是翻落钻，忌踢、宜踩，起脚望膝不过膝，起膝望腹不过腹，脚打膝也打，其形上翻如起手撩阴，落则如石子钻水，其忌踢足脚踢浑身是空，其宜踩是如虎行无声，行龙莫测。

7. 上法、进法之序

上法、进法是指起步抢上，进步采打，其方法有 6 字：上、顺、勇、直、狠、疾。上是巧妙的上，顺是自然而不顶，勇是果断坚决，直是最短距离，但是动作要准，疾是心一想而动作出，使对方难以招架。

8. 顾法、截法之序

顾法是自己的身体去时，用手肘管住对方的半个身体使之不能移动。所说截法是截手、截身、截脚。截手是彼先动然后截之，截身是彼未动而截之，截脚是彼刚动而截之。

9. 三性调养法三序

（1）眼为见性。

（2）身为灵性。

（3）心为勇性。

眼为见性循环，耳为灵性常照应，心为勇性常警惕。

10. 内动拳象之序

内实精神外似安逸，行如龙，动如虎，步如猴、气如神、敏捷如兔，纵横往来，追形随影，目不及瞬。

心与眼合多一明，心与耳合多一灵，心与鼻合多一力，心与舌合多一精，一事精百事通，五行四梢要分明。

贺老认为，八卦掌各门派应加强团结，克服门户之见，克服名利思想，互相尊重，加强交流。不要一门心思在谁是正宗，谁是真传，谁的功夫高上浪费时间。事物在发展，老前辈们就是一师之徒也练得不完全一样，有的是师徒问题，有的是自己发展了。关于功夫，现在的人没法和过去的人比。那时候的功夫直接关系到生存、荣辱。现在时代不同了，不存在这个问题了。再说谁的功夫高也不是常胜将军，况且人外有人天外有天，要谦虚谨慎，多看别人的长处，不夜郎自大，不自以为是，武术界的风气正了，武术事业才能健康发展。

习武者应该努力学医，不但学中医还要学西医，才能使武术与时俱进，跟上社会科学化、现代化的脚步，使武术健身价值、抗暴价值等，进一步得到提高。从事医学工作的，特别是中医、针灸、正骨大夫都应习练武术研究武术，不但可以健身强体，还可以提高疗效。古往今来不少武术爱好者都喜欢研究针灸穴位，脏腑骨骼、偏方验方，不少武术家同时是医生，不少医生也同时是武术家，这充分说明中国武术与医学特别是中医学的血肉联系，如果我们努力把武术和医学或把医学与武术有机地结合起来，让它形成并蒂莲花，同放异彩，我们的武术水平和医疗效果就会大幅度提高，更上一个台阶。

练习八卦掌对从事针灸者尤有帮助。通过多年坚持练八卦掌，会觉得内气充足，在扎针的时候，体内有一股巨大的能量，通过银针能直达患者的病灶，疗效极佳。

八卦掌打人，是以心行意，以意导气，以气运身，以身发力，针灸治病也是如此，以心行意，以意导气，以气运针，以针通经。

八卦掌是抗暴的，针灸是治病的。两者原理一样，都是以阴阳、五行、八卦之理作为指导，方法也是一样的，都是先在心，后在身，意气为君，身、针为臣，把自己的善意（治病）或恶意（伤人）以气（极微小的物质流）的形式通过针或身（头、肩、肘、手、胯、膝、足）灌注到对方的穴位经络或要害部位，达到治病健身或抗暴之目的。所以明医理，有益于武，明武理有益于医。他数十年如一日穷究医理精研武道，把精妙的医术和深奥的八卦掌原理、拳法、内功有机地结合起来，铸就神针妙法，治愈了无数的国内外患者。

这样的病例太多了。他曾举过这样例子："一个患阑尾炎的病人，疼痛难忍，我的学生给这位患者在阑尾穴上扎了一针，穴位不错，手法也对，深浅也适宜，但就是止不住痛。我过去稍加捻动，那位患者就舒展了眉头，不一会就睡着了。这就是内气的作用，特别是从八卦掌练出的内气，是混元螺旋的，治病健身和打人的威力都很大。"

诊余漫话

他认为扎火针运用内气："扎火针更需要内气，我扎火针是在离患者皮肤一定距离的地方，是用内气把针催进去的。速度快，患者没有痛感，气、火、针三者同时冲击病灶，所以比一般针灸效果更好，很多疑难杂证，危重病人，百药不效，通过我的火针疗法，三通疗法，大都取得了满意的疗效。"

曾有采访者要求他表演用内气远距离催扎火针的技术，他欣然应允，叫助手取来针具和有关用品，让采访者的学生躺在床上，说："你甭害怕，不会有痛感。"说着只见用酒精棉球把针烧红，在距三里穴一尺远的地方，手腕轻轻一抖，火针就像流星一样飞快而准确地进入了足三里穴，被扎针者舒了一口气，说"真的一点不疼"。采访者也要求体验一下，趴在床上，把腿肚子亮出来，"好了，扎完了，起来吧"，没有感到疼痛，针刺就已完成。

将武术气功运用于针灸学之中，是中国针灸有史以来的一大亮点。他与近代"魔针"黄石屏大师，都是闻名遐迩的大武术家、大气功师。针灸专业对医生的内功和指力有特殊要求。《素问·宝命全形论》云："针有悬布天下者五……一曰治神，二曰知养身……"

清代周树冬在《金针梅花诗钞》中言："养身者却病强身也，以不病之身方可治有病之人。"修炼工夫，强身健体是合格针灸师必须做到的。结合了气功与武术的针法之所以能更加快速明显地取效，就在于其较之一般针法更具振动荡击力，作用于人体的经络气血，更能迅速激发人体的自然潜能和免疫能力。

贺老常说："搞针灸不练气功，等于医生白费劲，病人白受苦。"所以练针的同时，还要锻炼身体，练好气功，所谓"练针须练气"，练功会使真气充盈，经络通畅，进针、行针时可通过丹田之气的蓄积，升提上达臂、肘、腕、指，把力与气运输到指尖，做到气随针走，针随手入，也更能得心应手地控制驾驭经气，"刺之要，气至而有效"，所以可以提高临床治疗效果。可见加强我们针灸医师自身"内功"的修炼是非常必要的。

如上所述，他得八卦掌第八代传人曹钟升真传，并坚持修炼气功，融针灸与气功于一炉，总结出"针灸气功修炼法"，使中国古老的气功与针灸相得益彰。他一直呼吁针灸者要加强内功的修炼，针灸医生指功不可不练，而坐功又不可不行。

初行功时，应谨守规矩，调息坐功时，正其心身，巍然竖直，胸硬腰挺，不可佝偻，左腿抱右腿，两手翻置于膝上，眼观鼻，鼻观心，徐事吐纳，由浅入深。先徐徐将胸中之浊气吐出，再吸入新鲜空气，初其微细，采天地之灵秀，取日月之精华，吐胸中之恶浊，纳自然界之清气。每吸一口全部由精神吸入，由胸中经过然后纳入丹田，丹田即气海，在脐之下小腹之上。初练时气随入随出，不能收留，坚持打坐终能存于丹田，气满而道成。行针术者以有形的练习之力，加无形调息之气，用于针刺则能事半功倍。

巨刺、缪刺

这是一种左病取右，右病取左，左右交替取穴施术的方法，这

244
贺普仁

种方法早在《内经》中即有记载，《素问·调经论》云："身形有病，九候莫病，则缪刺之痛在于左而右脉病者，巨刺之。"《素问·缪刺论》指出："邪客于经，左盛则右病，右盛则左病，亦有移易者。左痛未已，而右脉先病，如此者，必巨刺之，必中其经，非络脉也。故络脉者，其痛与经脉缪处，故命曰缪刺。"《素问·调经论》云："缪刺者，刺络脉，左痛刺右，右痛刺左。"也就是说深刺经脉为巨刺，浅刺络脉为缪刺。"巨"与"距"相通，"缪"通"谬"，与"误"意同，其意是所取穴与病位的距离远隔，看似有谬误，故称巨刺、缪刺。

临床上常用缪刺法止痛，病例很多。曾治疗一位 34 岁男性患者，2 天前左脚不慎扭伤，外踝下疼痛，但局部无红肿，行走时疼痛加重，走路困难，纳眠可，二便调。治疗时针刺右侧相应阿是穴。共针两次，疼痛消失。有一位姓柯的男病人，31 岁。因右下肢发沉伴疼痛半天就诊。半天前突然出现右下肢腹股沟处疼痛，伴发沉，影响行走。诊断为气血不通之痹证。取阿是穴治疗，效果不明显，后加取左侧缪刺而速愈。

缪刺法治疗周围神经损伤除用于止痛外，在治疗一些周围神经损伤方面，缪刺法也具有明显的疗效。例如有一位 8 岁男孩，因"左足下垂"半个月就诊，于半月前在家上厕所时摔到，后出现左足背屈不能，行走时不灵活，左足拖地、力弱，在积水潭医院作腰椎及左足 X 片未见异常，在儿童医院作头颅核磁共振正常，在河北省职工医学院作肌电图示左腓神经呈周围神经异常，未予特殊治疗。舌淡苔白脉细。"治痿独取阳明"，此患者属阳明经病变，巧妙地运用缪刺法，针取健侧阳明经穴：足三里、条口、上巨虚、下巨虚、解溪等穴，共治疗十余次，症状明显减轻，行走亦灵活自如，临床痊愈。腓神经损伤多见于外伤，其典型症状为垂足。病人不能伸足、提足、扬趾及伸足外翻，足呈内翻状，行走时足不能举起，足尖下垂。中医认为此病属于经络筋脉损伤病证。从经脉循行看，腓神经分布与足阳明胃经循行路线极为接近。此病多为阳明经病变，阳明多气多血，气血运行不畅或气血不足，筋脉失于濡养，均可出现上

诊余
漫话

述症状。针取阳明经穴，即可补益气血，又可疏通经络。周围神经损伤者，直接针刺局部，不利于受损神经的恢复。缪刺法亦可治疗三叉神经痛，既避免了对患侧的不良刺激，而且有较好的止痛效果。

在巨刺、缪刺的理论基础上，有的医生提出了"同经相应取穴法"、"同部位相应点针灸法"等。以后者为例，取与患处功能形态相对称之处针刺，上下、左右交叉取穴。如右腕关节外踝部位病变，取左外踝关节的相应点治疗。这种疗法对以麻木、疼痛、偏瘫等四肢疾患有较好疗效，如腱鞘炎、风湿性关节炎、挫伤引起的四肢肿痛等。从传统医学考虑，此方法符合阴阳对称的原则，可调节平衡，也顺应了现代医学的全息理论。

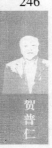
贺普仁

拔　罐

拔罐，古称角法，最早是以牛角制作。它是利用燃烧的热力，排除罐中的空气，产生负压，使之吸附于皮肤，造成被拔部位的皮肤瘀血，而达到治疗疾病的目的。

马王堆汉墓出土的帛书《五十二病方》首次记载了拔罐法，晋代葛洪《肘后备急方》中首提"角法"，是用于治疗疮疡肿毒，唐代王焘在《外台秘要》中有具体描述。后经历代医家的发展，适应证逐渐扩大，不仅局限于外科，清代吴师机《理瀹骈文》中将其用于风疾和黄疸。清代赵学敏的《本草纲目拾遗》用此法治疗风寒、眩晕、风痹、腹痛等，并详细论述了工具制造、穴位、操作过程，如："小纸烧渐焰，投入罐中，即将罐合于患处……罐得火气合于肉，即牢不可脱，需待其自落。患者但觉有一股暖气，从毛孔透入，少倾火力尽则自落。肉上起红晕，罐中有水气出，风寒尽出，不必服药。"

罐子的种类有竹罐，陶罐，玻璃罐，抽气罐，铜、铁罐等，铜、铁等金属罐虽不易破碎，但容易烫伤病人皮肤，目前已很少应用。

拔罐的方法有火罐法、水罐法、抽气罐（现在也有用橡胶罐）等。拔罐的形式有：单罐、多罐、闪罐、留罐、推罐。拔罐法使皮肤因被吸拔而隆起，局部充血，毛细血管扩张，汗毛孔打开，腠理开泄，使体内病邪从皮毛孔吸出体外，并因其温热的作用，得以驱散寒邪，振奋阳气，从而达到扶正祛邪、调节脏腑、治疗疾病的目的。

拔罐后遗留的罐斑可作为辨证分析的参考，如罐斑色紫深，提示瘀血内蕴。色泽黑紫，有触痛，表示热毒瘀结。罐斑微痒，或有皮纹为风邪侵袭。罐斑无皮色变化或色淡，多属虚寒证。放血拔罐后，血色红为热，血色青为寒。如罐斑显水肿、水气状或易起水泡，多提示湿邪较重。

拔罐的适应范围非常广泛，可用于各种急慢性疼痛及神经麻痹、脏腑功能紊乱等多种疾病。贺老在临床上多用放血拔罐法，放血拔罐是用针具刺破人体特定的穴位或部位，放出少量血液，再施以拔罐，以拔出更多的血液的一种方法。背部放血拔罐可以调理脏腑，贺老在皮肤病的治疗中常用此法，运用于局部则可以治疗痛、麻木等。

灸 法

贺老在临床中常应用灸法，曾著有《灸具灸法》一书。三通法中"温通法"就包含了灸法的内容。我国最早的针灸经络学文献是1973年马王堆汉墓出土的《足臂十一脉灸经》、《阴阳十一脉灸经》，其中记载了经络的循行路线、证候和灸法，可见灸法在两千年前就已得到应用，目前尚未发现那个时期关于针法的记载。《汉书·艺文志》中总结了我国古代的治病方法为"箴、石、汤、火"，"火"即包括现在的灸法。灸法在历史上曾列于箴、石、汤三法之前，治疗以灸为主，以针为辅。唐代已有专职的"灸师"，此时灸法已发展为一门独立学科。王焘在《外台秘要》中云："其针法古来以为深奥，令人卒不可解"、"针能杀生人，不能起死人，若录之，恐加性命，今不录针法，唯取灸经"，当然其所言过于绝对，但至少说明了作者对灸法的重视和灸法所具有的独特疗效。

灸法在古代曾是帝王、诸侯、将相治病诸法中的上乘之选。《宋史》中有这样的记载：宋代太宗皇帝病笃，针、汤未效，兄太祖赵匡胤亲手为其施灸，太宗觉痛，太祖则取艾自灼亲验，被后世传为美谈。

最早的施灸材料为树枝，现在仍有把桑枝、桃枝作为材料的。艾叶是最主要的施灸材料。其实灸法的材料还有很多，比如容易点燃生热的灯心草、麻叶，具有芳香或刺激性的白芥子、麝香、斑蝥等都可作为灸料。《医宗金鉴》中记载了"阳燧灸"，由蟾蜍、朱砂、川乌、草乌等药物，和硫黄熔化在一起制成药锭，将药锭置于穴位上施灸，这种方法属药锭灸，因具体的药物组成不同，而具有不同的功效。

艾灸分为艾条灸和艾炷灸，艾炷灸中分为直接灸和间接灸，直接灸中又以有无瘢痕而分类。瘢痕灸因其烧灼疼痛、容易感染而不被患者接受，影响了这种方法的使用范围，但这种疗法对一些顽疾确有疗效。历代医家也探索出很多止痛方法，如《寿世保元》提出指压麻醉法，《扁鹊心书》采用内服睡圣散全身麻醉法，《古今医鉴》则应用了局部麻醉法："用药制过纸擦之，使皮肉麻木。"现在有人采用普鲁卡因麻醉法，取得了不错的效果。

间接灸的间隔物除姜、蒜、盐等，还有很多，如寒食内积而腹痛时可用巴豆，小便不通时可用甘遂，跌扑扭伤所致的伤筋积血可用川椒，患疮疡时可用蚯蚓等。将这些材料捣碎，用水调治，捏成饼状，置于穴位上，在其上施灸。面部痤疮、头面部疖肿时，还可采用隔牛奶灸，即将牛乳湿润纸作为间隔物，取鲜牛奶30ml，将一张黄棉纸浸泡在牛奶里，5分钟后将纸取出，折成数层剪成5分硬币样，厚约2mm，上以中艾炷施灸，每穴每次灸3～5壮。

还有一种隔物灸，是将艾条点燃后在所灸部位上悬起，于施灸穴位上覆盖某种物品而施灸，随覆盖物不同而有不同的适应证，如隔胡桃壳眼镜灸对白内障、青光眼、结膜炎、近视、斜视、眼肌麻痹等有很好效果。取浸泡过药物的胡桃空壳扣放在患侧空眼镜框架上，取艾条插于镜架的细铁丝上，距胡桃壳2cm，点燃艾条两端，将镜架戴于患眼上施灸，每次15~20分钟，10次为1疗程。掌握要领后，患者可在家自灸。

古时有多种实施灸法的器械，最古老的灸器是用某些物品兼而用之的，如瓦甑、铜钱都曾作为灸器。贺老常用温盒灸，即是用一种特制的盒型木制灸具，内装艾条而施灸的方法，可按施灸部位要求而制成大、中、小不同规格，呈长方形，下部安置一块铁纱窗，以装艾条，上面制作一个可随时取下的盖。这种方法使用方便，能够较长时间地连续给患者以舒适的温热刺激，适应证非常广泛，对小儿及畏惧刺灸的患者尤为适宜。

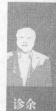

临床上面瘫患者非常多见，多数医生采用针刺治疗，其实苇管灸可以取得很好疗效。这是以苇管或竹管作为灸器，向耳内施灸的方法。早在唐代的《备急千金要方》中就有记载："卒中风口㖞，以苇管成五寸，以一头刺耳孔中，四畔以面密塞，勿令泄气，一头内大豆一颗，并艾烧之令燃，灸七壮差。"目前常用的方法是取半个花生米大小的一撮细艾绒，置于苇管器半个鸭嘴形处，点燃后用胶布封闭苇管器内端插入耳道内施灸，以耳部有温热的感觉为宜。

宋代外科专书《卫济宝书》记载了一种特别姿势的施灸法骑竹马灸，对无名肿毒、发背、脑疽、四肢下部痈毒等有很好效果。其后多书均有所载。骑竹马是奇穴名，位于背部，以患者手中指尖至肘横纹中点为长度，自尾骨尖向上直量，其近端两旁各一中指同身寸处是穴。因传承不同，各医家所记载的穴位定位也略有出入。古时施灸时，令患者骑在置于两桌之上的粗竹杠上，两脚悬空，两手持物，所谓"骑竹马"，令其平直腰背，双侧施灸。今人为求简便平稳，改良为凳马，制一条长板凳，将凳面刨成半圆形，在凳的一端，装一丁字架，当成扶手，施灸时让患者骑其上。

灸法的适应证非常广泛，一直遵循《内经》"寒者热之"、"陷下则灸之"等原则应用，但不少医生对"陷下则灸之"的理解并不深入。"盛则泻之，虚则补之，热则疾之，寒则留之，陷下则灸之，不盛不虚，以经取之"，这条针灸治疗法则从古至今一直指导着临床实践。它源于《灵枢·经脉》，后世医家精辟地注解了经文，对其中蕴涵的基本理论并无争议，但对于"陷下则灸之"的"陷下"，理解则有所出入。主要有阳气暴脱、气虚下陷、阳气下陷等几种不同观点：

中医学院函授教材《针灸学》认为"陷下则灸之"是指"针对脏腑之气虚弱，失去固摄之权，如阳气暴脱，汗出不止，肢冷脉微，气息奄奄，以及脱肛、子宫下垂等病，其治疗当用艾灸，以升举下陷之气，扶阳固脱"。新世纪全国高等中医药院校规划教材《针灸学》认为是气虚下陷，书中写到："当气虚出现陷下证候时，应用温灸方法可较好地起到温补阳气、升提举陷的目的，如子宫脱垂灸百会、气海、关元等。"一些古籍中认为是指阳气下陷，《医学纲目》曰："陷下则灸之者，天地间无他，唯阴与阳二气而已，阳在外在上，阴在内在下。今言陷下者，阳气下陷入阴血之中，是阴反居其上而复其阳，脉证俱见寒在外者，则灸之。"

以上所指的"中气"、"阳气"，不论因不足而"下陷"，还是"暴脱"，并不与灸法的适应证相悖，对临床也不乏指导意义，但已与经文原义相去甚远。根据《内经》前后文的连贯性及对当时医学诊疗发展的认识，"陷下"的主体应为"脉"，并非指中气、阳气等。《禁服》云："陷下则徒灸之，陷下者，脉血结于中，中有著血，血寒故宜灸之。"《太素》注曰："陷下不见，是中寒，故需灸之。"《类经》注曰："脉陷下者，以寒气著于血，而血为滞，故宜灸之。"从原文和注解中进一步证明了"陷下"的主体应是"脉"，因病性为寒，即寒邪内蕴，血脉凝滞，故"脉陷下"，此时应以灸法散寒温经。

此处的脉应指络脉，《灵枢·经脉》曰："经脉十二者，伏行分肉之间，深而不见……诸脉之浮而常见者，皆络脉也……经脉者，常不可见也，气虚实也以气口知之，脉之见者皆络脉也。"此篇中还言："凡诊络脉，脉色青则寒且痛，赤则有热。"详尽地描述了经、络的区别和诊察络脉的方法以及"不坚则陷且空"等诊脉表现，可见这种诊脉方法古已有之，陷下是指络脉而言。持此观点反观《禁服》前后文和"谓其诸脉血气不满"等注解，则豁然开朗。王冰认为"经脉行气，络脉受血"，杨上善所注"血脉者，络脉也"，也佐证了此说。再以《素问·举痛论》为例："帝曰：扪而可得奈何？岐伯曰：视其主病之脉，坚而血及陷下者，皆可扪而得之。"这里"陷下"与"坚而血"相对应，如理解为络脉之陷下则文理通顺。

灸法临床多用于治疗虚寒性疾病，对于一些痼疾顽证，灸法有不可替代的疗效，明代医家龚居中云："年深痼疾，非药力能除，必借火力以攻拔之"，他认为"火有拔山之力"。灸法还是重要的救急手段，《肘后备急方》中这样记载："救卒死，或先病痛，或常居寝卧，奄然而绝，皆上中死。救之方，灸其唇下宛宛中，承浆穴十壮，大效矣。"还记载了"五尸者"的灸治方法。宋代闻人耆年编著的《备急灸法》中曰："凡仓促救人者，唯艾灼收第一。"

一般认为，热证忌灸，这个观点起源于张仲景，提起仲景的《伤寒论》，有必要在此赘述几句。它对中医学的贡献是多方面的，不仅仅是一部方剂学著作，也蕴涵了大量的针灸学内容。其中论述灸法的条文有限，却反映出丰富的学术思想。现将其关于灸法的论述小结如下。

急证用灸：343条论述厥阴病阴盛亡阳之死证："伤寒六七日，脉微，手足厥冷，烦躁，灸厥阴，厥不还者，死。"阳虚四肢失于温煦，故脉微，手足厥冷，阴盛阳微，阴寒迫阳而见烦躁之症，当用大艾炷重灸足厥阴才能回阳救逆，可取肝经井穴、荥穴、原穴大敦、行间、太冲，配合章门、关元、气海等穴。362条曰："下利，手足厥冷，无脉者，灸之。不温，若脉不还，反微喘者，死。"真阳衰微，温煦无权，气血不充则出现下利，手足厥冷，无脉，宜急用灸法回阳。若灸后阳气来复，手足转温，则是阳气尚存，生机尚在，是疾病好转的征兆。如肢体不温，脉不来复，出现微喘，则是肾不纳气，阳气衰竭，已无力回天。此两条均是阳不胜阴，阳微欲绝的厥阴之证，厥阴病变多由他经病变传变而来，是伤寒六经辨证的最后阶段，亦属正邪相争的危重阶段。

三阴宜灸：伤寒六经辨证中，三阴证多为里虚寒证，而书中记载宜灸病证的条文仅6条，其中3条用于三阴证。304条："少阴病，得之一二日，口中和，其背恶寒者，当灸之，附子汤主之。"病至少阴，属伤寒六经传变的后期阶段，此时正气不足，虚寒内生，无郁热内蕴，故口中和，这是辨别表里寒热的要点之一，说明里无热象。背为阳之府，又为督脉与太阳经脉所过之处，少阴阳虚，温煦失司，则背恶寒，以灸法、附子汤振奋阳气，消阴扶正。关于具体穴位，常器之云："当灸膈俞、关元"，还可灸大椎、气海等穴。少阴病最后一条325条："少阴病，下利，脉微涩，呕而汗出，必数更衣，反少者，当温其上，灸之。"少阴虚寒而下利，阳虚气陷则脉微涩，阴寒之气上逆出现呕吐，卫阳不能固表而汗出，下利过多必伤津血，故虽大便频繁，而量反少。虚寒下利日久，势必造成阳气下陷，阴液枯涸，然有形之阴液不能速生，而无形之阳气则必须先顾，因此"当温其上，灸之"以温阳消阴。方有执曰："上，谓顶，百会是也，灸，升举其阳，以调养夫阴也。"少阴病篇以灸法结尾，进一步了说明少阴病当温的原则。

以热治热：117条："烧针令其发汗，针处被寒，核起而赤者，必发奔豚，气从上腹上冲心者，灸其核上各一壮，与桂枝加桂汤，更加桂枝二两也。"烧针即火针，以此法令病人发汗，汗出而腠理开泄，若外寒此时从针孔侵入，则寒邪闭于内，郁而化热，出现"核起而赤"。《医宗金鉴》曰："针处宜避寒，若不谨慎，外被寒袭，火郁脉中，血不流行，必结肿核赤起矣。"奔豚的原因为阴虚阳乘，寒气乘虚上犯心胸。治疗以艾灸病变部位，壮阳气，散寒邪，再服桂枝加桂汤扶心阳，降冲逆。"核起而赤"，即局部肿胀发红，为现代医学中的炎症表现，如不予追查"针处被寒"的病因，迷惑于表象，则会拘泥于热证表现而弃灸不用，贻误病情。292条："少阴病，吐利，手足不逆冷，反发热者，不死，脉不至者，灸少阴七壮。"少阴病吐利属虚寒之证，"手足不逆冷，反发热"是指证虽虚寒，但阳气已来复，而非阴盛格阳，虚阳外越"脉不至"是因吐利，阳气不足，脉一时不能接续，而非阴阳将绝，真气不续，所以"不死"。此处虽有"发热"，而仍用灸法，是助少阴之阳气，通阳温经，阳回阴消，则热可退，脉复至。正如方有执在《伤寒论条辨》中所云："灸之者，以其有可生之道，所以通其经以遂其生也。"这也符合《素问》"治病求本"、"从者反治"的治疗原则。

强调禁忌：仲景认为："微数之脉，慎不可灸，因火为邪，则为烦逆，追虚逐实，血散脉中，火气虽微，内攻有力，焦筋伤骨，血难复也。"微数之脉，即数而无力之脉，其原因是内热盛或阴血虚，误用则灸火反成致病之邪，使阴血更虚，筋骨失荣而焦枯，火热愈焚，血散脉中而不复，使虚者愈虚，实者愈实，故言慎灸。113 条："形作伤寒，其脉不弦紧而弱，弱者必渴。被火，必谵语。弱者发热脉浮，解之当汗出愈。"指出阴虚发热禁灸。115 条："脉浮热甚，而反灸之，此为实。实以虚治，因火而动，必咽燥咳血。"说明脉浮误灸后的变证及危害。110～119 条，皆论误火变证，涉及火法的禁忌证及误火后的临床表现、病理变化和转归预后，并对多种火逆证提出了解救方案。火疗之法除灸外，还包括熨、熏、烧针、温针，用之不当，则可导致亡阳、耗气、伤阴动血之变。如胃中津伤，化燥成实阳热上郁，下寒成痹心阳受损，烦躁惊狂心火虚衰，寒邪上逆以及火邪上伤阳络之吐衄，下伤阴络之便血，内伤血脉之血气流溢、其身发黄等诸变证，说明温热之邪具有伤人易出现神志病证及伤阴动血的特征。

仲景用大量篇幅描述火法变证和禁忌，这是后世"热证忌灸"观点的起源，但这一理论的提出是有其特定的历史背景的，当时火法盛行，甚至出现滥用，仲景针砭时弊，是为了强调顾护津液的重要性，并不能说明其排斥火法，尤其是灸法。灸法只是火法之一，书中不宜灸的病证 2 条（115、116），而不宜加燔针、温针者 7 条（16、29、117、118、119、153、221）。正如前文已提到的，仲景本人也曾用灸法治疗"核起而赤"、"反发热"等有热象表现的病证。

《伤寒论》中论述了适应证、禁忌证等，关于灸法的具体应用、操作方法，论述则较为笼统，取穴涉及阿是穴和循经取穴，但缺乏具体穴位、治疗次数、补泻手法及材料、步骤等记载。为了更加深入地挖掘《伤寒论》所蕴涵的灸法精髓，完善针灸理论，使之更好地服务于临床，尚有很多内容值得我们进一步探讨。

热证确实禁灸吗？关于灸法的适应证，《灵枢》曰："陷下则灸之"，"经陷下者，火自当之"，"阴阳不足，火自当之"，"血寒，故宜灸之"，这就为灸法治疗虚寒证奠定了理论基础。《内经》虽无明确的灸法关于治疗实证、热证的记载，但其中云："气盛则泻之……以火泻之，疾吹其火，传其艾，须其火灭也。"这可以作为临床施行灸术泻法的理论依据，也说明灸法已用于实热证的治疗。《素问·至真要大论》提到"逆者正治，从者反治"，即以寒治寒，以热治热，从其气而达之，就是所谓的反治与从治，"热证用灸"即符合这一治疗原则。

后世医家在《内经》的基础上进行了发挥，如《备急千金要方》中对实热证一概不避用灸法，如治疗痈疽、脏腑实热、狂证等，对于阴虚内热者，他主张施灸，如"消渴，口干不可忍者，灸小肠俞百壮，横三间寸灸之"，"虚热闭塞，灸第二十一椎，两边相去各一寸五分，随年壮"。《肘后备急方》等文献中，也有灸法能治热证，且运用于临床各科的记载。《西子明堂灸经》中有很多"热证用灸"的内容，如灸劳宫穴治"热病"，灸目窗穴主"诸阳之热"，灸大陵穴主"掌中热，头痛，身热如火"，灸足三里主"热病汗不出，喜呕，口苦壮热"等。

金代刘守真主张"热证用灸"。元代朱丹溪认为"火以畅达拔引热毒，此从治之法"、"大病虚脱，本是阴虚，用艾灸丹田者，所以补阳，阴生阳长故也"，他将灸法用于热证的作用，归纳为"泄引热下"、"散火祛痰"、"养阴清热"三方面。

《普济方》中云："治热病，先取涌泉及太阳井荥。"书中还记载了这样一则病例："病发热，肌肉消瘦，四肢困倦，嗜卧盗汗，大便溏薄，不思饮食……诊其脉浮数，按之无力，正应王叔和浮脉歌云：脏中积冷荣中热，欲得生精要补虚，先灸中脘乃胃之纪也。引清气上行肥腠理，又灸气海穴，乃生发元气，滋荣百脉，长养肌肉，又灸三里乃胃之合穴，亦助胃气。"

《医学入门》云："热者灸之，引郁热之气外发，火就燥之义也。"《针灸问对》亦云："虚者灸之，使火气以助元气也。实者灸之，使实邪随火气而发散也。寒者灸之，使其气复温也。热者灸之，火就燥之气也。"

《理瀹骈文》曰："夫热证可以用热者，一则得热则行也，一则以热能引热，使热外出也，即从治之法也。"《红炉点雪》云："灸法去病之功，难以枚举。凡寒热虚实，轻重远近，无所不宜。盖寒病得火而散者，犹烈日消冰，有寒随温解之意也。热病得火而解者，犹暑极反凉，犹火郁发之之意也……火有拔山之力，岂虚语哉。若病欲除其根，则一灸胜药力多哉。"可见"热证可灸"具有悠久的历史根源和理论基础。

灸法治疗肺结核阴虚火旺型，效果显著。曾有30例的治疗报道，有效率达93.3%。取尺泽、肺俞、膏肓俞、大椎、三阴交、太溪为主穴，采用艾条灸，每次每穴灸15分钟，以使皮肤潮红为度，每日1次，10次为1疗程，疗程间休息3日，艾灸大椎穴可治疗发热。

张某，男，25岁。发热、咳嗽、头痛3日，体温38℃~39℃，服抗感冒药及消炎药疗效不佳，体温38.9℃，舌红，苔薄白，脉浮数。采用艾灸大椎穴治疗，用艾炷如花生米大，连灸5壮，使灸感向头部扩布，使温热感向下传布，逐步扩向全胸。灸后患者感觉胸部舒畅，体温当即降至37.1℃，咳嗽及头痛明显减轻。再灸治1次，症状消失而愈。

贺老曾治疗过这样一位发热患者：于某，女，40岁。低热两月余。无明显诱因出现低热，午后和夜间为甚，腋下体温在37.2℃~37.6℃之间。曾入院检查2周，未发现发热原因。伴有面色晦暗，头晕乏力，自汗懒言，口干咽燥而不欲饮，食欲差，二便尚可。舌质淡暗，苔薄白，脉细涩。证属气虚血瘀之内伤发热。取底座直径约2cm的艾炷，置于膈俞、脾俞施灸，膈俞用泻法，脾俞用补法，各灸7壮。灸7日后，患者热退，诸症明显减轻，又灸5日以巩固疗效。半年后随访，低热未复发。

以上资料进一步说明灸法可以适用发热的急性传染病，不论是病毒还是细菌感染，以及一些慢性发热，虚热、实热均可采用艾灸疗法治疗。灸法对体弱者及慢性病的疗效容易理解，大量临床资料证明，对体强者及急性病患者来说，灸法也有很好疗效。凡属症状明显、发病急骤和病程不长者，灸效良好，尤其对于急性化脓性炎症，效果突出。曾有医者进行观察，对发热40℃以上的病例施以灸治，一般在灸完后或尚未灸完时，即可退热1℃或更多，患者自觉头目、四肢清凉，疼痛大减，思食思饮。3～4小时后，体温可略回升，连续灸治数次后方可巩固疗效，病情亦随之好转。以前，灸法治疗热证未得到充分证明，可能与灸量不足或取穴不当等因素有关，灸后体温略有回升，是机体反应性增强，抗病能力提高的良好表现，并非病势的进展或恶化。

灸法治疗热证，不是以火助热，而是通过灸火刺激穴位，振奋经气，祛邪外出，可以以热引热，使热外泻，有祛瘀解毒、消肿止痛之功，并可助气而补阳，使阳生而阴长。通过艾灸刺激体表而调节机体的功能状态，这种调节是双向良性的。即使单纯从现代物理疗法中的温热刺激来看待灸法的话，应用于实热证中也是可行的。实验研究证明，灸法可改善体温调节中枢的机能状态，激活免疫防御功能，有助于尽快消除各种有害致病因子，具有抑制细菌生长，具有抗炎、退热等多种作用。

综上所述，由来已久的"热证禁灸"的说法是欠妥当的，虽然并非所有热证都适合于灸法治疗，还需我们仔细辨证，谨慎选择，但"热证可灸"已被越来越多的临床工作者和研究者所证实，这必将扩大灸法适用范围，发挥灸法应有的作用，从而为患者提供最佳的治疗方法，更快更好地为患者解除病痛。

灸法是传统医学的重要组成部分，是中医宝库中的一颗明珠。我们应积极扭转目前"重针轻灸"的倾向，认真继承、发扬、普及和创新，使灸法拥有新的生命力，继续发挥更大的作用。

针灸与美容

　　针灸是我国五千年来中医大师们潜心研究的智慧结晶，那么针灸与美容的结合也是必然的。贺老早在十几年前就已经走出了一条成功之路，运用针刺、放血、拔罐等多种方法来美容，取得了满意疗效。他的不少学生早就开了美容院，成为富有、成功的老板，患者盈门。人的脸可谓是五脏六腑的窗口，脏腑失调，气血不畅就会脸色晦暗、萎黄、长斑、长疱等，还会出现性情急躁、心情郁闷、月经不调、失眠多梦、大便干燥等一些症状。西医认为与内分泌失调有关，也可能为亚健康状态，尚未形成器质性病变，所以即使到医院进行系统检查，也不一定能查出问题，但它给我们的工作、学习、生活带来不少麻烦和困扰，甚至可能成为家庭的不稳定因素。病在内脏，所以只在脸上涂涂抹抹，下表面工夫是不行的，只有内调外治，标本兼顾才是最根本的方法。

　　针灸不仅可以美容，还能治疗多种皮肤病。皮肤科疾病包括的病种很广，临床上来求助于针灸治疗的患者，大多已经经过了皮肤科、外科或者内科的治疗，由于效果不佳才来到针灸科，因此一般病程偏长，病情略重，治疗起来需要时间。但是从另一个方面也给治疗提供了信息，可以少走弯路。从治疗这类疾病的实践中可以看出，贺老治疗本病除了运用毫针刺法以外，更多的是运用火针和三棱针，这主要与皮肤病的病因病机有关。临床较为常见的病大致以湿疹、痤疮、黄褐斑、白癜风以及斑秃为主，从这些疾病的病因看虽有各自的特点，但不外乎风寒袭表、湿热内阻、肝郁气滞、脾胃失和、血虚内热、肝肾两虚以及气血不调等等，针对这些情况不失时机地选用温通法之火针以温通经脉，散寒燥湿。强通法之三棱针以活血化瘀，养血润肤，疏风清热，再配合运用微通法之毫针刺法，定能收到满意疗效。

针灸与减肥

现在由于人们生活水平的提高，在我国肥胖人数呈迅速上升的势头，所以接受减肥治疗的患者越来越多。

眼下很多城市的大街小巷，几乎随处可见针灸减肥门诊，为更好地让肥胖患者接受减肥治疗，以下就谈谈针灸减肥的一些情况。

针灸是我国传统医学宝库中的一枝奇葩，针灸减肥法是以中医学的经络学说为指导，以针灸有关穴位为治疗部位的一种手段，起到疏通经络、祛除痰浊、调畅气机的作用，从而消除过剩的脂肪，达到减肥健美的目的。针灸减肥操作简便、安全、可靠、患者痛苦小，因此很受肥胖患者欢迎。

贺普仁

针灸减肥的现代原理，大多数专家认为有以下几个方面：

肥胖症患者体内过氧化脂质高于正常值。通过针灸打通人体减肥要穴，调节脂质代谢过程，可以把人体中过氧化脂质含量下降，加速脂肪的新陈代谢。从而达到减肥的目的。

通过神经调节系统，可以使基础胃活动水平降低及餐后胃排空延迟，并可以抑制胃酸分泌过多，纠正异常食欲。此外，针灸所引起的神经递质释放发生的变化，达到不乏力，不饥饿的目的。另外针刺以后，胃的排空减慢，胃不空了，自然就有饱的感觉，就不想吃东西了。

在内分泌系统方面，肥胖症患者的内分泌紊乱发生率极高。因此，为什么生了小孩的妇女会发胖，并不是营养过剩，是生小孩后打破了她的内分泌平衡，引起发胖，女人到了45岁更年期时，内分泌紊乱同样引起发胖。内分泌紊乱既可以是肥胖发生的原因，也可以是肥胖症产生的结果。针灸通过调节"下丘脑垂体－肾上腺皮质"和"交感－肾上腺皮质"两个系统使内分泌紊乱得以纠正，并加速脂肪的新陈代谢，达到减肥的目的。

针灸减肥的方法一般包括：体针、耳穴、电针、火针、穴位埋线。患者可根据自身情况选择适合的治疗方法。

针灸减肥的注意事项：

针灸减肥对 12~60 岁的中青老年肥胖者效果较好。因为在这个年龄阶段人体发育比较成熟，各种功能也比较健全，通过针灸治疗，比较容易调整机体的各种代谢功能，促进脂肪分解，达到减肥降脂的效果。

针灸配合饮食效果更佳，配合控制饮食的原则是：不饿不吃，饿了再吃，吃青菜及瘦肉、蛋类，吃到饱了即可，不吃甜食及肥肉、土豆、藕、粉条等。针灸减肥还必须配合饮食及生活起居方面的调整，因为肥胖大多是生活习惯不合理造成，例如不爱运动、嗜睡、吃得过多等。

贵在坚持。针灸减肥过程是通过经络系统的调整作用，调动人体内在的调节功能，用自身的调节促进新陈代谢，达到平衡的过程。所以针灸减肥结束之后不会很快又发胖。针灸减肥也是一个渐进的过程。如果指望几针扎下去就能够变得身材窈窕，那也是不现实的。

中医针灸减肥不主张"饥饿疗法"，与众多减肥方法不同的是，在针灸减肥的过程中，不强调过分地控制饮食，特别不主张采取"饥饿疗法"。因为过分节食后，重则可能导致厌食症，造成消化器官功能障碍，产生严重后果，轻则造成人体代谢功能降低，而代谢功能降低是进一步致肥的潜在因素，一旦恢复正常饮食，患者会继续增胖，甚至可能比以前更胖。针灸减肥的最大优势也就在这里。

在减肥的过程中，同时还可治疗颈椎病、肩周炎、面部色斑、皮肤黑黄、青春痘、妇科病、高血脂、高血压、肠胃病、糖尿病、肩周炎、头昏头痛、睡眠差、更年期综合征。并且具有抗疲劳、抗衰老、提高免疫力、改善性功能等作用。

当然，中医针灸是一门高深的科学，无副作用，又可通过自身调理，达到身体强健的目的。

259

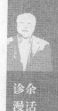

诊余
漫话

浅谈戒烟

　　吸烟有害健康是众所周知的常识，烟草中含有尼古丁、烟焦油、酸类等40余种有毒和直接致癌的化合物。但戒烟却并不容易，因为戒烟后会出现戒断症，即情绪烦躁、恶心、流涎、疲倦不舒、食欲减退等一系列瘾癖症状。针灸能够减轻戒断症，甚至可以戒烟，因为针灸可以通过中枢神经系统调节血中的内啡肽水平。

　　常用的戒烟穴位有百会、神门、戒烟穴。百会属督脉，神门是手少阴心经穴，戒烟穴在列缺和阳溪之间，是经外奇穴，又称"甜美穴"，有明显的戒烟作用，三穴共济安神除烦，调和阴阳之功。采用平补平泻法，间歇行针，15分钟后可起针，百会可延长留针时间，如能保护好，可留1～2日再起针。

　　有医生取"甜美穴"为主治疗61例戒烟者，总有效率达到85％。方法是用1.5寸毫针向上逆肺经的方向斜刺，行捻转泻法，产生酸、麻、胀、痛的感觉后接电针仪，留针30分钟，每日或隔日治疗1次，3次为1疗程。

　　用耳穴贴压的方法也可以戒烟，曾有医生观察了100例，有效率高于90％。常用的耳穴有肺、口、支气管、神门、皮质下、交感等，每次取穴3～5个，两耳同时贴，每日自行按压4～5次，每次约1～2分钟，5次为1疗程。

　　戒烟成功和巩固的关键是树立戒烟的信心，意志太过薄弱的人，戒烟效果不佳，戒烟意愿强烈者，则针灸效果较好。吸龄短、吸烟量少的人，多数可通过毅力和决心戒除这个不良嗜好。烟龄长、吸烟量大的人，如积极配合针灸治疗，也能达到戒烟目的。伴有其他疾病的以及情绪紧张的患者，不易取得效果。针灸治疗过程中，最关键的是在1～10天内，在想吸烟的时候可按压穴位，尽量坚持不吸烟，以后随着治疗次数的增加，想吸烟的念头就会逐渐减弱，以至最终戒断。为了巩固疗效，在戒断以后，应再增加数次治疗，这样则远期效果更好。

另外也应注意饮食配合，凡属烟瘾比较重的人，体液多呈酸性，如多食维生素 C 含量丰富的水果和蔬菜，少食肉类等肥甘厚味，使体液呈碱性，则戒烟效果更佳。

推拿禁忌

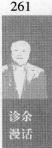

针灸、推拿常并称为"针推"，可见二者密切相连。贺老对推拿也有自己的体会，比如他重视推拿的禁忌。

我院针灸科病房目前住着一位 48 岁的女患者，四肢无力，行动迟缓，而引发的原因竟起于一次按摩。她经常伏案工作，自觉颈部发僵、疼痛而认为自己有颈椎病，就到一家小诊所接受推拿治疗，医生运用了扳法，没想到伴随"咔嚓"一声异响，李某四肢瞬间瘫痪，伴有大小便失禁等症，经磁共振检查，发现李某颈椎患有脊膜瘤，行手法后导致瘤体破裂，迅速到大医院行切除术，才得以缓解症状，恢复到勉强行走，但再也不能正常工作了。当然这是个特例，但也提示我们推拿是有禁忌的。

古代称推拿为按摩，是中国起源很早的一种治病防病的养生术，至今已有五千年的历史。推拿能够舒筋活血、舒气通络、活络关节、改善身体内外平衡，达到治疗和保健的目的。它不仅对骨伤科、内科、外科、妇科、儿科和五官科等各科的许多疾病有较好的治疗效果，更具有保健强身、预防疾病、祛病延年的作用，深受人们的喜爱。尽管推拿按摩被视为非常好的治疗、保健、强身手段，但也不是任何时候、什么病人都可以随意使用的，必须在中医基础理论的指导下辨证施治，要因时、因地、因人制宜。采用不同方向、不同力度，或推、或按、或拿、或摩等多种手法，作用于患者身体的不同部位，推拿手法运用不当，很容易对韧带和骨骼造成伤害，例如关节错位、韧带挫伤、皮下组织挫伤淤血。也有不少按摩者仅仅学会了按摩手法，而对经络、穴位、特定部位等传统医学理论和现代医学知识缺乏最起码的了解，以致常常酿成意外的发生。因此施行按摩前，一定要通过系统检查把可疑因素排除，要注意有些病是推拿禁忌证，有些病则在按摩时不能使用某些手法。

椎动脉型颈椎病病人，在没有详细的颈椎检查资料的前提下，轻易不要使用常见的颈椎旋转复位法和颈椎斜扳法，以免造成急性的颈动脉血流阻断而出现意外。脊髓型颈椎病者，一旦出现上下肢无力、大小便控制障碍的现象，万万不能使用任何颈部手法，应立即送医院进行手术。

如孕妇不宜接受推拿，尤其是孕妇的腰腹部和大腿内侧，更是不能施压。女性在经期慎用推拿。有精神疾病且又不能和医者合作的患者不宜进行。年老体弱、久病体虚、过度疲劳、因为身体太虚弱和疲劳时，接受推拿反而会消耗更多体力，不易恢复。过饥过饱、醉酒之后、严重心脏病及病情危重者禁用或慎用推拿。骨折初期也不适合推拿治疗，若是骨折造成扭筋，应该等到几个月后，确认骨折愈合了，才能进行推拿。

血液病患者，特别是血小板减少者，绝对不可以进行推拿，以免造成大面积出血，加重病情发展急性软组织损伤者，需要提前几天局部冷敷，禁止使用舒筋活血和涂酒推拿的手法，以防加重局部出血和渗出。重度高血压者，避免做易引起病人剧烈疼痛的推拿治疗，以免使血压急剧升高对恶性肿瘤病人不应给以推拿，以免增加肿瘤细胞转移的机会。各部位急性滑囊炎以及处在神经根炎性水肿期的腰椎间盘突出者均不宜接受推拿疗法。

此外，凡局部疼痛的病人，当属推拿疗法适应证者，在进行推拿前，一定要拍局部 X 光片，以排除如结核、肿瘤等骨质病理性改变。老年人如有局部疼痛，则应先确定是否患有骨质疏松，以免推拿时造成骨折。另如开放性的软组织损伤，某些感染性的运动器官病症，如骨结核、丹毒、骨髓炎、化脓性关节炎等，某些急性传染病，如肝炎、肺结核等，皮肤病变的局部，如烫伤与溃疡性皮炎的局部，也不宜接受推拿疗法。

刮痧禁忌

刮痧疗法也是作用于穴位、经络、皮部，和针灸的作用机制有相同之处。作为家庭常见的保健良方，刮痧疗法是利用刮痧板对体表反复施压，可帮助身体消除积聚的废物，对疼痛性疾病、感冒发热、亚健康状态、防病保健以及轻度脏腑功能失调有很好的疗效。对于严重的脏腑功能失调、骨关节明显变形等病症，刮痧也能起辅助治疗作用。方法虽好，但并非人人适用，刮痧也是有禁忌证的，以下情况则不宜刮痧。

有严重心脑血管疾病、肝肾功能不全、全身浮肿者。因为刮痧会使人皮下充血，促进血液循环，这会增加心肺、肝肾的负担，加重患者病情。凡危重病症，如急性传染病、重症心脏病、高血压、中风等，应立即送医院治疗，禁用本疗法。

孕妇的腹部、腰骶部禁用刮痧，否则会引起流产。孕妇及月经来潮期间勿施行刮痧。

凡体表有疖肿、破溃、疮痈、斑疹和不明原因包块处禁止刮痧，否则会导致创口的感染和扩散。

急性扭伤、创伤的疼痛部位或骨折部位禁止刮痧，因为刮痧会加重伤口处的出血。

接触性皮肤病传染者忌用刮痧，因为这会将疾病传染给他人。

有出血倾向者，如糖尿病晚期、严重贫血、白血病、再生障碍性贫血和血小板减少患者不要刮痧，因为这类患者在刮痧时所产生的皮下出血不易被吸收。

过度饥饱、过度疲劳、醉酒者不可接受重力、大面积刮痧，否则会引起虚脱。

眼睛、口唇、舌体、耳孔、鼻孔、乳头、肚脐等部位禁止刮痧，因为刮痧会使这些黏膜部位充血，而且不能康复。

精神病患者禁用刮痧法，因为刮痧会刺激这类患者发病。

病人身体瘦弱，皮肤失去弹力，或背部脊骨凸起者，最好不要刮痧，或不宜在背部刮痧。

刮痧前，应问清楚病人的病史，严格掌握适应证和禁忌证，对不宜刮痧者不可贸然行之。大家可以按照刮痧教材中各种病症的提示部位去刮拭，前提是明确疾病的诊断。在症状未得出明确诊断之前，采取刮痧疗法很可能贻误病情。特别是刮拭效果不明显时，要请医生诊断清楚，再刮痧治疗。重症、疑难病症应在医生指导下刮痧。如刮痧后，病情反而更加不适者，应立即送医院诊治。

刮痧时应避寒冷，尤其是冬季应注意保暖。夏季刮痧时，应回避风扇直吹刮痧部位。刮板边缘要光滑，没有破损，刮板及所刮部位皮肤要注意消毒。操作时手法要均匀一致，轻重适宜，补泻得当，并时时蘸植物油或水保持润滑，以免刮伤皮肤，引起感染。刮痧过程中，体位以患者舒适为准，边行术边询问其感觉情况，以便随时调整体位和改进施术的手法。

民间经常用刮痧来治疗实热病，所以刮痧给人以错觉，以为是一种"泻"的手法，因此很少为虚寒体质的人进行刮痧。事实上，刮痧也有"补"和"泻"之分。刮痧时用力大、速度快、动作幅度大为"泻"法，可以消暑去湿邪；相反用力轻、速度慢、动作幅度小为"补"法，刮至皮肤呈淡红即可，这样对体虚的人可起到强壮作用。低血压、低血糖、体质较虚弱和神经紧张特别怕痛的患者宜轻刮。小儿或体瘦者，因为皮肤柔嫩需特别注意轻刮，或隔着薄衣来刮。糖尿病患者皮肤抵抗力减低，血管脆性增加，不宜用泻刮法。下肢静脉曲张局部及下肢浮肿者，宜用补刮法或平刮法，从肢体远端向近端刮拭，以促进血液循环。由此可见要根据患者体质虚实而采取不同的刮痧方法，以免出现反效果。刮痧的条数多少，应视具体情况而定，一般每处刮2~4条，每条长约2~3寸即可。严格掌握每次刮痧只治疗一种病症的原则，不可连续大面积刮痧治疗，每次只治疗一种病症，每次治疗时刮拭时间不可过长，以保护正气。

前一次刮痧部位的痧斑未退之前，不宜在原处再次进行。再次刮痧时间需间隔 3～6 天，以皮肤上痧退为标准。刮痧后的调养也很重要，但每每为人所忽视，结果影响了疗效。

刮痧后应饮用一杯温开水（最好为淡糖盐水），并休息 15～20 分钟。30 分钟以内忌洗凉水澡。保持情绪平静，不宜发怒、烦躁或忧思焦虑。忌食生冷瓜果和油腻食品。

一旦出现头晕，面色苍白、心慌、出冷汗、四肢发冷，恶心欲吐或神昏仆倒症状，则属于"晕刮"现象，此时应迅速让患者平卧，饮用 1 杯温糖开水，并用刮痧板刮拭患者百会穴、人中穴、涌泉穴等穴位，必要时送往医院采取急救措施。

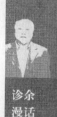

总之，刮痧疗法虽适应证广泛，但有严格的禁忌证和诸多注意事项，只有正确认识和运用刮痧疗法才能更好地发挥其治疗和保健作用。

针灸治痛

疼痛是人接受体内、外的刺激后而产生的一种感觉反应。中医理论认为"不通则痛"，气血运行障碍是各种致病因素导致的共同病理结果，是疼痛发生的病理基础。《素问·举痛论》中曰："寒气入经而稽迟，泣而不行，客于脉外则血少，客于脉中则气不通，故卒然而痛。"

贺普仁在前人的基础上进行了更进一步的探讨，在阐明气血运行障碍为什么会引起疼痛上有自己的见解。他认为疼痛是一种感觉机能，按照中医的理论，感觉属于神的活动，神由心所主，《灵枢·本神》中云："所以任物者谓之心。"所以疼痛也是气血运行传导至心而产生的感觉。中医还认为心主血脉，心与脉相通，心气将血液灌注脉通，周流全身后又将血液流回至心，故当气血运行障碍时，心必然会有所感受，心感受到了这种病理变化，则有疼痛的证候产生。所以《素问·至真要大论》中云："诸痛痒疮，皆属于心。"

针灸治疗疼痛可以通过 3 个途径来实现，阻断恶性循环。①病因治疗：纠正和消除使气血瘀滞，运行障碍的因素。②病机治疗：通经络、调气血，改善气血运行障碍。③症状治疗：移神宁心，阻断恶性循环。其中通经络、调气血是最关键的。

中医对疼痛早有认识，在《内经》时期，就已对疼痛有了比较全面的认识，并且抓住了疼痛的病机在于气血运行的障碍。对疼痛病因的认识偏重于寒邪，强调邪从外来，客于体内。到了明清时代，医家们对《内经》的片面性进行了一定的修正和补充，提出了疼痛的病因有外感六淫，内伤七情及跌痛，并且认为疼痛病机以虚实为纲，结合阴阳、气血进行分析。喻嘉言在《医门法律》中认为痛有虚实，应从多方面的症状和体征来鉴别虚实。

一、痛证的病因

1. 外感六淫

风邪伤人常可引起疼痛。如外感风邪除恶风、恶寒、鼻塞、流涕等症状外，常伴有头痛、项背强痛、骨节酸痛。《素问·骨空论》载有："风从外入，令人振寒，汗出头痛，身重恶寒。"指出了风邪袭表可出现疼痛症状。寒邪是引起疼痛最常见的原因。如临床上常见的胃脘痛，大多是由寒邪直入中焦导致胃肠气机阻滞而引起，当施以艾灸、火针以温中散寒的治疗后，其痛缓解。再如，少腹痛引睾丸之疝气痛，也是由寒邪客于肝经之脉所致。《素问·举痛论》云："寒气客于脉外则脉寒，脉寒则缩蜷，缩蜷则脉绌急，绌急则外引小络，故卒然而痛。"暑邪有阴暑、阳暑之分，无论阴暑阳暑，都有疼痛的症状。如张介宾在《景岳全书》中说："阴暑者……病为发热，头痛，无汗，恶寒，身形拘急，肢体酸疼等症"，"阳暑者……病为头痛烦躁，肌体大热……"湿邪亦是致痛的因素，如金·李东垣《脾胃论》云："如身有疼痛者，湿。"《素问·痹论》指出："风寒湿三气杂至，合而为痹也……湿气盛者为着痹。"燥邪伤人也可引起疼痛，如外感燥邪，除见口鼻干燥、咳嗽、少痰或无痰等症状外，还可有咽痛、头痛、胸痛等症状。火邪致痛也是极多见的，如外感热邪、客于上焦，出现咽喉肿痛。

2. 内伤七情

《素问·举痛论》曰："怒则气上，喜则气缓，悲则气消，恐则气下……惊则气乱……思则气结。"异常的情绪变化导致气机紊乱和脏腑功能失调，引起疼痛的病理表现。如：喜笑不休可出现胸痛和上腹痛，大怒后常引起头胀痛、胸胁满痛，思虑日久可出现纳少、脘腹胀痛。

3. 不内外因

（1）饮食致病因素：暴饮暴食，导致食滞中焦，可出现胃脘疼痛。过食生冷，寒伤中阳，可出现脘腹冷痛。饮食不洁，腐败食物聚于胃肠之中可致腹痛。

（2）劳倦致病因素：主要指体劳、心劳、房劳的过度。过劳则气血精微消耗，导致虚性疼痛发生。

（3）外伤虫咬：创伤、跌打损伤、持重努伤、烧伤及虫兽咬伤都直接作用于人体的肌肤或筋骨，造成损伤而引起疼痛。

二、疼痛的病机

气血运行障碍是疼痛的变化基础。气血运行障碍为什么会引起疼痛呢？疼痛是一种感觉机能，按照中医的理论，感觉属于神的活动，神由心所主，《灵枢·本神》云："所以任物者谓之心。"心主血脉，心与脉相通，当气血运行障碍发生时，心必然会有所感受，心感受到了这种病理变化，则有疼痛的证候产生。《素问·至真要大论》云："诸痛痒疮，皆属于心。"临床上在治疗疼痛时，往往辅以移神宁心，通调血脉之法，可以提高治痛效果。

三、对疼痛症状表现的认识

1. 疼痛的性质

（1）酸痛：酸痛多发生于四肢、躯干，是一种痛不剧烈，而伴有痛处发酸，感觉无力的疼痛表现，多见于虚性病理变化。

（2）重痛：重痛的特点是疼痛兼有沉重感，多出现在头部和四

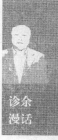

肢。重痛多由脾运失职、湿邪阻滞所致。

（3）满痛和胀痛：这是一种兼有胀满感的疼痛，多见于胸、胁、腹等部位。主要责之于气机受阻，是气机不畅而致痛。

（4）绞痛：绞痛一般由寒邪内袭，或有形寒邪内停，如瘀血、痰浊所致。

（5）扭痛：扭痛是一种与经筋有关的疼痛。

（6）痞痛：即感觉心下有痞块堵塞作痛。此痛多由有形之邪停于心下胃脘之处，影响气机升降所致。

（7）支痛：支痛是感觉似有物横撑其中的胀痛，多见于胁部。此种疼痛多责于肝胆疾患及胃部疾患。

（8）切痛：切痛是指肠中病变之疼痛。其剧烈如刀切之状，故称为"切痛"。多发生于肠道，是肠中气机不通所致。

（9）引痛：是指两个以上的部位互相牵引作痛。

（10）跳痛：多见于痈肿疮疡成脓肿及肝阳上亢之征。

（11）刺痛：多发生于瘀血出现的局部，痛处固定不移，伴有瘀血或缺血表现，如真心痛。

（12）掣痛：病变多发生于筋脉。

2. 疼痛的时间

有卒痛、缓痛、时痛、乍痛、持续痛等。

3. 痛的范围

有搐痛、偏痛、皆痛、尽痛、窜痛等。

四、针灸治痛

针灸治痛的疗效好是众所周知的。针灸几乎可以治疗各种性质的疼痛，而且其治痛效应可达到"立竿见影"的程度。

1. 病因的治疗

外邪引起的气血运行障碍：①外感风邪，客于肌表，致营卫不和，气血运行不利，通过针刺风池、曲池、合谷等穴，疏散风邪，从而使营卫调和，气血运行归于正常，消除疼痛；②寒邪内客，损伤阳气，使脉道蜷缩、拘急，气血凝滞，用灸法可以助阳散寒，舒缓筋脉，促进气血运行；③火热伤人，胁迫气血，使气血紊乱、壅塞脉道，通过施以放血疗法，可以起到疏泄阳热，改善气血运行障碍的作用而治痛；④湿邪内蕴，阻遏气机，脉道不畅，取中脘、天枢等穴，可以蠲除湿邪、通利脉道而治痛；⑤燥邪伤人，使脉道干涩，气血运行不利，通过针刺然谷、列缺等穴，可以养阴润燥，滑利脉道，使气血流畅，从而治痛。

对于内伤七情引起的气血运行障碍，针刺可以通过调和脏腑功能，补其不足，泻其有余，改善气血运行障碍，从而治痛。①针灸可以通过疏肝解郁，调理气机，而改善气血运行，治疗肝气郁结引起的胁肋疼痛；②针灸可以补益心气，温通心阳，增加心脉灌注功能而治疗心气不足，心阳闭阻所致的心胸痛；③针灸有温肾阳，填精髓，促进气血运行的功能，治疗肾阳不足，腰膝冷痛；④针灸可以健脾燥湿，通利脉道，改善气血运行障碍的状况，治疗脾湿不运，湿滞内阻所致的脘腹痛；⑤针刺可以通过益肺养阴，增强肺气的洒布，以及宗气的推动功能，用以治疗胸膺痛。

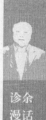

此外，针刺具有消食导滞，通调胃肠的功能，故对饮食不节，食积内停引起的气血运行障碍有改善作用，从而治痛。针刺还有益气健脾，促进气血生化的作用，并可改善脾胃虚弱，营养不良引起的气血运行不利，故可治疗虚性疼痛。

综上所述，针刺可以通过消除病因，阻断病因对气血运行的干扰，起到治痛的作用。

2. 病机的治疗——改善气血运行障碍

《灵枢·刺节真邪》云："用针之类，在于调气。"可见针灸具有行气活血的作用。"痛则不通"，"通"即指气血运行流畅正常无阻滞现象。针灸可以行气行血，起到通的作用，故可以取得治痛的效果。当动力不足，气血运行无力时，针灸可以起到鼓舞气血运行加速的作用。当脉道不滑利，气血运行受阻时，针灸可以通调脉道，促进气血运行滑利。当气血瘀滞不行时，针灸可以活血化瘀，恢复气血运行。总之，针灸可以通过使气血达到"通"的状态，改善致痛的病理条件，而起到治痛的作用。

3. 痛证的治疗——针灸对疼痛的阻断作用

针刺穴位，可以作用于心，阻断和转移心对疼痛性病理变化的感知。针刺对疼痛反应的抑制，不单是缓解症状，它可以直接影响病理变化，帮助改善气血运行。将疼痛的病理过程引向良性循环。可见针刺可以通过"以移其神"，使"神归其室"来达到"住痛移疼"的目的。对于针刺治痛这个机理的探讨，提示在治疗痛证时，要注意配以宁心安神的经穴，对临床治疗颇有意义。

贺老在针灸治痛方面有独到之处，主要通过三个途径来实现：第一是病因治疗，这是贺老常用的临床思路之一，也是治本之法，寒证多用火针艾灸，瘀血多用放血，气滞则用行气，从而使邪去脉通痛止。第二是病机治疗，疼痛的病机是不通，贺老运用不同方法使脉道通调，促进气血运行，使其达到"通"的状态，改善致痛的病理条件，起到治痛的作用。第三是对痛证的治疗，在针后较短时间内将病因和病理变化消除是不容易的，而取得的即刻效应只能是对痛觉反应的阻断，以达到"住痛移疼"的目的。

继承与创新

继承与创新是相对的，是事物发展过程中两种不同的倾向或环节，继承是接受原有的定式，创新是对原有的进行改革，更新二者又是统一不可分离的，且可相互转化。继承是创新的基础和条件，创新是为了更好地继承发展，没有继承，创新就成了无源之水，没有创新发展，也更谈不上继承。

医学贵在创新，贺老也正是这样做的。他尊古而不泥古，以孜孜不倦的探索精神，勇于开拓创新，攀上了一座又一座针灸学高峰。

他注重继承、精研经典、努力挖掘、勇于创新，对几近失传的火针疗法，自制针具，不断摸索，使火针疗法在临床治疗上取得了广泛的疗效。在近60年的临床工作中，总结了毫针、放血、火针等不同疗法，在针灸治疗高血压、白癜风、风湿性关节炎、发热的临床研究中，均取得较好的疗效。近年来他专心致力于治疗儿童弱智、子宫肌瘤、外阴白斑、慢性小腿溃疡、下肢静脉曲张、静脉炎等疑难病症的探索，取得了显著的疗效。特别是在火针治疗乳腺癌、帕金森综合征、运动神经元损伤等疑难病症上显示出神奇的疗效，用火针治疗中风后遗症为其治疗的又一大特色。为了让更多的临床针灸医师掌握火针疗法，他多次办班讲授技法，使火针疗法在全国各地和部分国家、地区造福于患者。贺老的探索精神贯穿于临床全过程，对针灸经典中的禁区敢于尝试突破，如火针治疗下肢静脉曲张，打破针刺须避开血管的禁忌，以曲张血管为腧点刺，疗效显著，无副作用，扩大了针灸治疗的病种，形成了独到的选穴规律，辨证选穴少而精、效而奇。其从60年代起努力探索针灸治疗小儿弱智，至80年代取得了显效率达到80%以上、有效率达95%以上的成果。

他从1940年从事中医针灸事业至今60余年，通过孜孜不倦的潜心钻研，在长期的医疗实践中创造的"贺氏三通法"——微通法、温通法、强通法，是他经过50余年的理论探讨和临床实践相结合而提出的针灸学术思想，博采众长，疗效显著。

继承的目的是应用、创新和发展，贺老的学生就对经络实质进行了深入的研究。这个观点是崭新的，从未有人涉猎过的。也许它暂时因还无法被证实而不被接受，但这不失为一次可贵的探索，为经络的研究开拓了一条新的思路。

医德·医术·医功

贺普仁教授在60年从医经历中，总结提出了"医德、医术、医功"三位一体的针灸医师标准和培养方针，见解独到，高屋建瓴。

医德是指医生的职业道德，医术是指医生掌握的医疗技术，医功是指针灸医生还需要一定的武术或气功的功力。这三者有机结合才能当好针灸医生。

1. 医德

关于医德，古人认为"医乃仁术"，也就是说，医生应当富有对病人的关怀、爱护、同情之心。贺老最喜欢孙思邈《备急千金要方·大医精诚》所说"凡大医治病，必当安神定志，无欲无求，先发大慈恻隐之心，誓愿普救含灵之苦。若有疾厄来求救者，不得问其贵贱贫富，长幼妍媸，怨亲善友，华夷愚智，普同一等，皆如至亲之想，亦不得瞻前顾后，自虑吉凶，护惜身命。见彼苦恼，若己有之，深心凄怆，勿避崄巇、昼夜、寒暑、饥渴、疲劳，一心赴救，无作功夫形迹之心。如此可为苍生大医，反此则是含灵巨贼。其有患疮痍、下痢、臭秽不可瞻视，人所恶见者，但发惭愧凄怜忧恤之意，不得起一念蒂芥之心，是吾之志也。

夫大医之体，欲得澄神内视，望之俨然，宽裕汪汪，不皎不昧。省病诊疾，至意深心，详察形候，纤毫勿失，处判针药，无得参差。虽曰病宜速救，要须临事不惑，唯当审谛覃思，不得于性命之上，率尔自逞俊快，邀射名誉，甚不仁矣！"

在实践中更是身体力行，常说"给弱智孩子治病，单凭高超的医术是不够的，还必须有一颗爱孩子的心。"贺老在给弱智孩子治疗时，经常碰到"不公正"的对待。一些病情严重的患儿，在接受治疗时，常对他有极不尊重的举动。贺老对此表示：我不介意，因为他们不是正常的孩子。这份理解中倾注了贺老的多少慈爱，又体现了贺老多么高尚的医德。贺老给弱智孩子治病，克服着常人难以想象的困难。

贺老虽已年届八旬，在繁忙的治疗工作中对病人诚恳、耐心，且待患者如亲人。有些从边远地区来的慢性病贫苦患者，贺老常常不收治疗费。有些需长期医治而白天又就医困难的，贺老牺牲晚间休息时间，为他们义务诊治，不取分文。如此不是几天、几月，竟是从1956年到现在，整整50年！被治愈者成千上万，感谢信似雪片飞来。贺老只是淡淡地说："我最大的快乐是看到求医者从病痛中解脱出来。"

2. 医术

做医生要有精湛的临床技术，才能更好地为病人服务。其实，"医术"这东西，很难有一个客观的标准，常常是出于对某人技术职称的想象，因为有一个专家的头衔，想必其"医术"就一定很高明。是否真的能手到病除、起死回生，那还得看他是否具有过硬的真本领。

贺老常说，高超的医术来自人的聪颖和勤奋，但更重要的是来自高尚的品德和情操。要提高医术主要要做到以下几个方面：

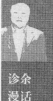

（1）掌握医学基础知识和针灸学知识。

（2）熟练运用针灸技术。

（3）对人体和疾病要有全盘的把握。

（4）把医术当艺术，要以钻研艺术的苦心孤诣来钻研医术。

（5）学习知识，运用技术，提高水平，升华境界，不断进步。

3. 医功

由于贺老武术、气功的功底深厚，针灸时腕力强，手指稳，手上有一股巧劲，进针顺畅无阻，力度恰到好处。手指上的气感强，气通过针的媒介作用直达穴位，扎针速度极快。

贺老扎针，可说是胸有真识，腕有真劲，手有真气，投之所向，无不如意。既灵活自如，轻妙绝伦，又蕴涵着一种实实在在、巧发奇中的力量，使针入肌肤时，轻而不浮，实而不拙。得到过贺普仁大夫治疗的患者都反映，贺老针刺手法如蜻蜓点水，进针无痛且针感犹如潮水，渐起至隆盛至减弱。经过他的针治后，病人皆有痛苦消失、轻松自如之感。病人接受贺老的治疗，不仅疗效显著，而且从此消除了"怯针"的心理障碍。

为了减少患儿在治疗中的痛苦，贺教授创造了"贺氏飞针法"，在一二秒内完成针灸治疗。此针法主要在用气，要求技术纯熟，对穴位的掌握、进针深浅，成竹在胸。且要有深厚的气功根底。

悟性·勤奋·使命

悟性是一个人对某一事物的颖悟力，从某种意义上说有天赋、天分、天才的涵义。而勤奋就是通过努力勤劳去做事，是认识事物的过程。使命就是对事物真理性规律的追求，更好地发挥意识的能动作用来为人类服务，这与时代紧密相关。

什么是悟性？有人理解就是：

·在最短的时间里抓住机会的人。

·不会被事物表象迷惑的人。

·能够以一晓百、一点就通的人。

·站在现在看未来的人。

总结起来是，悟性就是要具备四种能力：敏锐力、洞察力、逆向思维、前瞻性。

一个人想具有其中某种能力并不难，你有意去学习培养就可以达到，但如果你想同时具备这四种能力的话，可能除了努力外还需要点天赋。

当然，通过勤奋努力也可以增强悟性，这也是"勤能补拙"的常理。

天才＋汗水＝成功，有悟性需要勤奋，才会有使命感。贺老常说，他通过刻苦勤奋，逐渐有了要振兴中医针灸事业的使命感，一个人有远大的理想抱负，有强烈的社会责任感，有奉献和牺牲精神，就能够化作持久不衰的学习和工作动力，干一行，爱一行，专一行。

危机·机遇·挑战

危机、机遇、挑战是统一存在的，当今中医的危机是显而易见的，似乎具有历史的必然性。由于现代教育与传统文化不相衔接，加之西医在近现代的快速发展等原因，导致人们对中医认知的差异，所以对中医持乐观论和悲观论者都大有人在。

中医、西医是两种不同的理论体系，它们在学术思想、方法、内容、形成过程、发展规律等方面，都存在着明显的差异，这就有必要对二者进行比较，有比较、鉴别就会有清晰（醒）的认识。

中医、西医是在不同的历史背景和世界观引导下形成的，是两种认识思路在东西方两种哲学思想孕育下的产物。中医是以中国古代自然观——天人相应的整体观为指导，在历代医家长期实践的基础上，总结形成了以阴阳五行、脏腑经络、正邪标本、辨证论治等为代表的完整理论体系。而还原论思路是西医研究发展的根本特色，其突出特点有二：①认为整体由部分组成；②认为高级运动由低级运动构成。它注重局部与分析，近代四百余年，西医沿此思路成功地发展，使其成为现代医学并在世界通行。但以历史的眼光考察，中医体系在宏观范畴几乎达到了尽善尽美的程度，所以尽管遭到西医的挑战，在自然、哲理模式等方面并没有碰上高层次的对手。对于认识特征，也有人认为中医是思辨性强，西医则直观性强。

在认识层次方面，毋宁说，西医借助了现代科技（以显微镜为契机）发展自身，由肉眼所见向微观深入，现已达分子水平，形成以细胞、病原体等为核心的明晰的学术体系，它重解剖、构造，可谓是静的医学。而中医主要由肉眼所见向宏观扩展，运用古代哲学思想、古代科技和实践、感应、体验、联想等，在先秦战国时代即已与宇宙恒星等相联系，形成了以太极图式为核心的天人相应医学体系，它侧重气化、机能，是动的医学。说到中医概念模糊，就是因为缺乏这台显微镜，使得中医在现代观念里显得模糊，似乎还成了黑箱，当然，按宏观层次要求应是明晰的。

病因病理的观点，中医强调病因是人体内（外）的失衡，即主要是正虚邪盛，由此人体的自稳调节状态被破坏，而出现阴阳盛衰的病机证候。西医则主要探求外界致病因素，认为是由病原体侵袭人体，导致渗出、变性、坏死等病理变化。

在临床上，先说治则，中医最突出最有特色的是辨证论治，西医主要是对症治疗。再言治法，中医着重于扶正祛邪，激发人体自我治愈的能力。西医旨在杀菌消炎，消除外来致病因素。所以在治病过程中，中医运用整体系统的观点，治病注重于调整，尚不够精细，存在着机遇。西医则偏向于局部的针对疗法，忽视自身的调整及整体联系。诊治的病种，西医治疗急性病属中医实（热）证范畴为多，且疗效显著，中医以治慢性虚弱性疾患（虚证）为多，疗效优良。西医擅长外科（手术）、内科急症、传染病等，中医则以针灸、伤科、妇科、内科慢性病等为其特长。从标本看，西医尚偏于治标，中医重在治本。

从现代的发展状况看，西医由于在治疗急症中容易收到立竿见影的效果，且有理论解决的明晰性，以致异峰突起地占据了主导地位。可发展至今，反而因其治病完全依赖药物直接作用于致病因子与对症疗法，却忽视了自身稳态调整，结果，滥用抗生素导致二重感染乃至疾病谱频频翻新，以及抗生素普遍严重的副作用，使其面对许多疾病逐渐陷入束手之境，这在发达国家表现尤为明显，也显然说明其有认识上的缺憾和方法论的错误。而中医在过去曾有鼎盛发展的时期，近代由于受西医冲击，更有甚者，在旧中国又备受摧残扼杀，以至于与建立在现代科学基础上的西医比较起来，中医是发展迟缓乃至造成了学术危机。近些年来，振兴中医才真正提到了议事日程，中医事业才又获得了新生，至今，中医学术研究取得了一定的成果，并且在临床上重现出无与伦比的优越性，甚至出现了全球的"中医热"，使中医进入了一个亟待大力开拓研究、发展的新时期。

纵横古今，寥廓星辰，历史行进到今天，凝聚着东方智慧的中医学，已从现代科学多学科的交叉发展中，发现了力量的源泉，看到了自身现代化的希望，中医事业的前途是光明的，前景是壮观的，正如著名科学家钱学森说的那样："说透了，医学发展的途径在于中医现代化而不在于其他什么途径。""中医现代化可能引起医学革命，而医学革命可能要引起整个科学革命。"并且许多专家都预测：21

世纪将是中医时代。

机遇是为有准备的人提供的，在民族意识日益觉醒的时代，我们就是要努力学习，去抓住机遇，接受挑战，消除危机，赶超世界先进水平。

追求·艺术·境界

要当好医生是很艰难的，需要有孜孜不倦的追求精神，而只有学习到"心有定见"时才能较好地为患者服务。

学习中医20余年，回顾以往走过的历程，比较感慨的是：从学习中医理论到临床实践，再自己独立诊治病人，要做到心有定见委实不易。看看我们不少同学、熟识的同道等便可证验，他们在学校学习刻苦，成绩优良，刚上临床时雄心犹在，兴趣盎然，可历经数年磨炼，被病人考验得信心尽失，不得不沦为西化或徒唤奈何。

我认为比较根本的原因，就是对中医理论认识不够，不能理解甚至于转化为自己的知识，把理论指导实践，运用于临床，取得意料之中的疗效。而历史的原因，是因为从小学到中学的现代教育与中国传统民族文化相脱节，所以要理解中医有着观念的隔阂或差异，虽然在大学有医古文课程，显然有杯水车薪之感。

而我国许多名老中医一般都是靠中医疗效济世救人，扬名立万，他们为什么能将中医运用自如呢？我认为主要与他们受的教育为传统民族文化有关。由此当前搞师承教育就成为当务之急，这不仅是为了抢救中医这个宝库，造福人类，更是关系到民族文化的大事，有必要从历史的角度来对待这个问题。

我因自幼体弱多病，长成偏如，知西药之显效，喜中药之天然，故爱医成性，尤要综中参西。用中药治病，因每遇良师，常思颖悟，故施治救人，疗效常能于意料之中。而用针灸治病，在大学时虽刻奋研磨，因乏名师指责，疗效难于理想，常十失五六，每每慨然。

自从遇上贺老等名师后，始有所悟，几载历练，已感远胜于往昔，治病能有定见。贺老常说：治病不仅要做到心有定见，更要对每一种病种，都要有数个、数十个，甚至数百个方案来应对它，待面对具体病情时灵活应用。我也努力向这个目标迈进。

医学是无止境的，追求也是无止境的。在学到一定程度时，感到医学与艺术一样，艺术讲究精益求精，尽善尽美，医术也如此。贺老总是像一个艺术家创作艺术作品那样从事医术的研究和实践。

贺老常说，我们搞针灸，跟厨师炒菜很类似，如炒菜前给每一位厨师的菜谱、菜料、配料、佐料、设备、能源、手法等应说都是一样的，可经过各位厨师的烹调，其味道就有差异，厨艺高者味道就美妙，差者甚至送给你吃，你也不愿开口。针灸也一样，给你的病种、针具、处方、穴位、条件等都一样，可经过每位针灸师的操作，其临床疗效也有差异。造成厨师和针灸师差异的关键是什么呢？大概是火候和对病的把握程度吧。如果完全按量化程序操作的话，应说人人都可以达到高级水平，可现实并非如此，说明有些事情不能单凭量化来决定。

再举一个比较容易理解的例子，如美术等艺术的量化问题，画家做的画，原画的价格可值多少万甚至百万以上，可复制品（量化品）的价格就可想而知了。所以说能量化的东西就难说是顶级产品。针灸也是一门艺术，比如穴位、针具、灸具等及操作方法，直至面对的病人都一样，可疗效肯定会有差异。

而现代医学科学研究领域里，非常注重的是各项指标要量化，即要有精确数量。如在分子领域几乎就要以 μg 甚至 pg 来衡量了，这从微观领域等某些方面搞科研来说，本也无可厚非，也许至道在微，似乎谁把显微镜放得倍数越大，谁就站在科技的尖峰。可医道又在哪里呢？这与宏观抑或微观有必然的联系吗？

宏观的量化同样要引起重视，有人认为宏观的东西似乎不太科学，连自己亲眼所见都抱有怀疑态度。我以为认识问题应该以肉眼所见为出发点，包括思维的形成等等。所以最可信的应该就是宏观的量化。

还有，病种的特殊性及数量稀少等原因，临床资料要做到量化（能做统计处理）也存在不可能性，不能说非量化不可，如我曾救治过 5 例中暑病人，贺老治乳泣患者 60 多年的从医经历也就治过 2 例……如此之类如何能按现代统计学要求去做分析处理呢？

　　总之，我认为不必拘泥于量化，而应实事求是地去探寻医道，治病救人。

　　在实践中，随着认识的层次不断提高，疗效也随着提高。"认识"实际上是对事理的见解，也可以说是一种学以致用的过程。有贤能者将认识的层次归纳为四种，即：知识、能力、水平、境界。

　　1. 知识：存储、记忆

　　就是直接从别人那里或从书本得来的对事物的初步印象，在学校大致就是这样一个学习过程。

　　2. 能力：思维、模仿

　　就是从书本等获得知识后，逐步通过自己的思维、模仿（当然，人就有这种认识世界改造自然的天赋）等，逐渐去印证自己的世界观，属局限的认识能力。

　　3. 水平：实践、运用

　　通过能力的累积和反复实践，达到运用自如的程度。

　　4. 境界：通达、全面

　　通过不断的运用，实现对事理的全面了解和全盘认知。有豁然开朗的感觉。

　　我认为在以上基础上，通过融会贯通、触类旁通、悟性重塑，还可出现第 5 种境界——创造力。

　　对此，张仲景有"生而知之者上，学则亚之；多闻博识，知之次矣"的感慨。而《内经》则难遏对境界的追求："视深渊，犹可测；迎浮云，莫知其极"，"至道在微，变化无穷，孰知其要"。

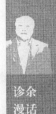

诊余
漫话

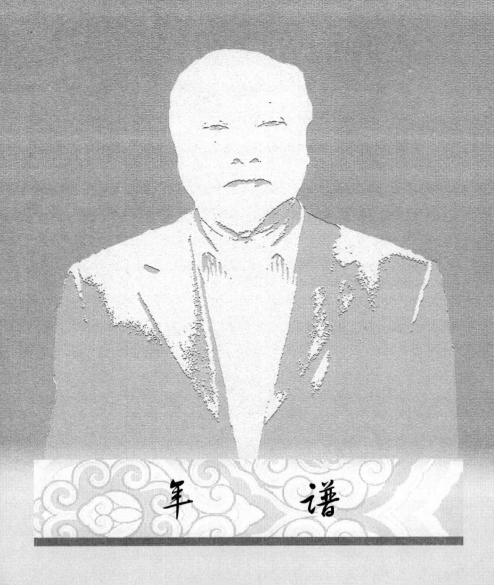

年　谱

1926 年 5 月 20 日，贺普仁出生于河北省涞水县石圭村。

1940 年，经亲友介绍，投在当时北京最负盛名的针灸医生牛泽华门下学习针灸。

1944 年，到曹钟升先生门下学尹式八卦掌。

1948 年，开设贺普仁诊所悬壶应诊。

1953 年，被评为区级模范。

1956 年，调入北京中医医院针灸科，任针灸科主任。

1959 年，被评为区级先进工作者。

1964 年，任北京市针灸专门委员会主任。

1964 年，发表论文《放血疗法》，《针灸杂志》第一期。

1965 年，发表论文《火针治疗漏肩风》，北京市老大夫经验汇编。

1965 年，发表论文《针灸治疗口眼歪斜 160 例分析》，内部刊物。

1968 年，发表论文《针灸治疗 85 例遗尿的临床观察》，内部刊物。

1968 年，发表论文《放血退热作用的临床观察》，内部刊物。

1969 年，发表论文《放血对高血压的影响》，内部刊物。

1970 年，参加农村医疗队，接受贫下中农再教育。

1970 年，发表论文《中草药配合放血疗法治疗银屑病 12 例小结》，内部刊物。

1971 年，发表论文《火针治疗面肌痉挛的临床观察》，内部刊物。

1972 年，发表论文《火针治疗 30 例坐骨神经痛的临床观察》，内部刊物。

1973 年，作为中国医学卫生代表团唯一针灸大夫，出访北欧五国。

1973 年，发表论文《针灸治疗输尿管结石》，《北京中医》。

1973 年，学术论文《针灸治疗输尿管结石》，获北京市科技进步成果三等奖。

1976 年，作为中国医疗队成员，荣获前上沃尔特总统亲授"骑士勋章"。

1979 年，加入中国农工民主党。

1982 年，任八卦掌研究会副会长。

1985 年，发表论文《温通法治疗子宫肌瘤》，内部刊物。

1986 年，发表论文《火针疗法的机理研究及临床应用》，内部刊物。

1987 年 10 月，出版著作《针灸治痛》，科学技术文献出版社。

1987 年，当选为中国针灸学会的副会长。

1988 年，任北京市针灸学会会长。

1989 年 11 月，出版著作《针具针法》，科学技术文献出版社。

1990 年，被卫生部、人事部和国家中医药管理局授予"全国名老中医"称号。

1990 年，李先念主席为其题词"银针寓深情，拳拳爱人心"。

1991 年，选为中国科学技术协会的全国委员。

1991 年，任香港针灸协会顾问。

1991 年 11 月，成立了"贺氏针灸三通法研究会"。

1991 年，任中国国际针灸考试中心副主任。

1992 年，日本同仁成立了"日本针灸三通研究会"。

1992 年 12 月，出版著作《针灸歌赋的临床应用》，科学技术文献出版社。

1993 年，发表论文《针灸三通法》，《日本中医临床杂志》。

1993 年，出版著作《长生食疗神谱》，华龄出版社。

1993 年，任八卦掌研究会名誉会长。

1994 年，台湾成立了"针灸三通法研究会"。

1995 年，开设"贺氏针灸门诊部"。

1995 年 12 月，出版著作《贺氏针灸三通法》，中国医药科技出版社。

1996 年，任中国中医药研究促进会理事。

1997 年，任北京市武术运动协会武术理论文史研究会名誉会长。

1997 年，被聘为国际中医中药研究学院名誉院长。

1997 年，被收入英国剑桥名人传记中心第 12 版《国际名人录》及《澳大利亚及太平洋国家名人录》。

1997 年，学术论文《火针疗法治疗子宫肌瘤的临床研究》获北京市中医管理局科技进步二等奖。

1998 年，获世界知名医家金奖，并荣获 20 世纪杰出医学奖证书。

1998 年 4 月，出版著作《贺氏针灸三通法——附图解（一、二、三册）》，山东科学技术出版社。

1998 年，被聘为中国针灸学会高级顾问。

1998 年，被聘为北京中医药大学客座教授。

1998 年，学术论文《针灸治疗小儿弱智》获 1998 年香港中医药及中西医结合交流大会优秀论文奖。

1999 年"贺氏针灸三通法"被北京市科学技术委员会立为专项科研课题。

1999 年 4 月，出版著作《针灸三通法临床应用》，科学技术文献出版社。

1999 年 7 月，被评为"中华英才"，载入《中华人物大典》。

2001 年，"贺氏针灸三通法"治疗中风病、颈椎病，被国家中医药管理局确立为世界卫生组织"中医适宜诊疗技术研究"专项科研课题之一。

2001 年 12 月，《贺氏针灸三通法》获北京市科学技术进步奖。

2002 年，加入中国共产党。

2002 年 11 月，由中华人民共和国人事部、中华人民共和国卫生部和国家中医药管理局确定为第三批全国老中医药专家学术经验继承指导老师。

2003 年，开设"贺普仁中医诊所"。

2003 年 6 月，出版著作《灸具灸法》，科学技术文献出版社。

2003 年 11 月，出版著作《针具针法》（第 2 版），科学技术文献出版社。

2003 年，论文《89 例 SARS 康复门诊患者病情调查初步结果及针灸治疗对策》获"北京中医药抗击 SARS 优秀科研论文"三等奖。

2004 年，《贺氏针灸三通法临床应用》获中华中医药学会科学技术奖学术著作三等奖。

2004 年 7 月，出版著作《针灸治痛》（第 2 版），科学技术文献出版社。

2006 年，被聘为中国中医科学院学术委员会委员。

2006 年 5 月，出版著作《针灸三通法操作图解》，科学技术文献出版社。

2007 年 10 月，由国家中医药管理局授予"全国老中医药专家学术经验继承工作优秀指导老师"荣誉称号。

2007 年 10 月，由国家中医药管理局授予"研修项目优秀指导老师"称号。

2007 年 10 月，由北京市中医管理局批准成立"贺普仁名老中医工作室"。

2007 年 11 月，出版著作《中国现代百名中医临床家——贺普仁》，中国中医药出版社。

2008 年，《"贺氏针灸三通法理论"及其治疗中风病的应用研究》获中国针灸学会科技进步三等奖及北京市科学技术奖三等奖。

2008 年，《贺氏针灸三通法治疗中风病的临床应用》获得卫生部第二轮面向农村和城市社区推广适宜技术十年百项计划第八批项目。

2008 年，经国务院批准、文化部确定贺普仁为第一批"传统医药国家级非物质文化遗产针灸项目代表性传承人"。

2008 年 12 月，由北京市卫生局、北京市人事局、北京市中医管理局授予"首都国医名师"荣誉称号。

2009 年 3 月，由中华人民共和国人力资源和社会保障部、中华人民共和国卫生部和国家中医药管理局授予"国医大师"荣誉称号。

2009年6月，经中华人民共和国国家质量监督检验检疫总局、中国国家标准化管理委员会批准发布《中华人民共和国国家标准·针灸技术操作规范 第12部分：火针》。

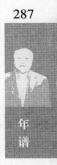

年谱